怀孕280天

每日一读

王 琪◎主编

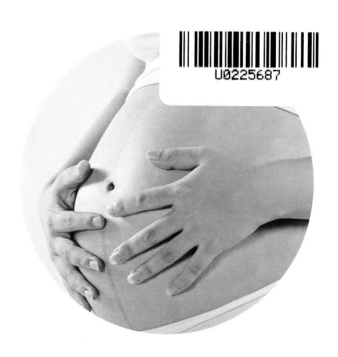

U0225687

中国妇女出版社

图书在版编目（CIP）数据

怀孕280天每日一读 / 王琪主编.--北京：中国妇
女出版社，2017.1

ISBN 978-7-5127-1337-6

Ⅰ.①怀… Ⅱ.①王… Ⅲ.①妊娠期—妇幼保健—基
本知识Ⅳ.①R715.3

中国版本图书馆CIP数据核字（2016）第210492号

怀孕280天每日一读

作　　者：王　琪
策划编辑：王晓晨
责任编辑：袁　荣
装帧设计：尚世视觉
责任印制：王卫东
出版发行：中国妇女出版社
地　　址：北京市东城区史家胡同甲24号　　邮政编码：100010
电　　话：（010）65133160（发行部）　　65133161（邮购）
网　　址：www.womenbooks.com.cn
经　　销：各地新华书店
印　　刷：北京中科印刷有限公司
开　　本：170×240　1/16
印　　张：20
字　　数：330千字
版　　次：2017年1月第1版
印　　次：2017年1月第1次
书　　号：ISBN 978-7-5127-1337-6
定　　价：49.80元

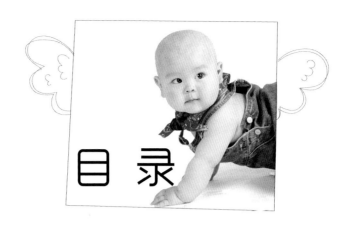

目 录

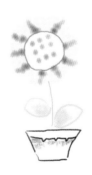

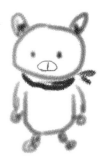

孕 **3** 月 胎儿快速生长，接受第一次产检 ·············· 67

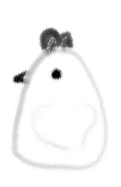

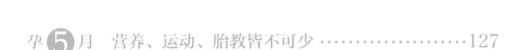

孕 5 月　营养、运动、胎教皆不可少 ························· 127

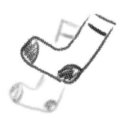

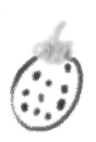

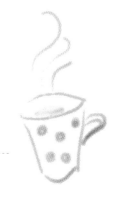

孕 9 月　做好分娩前的准备工作 ························· 251

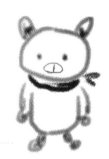

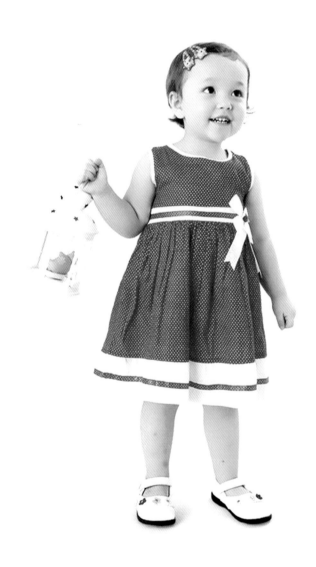

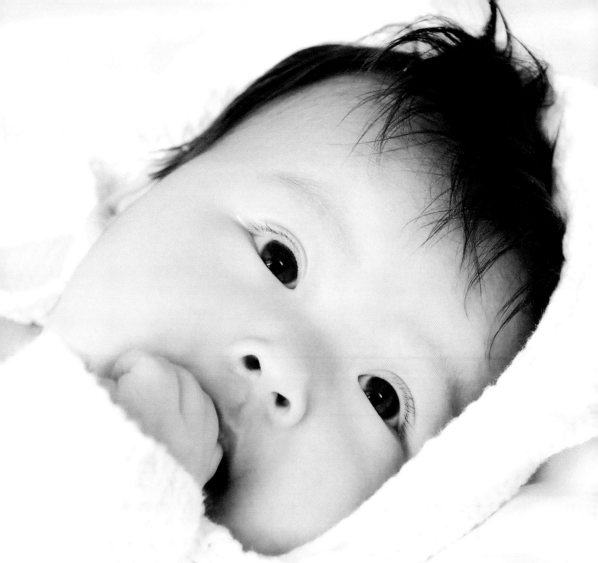

专题

做好孕前准备，
开启宝宝美好人生

优孕，需要一个精心准备的过程

第1阶段：孕前7 ~ 10个月

调整生活方式

准爸爸、准妈妈首先要戒烟、禁酒。

吸烟影响精子质量： 研究表明，吸烟会引起男性动脉粥样硬化，降低阴茎血压指数，从而诱发阳痿。香烟的烟雾浓缩物中含有诱发细胞畸变和阻碍淋巴细胞合成DNA的物质，影响精子的产生和成熟。每日吸烟10支以上者，其体内精子的活动能力明显下降，随吸烟量的增加精子畸形率也呈显著增高趋势。

饮酒损害性功能： 酒精通过毒害睾丸等生殖器官，引起血清睾酮水平降低，从而引起性欲减退、精子畸形，导致男性不育。饮酒过度造成机体酒精中毒，使精子发生形态和活动的改变，甚至杀死精子，从而影响受孕和胚胎发育。

拒绝咖啡因： 准备怀孕的女性不要过多饮用咖啡、茶，以及其他含咖啡因的饮料和食品。咖啡因作为一种能够影响到女性生理变化的物质可以在一定程度上改变女性体内雌孕激素的比例，从而间接抑制受精卵在子宫内的着床和发育。

食物（饮品）	咖啡因含量
咖啡1杯（150毫升）	60毫克~140毫克
红茶1杯（150毫升）	30毫克~65毫克
巧克力1块（30克）	25毫克
一般饮料（170毫升）	18毫克

全面体检

孕前做体检，评估一下自身的健康状况，是维护女性生殖健康、生育健康宝宝的最基本行动，你可以去医院计划生育科或是妇科，向医生说明来意，请他们指导你做相应的检查。如发现疾病，应尽快医治，以免服用的药物对日后怀孕产生不良影响。

测体温，验精液

基础体温是女性清晨起床尚未活动时的体温，从月经到排卵前的这段时间，体温比较低。当开始排卵的时候，体温急剧升高，黏液分泌旺盛，表明是受孕的好时机。连续几个月的记录，可以检测出排卵的稳定程度。另外，丈夫也需去医院，在医生的帮助下，采集精液样本，分析精子的数量、移动性和活力，判断是否有足够的、高质量的精子。

与宠物谨慎相处

带宠物去医院也做个体检，并检测一下弓形虫病抗体，如呈阳性，你依旧可以把它留在家里。只是需要注意，从此以后你将每月至少带宠物去医院检查一次，以确保百分百的安全。

远离不安全环境

如果在工作中经常接触化学物质、超强电磁波等，在准备受孕期间，要特别小心。尤其是准妈妈在生活中应尽量少接触染发剂；一天超过8小时的微机操作显然也是不健康的；在办公室应每隔3小时离开一下空调环境，去户外呼吸一下新鲜空气。

第2阶段：孕前4～6个月

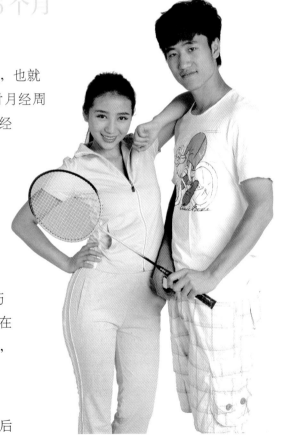

精确推算出排卵日

为了提高受孕率，要算准排卵日，也就是月经来潮首日加上15天，如果平时月经周期不够规律，也可以按照预计下次月经来潮之日向倒推14天的方法计算。

与牙医"约会"

牙齿对怀孕有着特别重要的影响，尤其是当你的牙齿原来就有龋齿等问题的时候，就应该及时修补。因为整个孕期，准妈妈都是不宜拜访牙医的，X射线的检查、麻醉药和止痛药等都会对胎儿不利。所以应在孕前做一次口腔检查，确保牙齿健康，以免后患。

开始有规律的运动

在进行至少1个月有规律的运动后

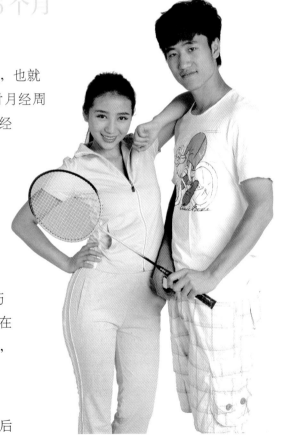

再怀孕，可促进女性体内激素水平的稳定，确保在受孕时，女性体内激素的平衡与受精卵的顺利着床，并促进胎儿的发育和加强宝宝身体的灵活程度，减少怀孕早期流产的发生率，还能明显地减轻分娩时的难度和痛苦。晨跑、瑜伽、游泳等运动项目都是不错的选择，即便是每天慢跑和散步也有利于改善体质。运动可以不要求强度，但重在坚持。

养成良好的膳食习惯

在不同的食物中所含的营养成分与含量都不相同，应尽量吃得品种丰富一些，不要偏食，养成良好的膳食习惯，确保今后自己和宝宝都健康。

首先不妨在食物中选一些含有优质蛋白质的豆类、蛋类、瘦肉及鱼等；其次是含碘食物，如紫菜、海蜇；含锌、铜的食物，如鸡肉、牛肉、羊肉；有助于帮助补铁的食物，如芝麻、猪肝、芹菜等。此外，摄入充足的维生素也是不可或缺的，新鲜的瓜果和蔬菜就是天然维生素的来源，特别是能降低无脑儿、脊柱裂等神经管畸形的叶酸。专家们普遍建议，准妈妈要提前补充。可以选择专为孕妇设计的复合维生素片。如果你的体重不达标（偏瘦或偏胖），那么同样会使怀孕的概率大大降低。所以，体重管理方案也需要从这阶段开始有计划地进行调整。

改变避孕方式

虽然新型的短效避孕药对怀孕女性和意外妊娠胎儿的损害已大大降低，有些避孕药还称停药后马上就能按计划妊娠，但如果你有生育的意向，医生还是会建议你提前6个月左右停止使用避孕药，而改用避孕套等物理避孕方式或自然避孕法等。

第3阶段：孕前1～3个月

调整性生活频率

在计划怀孕的阶段里，要适当减少性生活的频率。

考虑"TORCH"筛选

这是一项针对至少5种可能严重危害胎儿发育的宫内感染病原体而进行的筛选。主要是检测备孕女性体内风疹病毒、巨细胞病毒、弓形虫、单纯疱疹病毒等的抗体水平。根据检测结果来估算胎儿可能发生宫内感染乃至畸形、发育异常的风险，最大限度保障生育一个健康的宝宝。

第4阶段：前一个月至怀孕

经过长时间准备，夫妻双方的身体都处在孕育宝宝的状态了，现在就将进行最后的冲刺阶段。在这个月里，应尽可能地放松心情，放弃一切"防范措施"。为了增加"命中率"，选在排卵期做爱，一个可爱而健康的"准宝宝"就可能会如愿以偿地"落户"于你的子宫。

不要错过生育黄金期

女性黄金生育期：30岁之前

国内外医学家普遍认为，女性的最佳生育年龄为24～29岁。这是从女性的生理特点、母婴健康、优生优育等多方面因素来考虑的。这个时期女性的生殖器官、骨骼及高级神经系统已完全发育成熟，生殖功能处于最旺盛时期，卵子的质量较高，怀孕后胎儿的生长发育良好，流产、早产、畸形儿和唐氏儿的发生率都比较低，生下的孩子大多聪明健康。这个时期女性的软产道伸展性好，子宫收缩力强，难产机会少，故危险性也小。

在医学界，"极端年龄"指的是20岁以下、35岁以上的女性，容易发分娩科并发症，此时怀孕及分娩的风险增加，对母婴健康极为不利。

法定的结婚年龄并不是最佳的生育年龄。因为20岁左右的女性仍处于发育阶段，尤其是性腺和生殖器官尚未完全成熟。怀孕、分娩需要消耗大量的体力和营养，这些营养都是由母体提供。如果女性本身尚未发育成熟，就要与胎儿平分某些营养物质，不仅影响孕妇的自身健康，还会影响胎儿的生长发育。过早的生育还容易发生难产，对产妇和新生儿的生命安全造成威胁。

一般称首次妊娠时超过35岁的女性为高龄产妇。高龄产妇卵巢机能渐渐退化，卵子发生异常的可能性增加，因而提高了先天性畸形和唐氏儿的发生率。而且在怀孕时产生的一些内科并发症，也会比年轻的产妇要多。此外，高龄产妇也比较容易发生早产、胎盘早期剥离等问题，怀孕时会发生的问题也会比一般人多。

男性黄金生育期：30~35岁

研究显示，年龄为30～35岁的爸爸所生的孩子最优秀。男人的精子质量在30岁时达到最高峰，然后持续5年到35岁为止，以后则随之下降。

受孕的最佳季节应该是秋季

选择适宜的怀孕季节，对准妈妈和胎儿都有益处。一般来说，选择合适的怀孕季节，要考虑多方面的因素，其中包括空气质量、穿衣服行动是否方便、日照时间是否充足、蔬菜瓜果是否丰富、能不能避免病毒感染等。

从优生学角度来讲，受孕的最佳月份是每年的7～9月份。

怀孕后最初3个月是胎儿的大脑组织开始形成和分化的时期，这时，对宫内各种因素极为敏感。脑组织数目的增殖是一次性完成的，如果错过这一时机，以后就再也无法补偿了。

这一时期受孕，宫内的胎儿较少受到病毒性感染，且逢蔬菜瓜果的收获季节，孕妇充分地休息、丰富多样地营养摄入，均有利于胎儿大脑发育和出生后的智力发展。

孩子出生的季节是春末夏初，气候温和，水果蔬菜供应品种多样，有利于产妇身体恢复和乳汁的分泌，婴儿可有良好的光照条件，有利于婴儿骨骼钙化，不易患佝偻病，当进入冬季时，婴儿已逐渐长大，身体比较强壮，可错过肠道传染病流行高峰。

小贴士

最好不要在冬春季节怀孕

从优生优育的角度来讲，早期妊娠（3个月内）应避免在冬天和早春。冬末春初是一些流行疾病的高发期，病毒性传染病较多。病毒可能引起胎儿的先天性缺陷。怀孕头3个月是胚胎的敏感期，如果受病毒感染，容易导致畸胎。

备孕二胎需要整个家庭做好心理准备

二孩政策的落地，使很多家庭生二胎的愿望有了实现的条件。但是二胎什么时候生、生后如何养、第一个孩子是否能接受，这都需要整个家庭做好充分的心理准备。

生老二的最佳时间

正在养孩子的妈妈们都知道，带孩子是非常劳心劳力的工作。如果好不容易带大一个，刚缓过劲儿就再来一个重新开始，并且到那时候妈妈们已经不再年轻，那将是非常辛苦的。还不如趁大宝小的时候再生一个，辛苦几年，同时带大两个孩子。而且，两个孩子年龄相差不大，一起成长，可以玩在一块儿，相互有个伴儿，这是再好不过的。

评估家庭经济条件

很多人被网友晒的养孩子的高额费用吓怕了，其实没必要。养孩子还是要根据自身家庭的实际收入情况，无须攀比。给孩子一个充满爱的家庭环境和好的教养最重要。

两个孩子如何带养

比起经济上的考虑，倒是二宝的带养问题更值得重视。生二宝是简单的，但是谁来带、如何带却是复杂的，爸爸妈妈需要事先想好这个问题。不建议为了工作、经济压力或自己过得更轻松而将大宝交给长辈养育。孩子要自己带，没有任何理由可以剥夺孩子在父母身边长大的权利。

大宝能接受吗

如果两个孩子相差不到2岁，一般来说，大宝不会对二宝有嫉妒和争宠的行为，他可能会很好奇小弟弟或小妹妹的出现，甚至会非常喜欢他（她）。而如果两个孩子相差2岁以上，随着2岁以后孩子物属意识的萌生，就可能有自私、嫉妒、争宠的行为。不过，也不必看得太重，只要父母多些耐心，多些理解，拿捏好对待两个宝宝的态度，就可以帮助大宝早日适应多了个弟弟或妹妹的生活。

想生二胎，应先评估生育力

生过孩子，不代表生育力没问题

和初次备孕不同，再次备孕时，一些女性的心态差异很大。有部分女性认为，"我已经生过一个孩子了，这说明我和先生的生育能力都没有问题，还有什么必要再检查？！"

专家指出，再生育夫妻在备孕前，做一个科学的生殖评估是非常必要的。对于年龄偏大的女性，生殖系统的评估尤为重要。不少夫妻生第一个宝宝已经是好几年前的事了。这期间，女性的卵巢功能可能已开始下降，这几年中若曾经上过环或做过人流，那么生殖系统就有感染的可能，进而可能导致盆腔粘连、输卵管堵塞。另外，这几年中，很多妈妈都是一边带孩子一边工作，精神压力非常大，这些也可能引起激素水平的变化。以上这些因素都会对顺利怀孕有直接影响。在备孕前进行生育力评估，能及早发现问题，及时干预，治疗好了再备孕，对于备孕能起到事半功倍的作用。

头胎健康，不代表二胎一定健康

不少女性认为，自己的第一个孩子很健康，那么第二个也肯定没有问题。孕前及孕期的检查也不像怀第一胎时那么认真，有的甚至直到怀孕七八个月才去医院建档。

这种认识也是错误的，头胎健康，不代表二胎一定健康。对于再生育的夫妻来说，也非常有必要进行优生风险评估。对于再次生育的夫妻，除了珠蛋白生成障碍性贫血、蚕豆病相关的检查可以无须再做外，其他和优生相关的检查都有必要重新做，甚至要更加严格。因为女性随着年龄的增大，胎儿出现染色体异常的概率也会增高（35岁以上的孕妇染色体疾病发生的概率是年轻女性的10倍），有必要时甚至需要进行产前诊断。

另外，有过生育史的准备怀二胎的妈妈，对子宫创伤的检查也是非常必要的。每一个生命的诞生都是一个全新的过程，都应该受到同等重视，不能因为前一次的成功生育经历，而作为再次孕育生命可以轻视检查、忽视优生评估的理由。

准备要二胎的妈妈依然需要孕前咨询和孕前常规检查，而且准爸爸也需要做检查。

瘢痕子宫再孕需要提前预知风险

瘢痕子宫再孕也有顺产的机会

瘢痕子宫：其实并不仅局限于头胎剖宫产对子宫造成的损伤，从严格意义上说，应该是子宫上有过手术史，比如子宫肌瘤剔除手术、子宫整形手术等。瘢痕子宫再孕存在很多风险，但是否第二次仍然需要剖宫产，这并不是绝对的。瘢痕子宫再次妊娠时，需要进行全面评估，比如头次剖宫产的手术指征是否仍然存在，还需要分析孕妇的年龄、与头次剖宫产的间隔时间、胎儿大小、骨盆情况、子宫瘢痕愈合情况、胎位等各方面条件。

在技术条件好的医院，有瘢痕子宫的孕妇再次妊娠时，顺产率可以达到70%以上，甚至更高。有数据统计，上次剖宫产此次妊娠阴道分娩，子宫自发破裂的概率为1%左右，其实大部分人不会有问题，而且剖宫产瘢痕子宫再孕时破裂的概率，往往还没有子宫肌瘤剔除术后的瘢痕子宫再孕时破裂的概率高。所以，应提前预知风险，没必要过分担心。

再孕前B超检查瘢痕愈合情况

如有瘢痕子宫在再孕前，就要积极和医生进行沟通，在孕前做必要的查体和咨询。除了常规检查外，有必要通过B超检查子宫下段瘢痕愈合情况。尽管目前没有明确的循证资料证明，到底子宫瘢痕多厚可以顺产，多厚需要剖宫产。但是，通过B超检查一下，有助于医生了解子宫瘢痕愈合情况，是否有憩室存在。其次，还需要了解前次剖宫产的指征，甚至还要了解月经恢复情况，是否有月经延长、淋漓不尽等，这种情况有可能提示子宫愈合不佳，憩室待排除。

瘢痕子宫再孕的最佳时机是剖宫产后的2～3年内，因为这段时间子宫瘢痕肌肉化程度呈最佳状态，即切口愈合最佳时间。

若胚胎着床在瘢痕处必须终止妊娠

瘢痕子宫在怀孕早期有必要通过B超了解胚胎在子宫内的种植情况，如果胚胎种植到了瘢痕处将非常凶险，因为它会穿透子宫的瘢痕引发大出血，所以这种情况就必须终止妊娠，并且流产本身就存在风险。

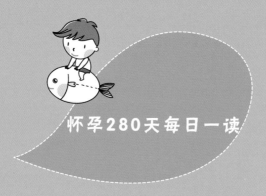

怀孕280天每日一读

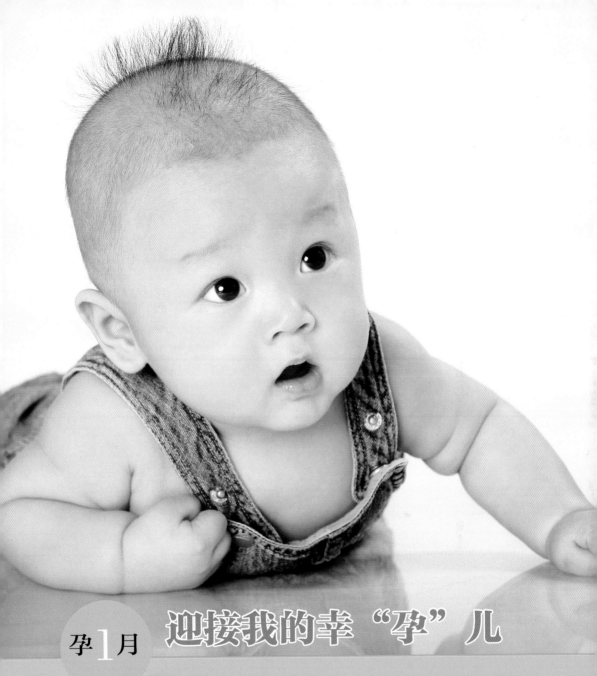

孕1月　迎接我的幸"孕"儿

第 1 周
尚未排卵的"准妈妈"

身体变化

实际上这一周准妈妈尚未怀孕，这一周正是准妈妈的月经期。人们往往用"怀胎10月"来形容准妈妈所要经历的怀孕历程。其实，按照实际公历月计算的话，胎儿在妈妈子宫内生活的时间可没有10个月那么长。几乎所有准妈妈都是在停经以后确知怀孕的，就连医生也不能确定胚胎诞生的精确时间，这就给怀孕的时间计算带来了麻烦。为了方便计算，所以怀孕期一般都以准妈妈末次月经的第一天为起始时间。孕1周，也就是你还处于月经期。

此时的你，还没有怀孕，所以身体也没什么变化。子宫每月"打扫"一次，为宝宝的到来做好准备。如果卵巢排出的卵子没有受精，子宫内膜就会脱落、出血。在激素作用下，你的卵巢又开始准备释放另一个卵子，接着又会长出新的子宫内膜并逐渐增厚，如果这个月住进来了一个宝宝，那么直到分娩都不会来月经了。

本周重要事项

1.避开受孕不利因素：注意健康的生活方式，远离烟酒，保持身体的健康状态。在有计划的受孕过程中，不要接触有毒物质，如麻醉剂、农药、铅、汞、镉等，停吃药品，不要接触X射线等放射性物质。这时要保持身体的轻松闲适，不要在高强度运动和过度疲劳的状态下受孕。

2.营造温馨的居室环境：生活居室要保持清新爽洁，尽量把小家布置得浪漫温馨，营造一个和谐轻松的氛围。和谐轻快的氛围、轻松平和的心态会提升受孕的机会。

3.保持健康心态：经常和爱人聊些轻松愉快的话题，计划有了小宝贝以后的生活，探讨教育孩子的方式方法。

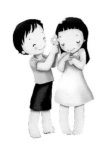

第 1 天
了解受孕过程

✱卵子和精子是如何产生的

卵子来自女性的性腺——卵巢，是女性生殖细胞，为无色半透明的仅有针尖大小的圆球形细胞。女性到了青春期，在脑垂体分泌的激素刺激下，卵巢在每个规则的月经周期内，都有一个成熟卵子排出。精子是男性生殖细胞，由男性的性腺——睾丸所产生，状如蝌蚪，头部为卵圆形，后面是一根呈丝状的小尾巴，依靠小尾巴的摆动，使其以惊人的速度向前移动。

✱受孕的过程

性交时，男子每次射出2亿～4亿个精子，其中大部分精子随精液从阴道内排出，小部分精子依靠尾部的摆动前进，先后通过子宫颈管、子宫腔，最后到达输卵管壶腹部，在那里等待和卵子结合。

在这里，母体分泌出一网状种黏液，帮助精子继续往上游。顺利通过"关卡"的精子数量大约是射精时的千分之一。这以后，它们以每分钟2毫米～3毫米的速度往前游。最后一直坚持游动的精子数目还不到200个。

这时的精子早已精疲力竭，受精前，它们需要一段时间休养生息，要在女性生殖腔内经过一段时间的孵育后，才具有受精能力，这个过程称为精子获能。当一个获能的精子进入一个次级卵母细胞的透明带时，受精过程即开始。当卵原核和精原核的染色体融合在一起时，则标志着受精过程的完成。这个过程就是受孕。

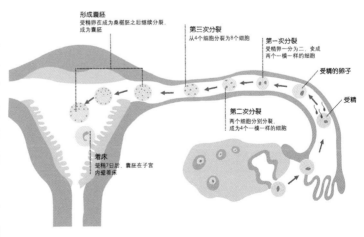

形成囊胚
受精卵在成为桑椹胚之后继续分裂，成为囊胚

第三次分裂
从4个细胞分裂为8个细胞

第一次分裂
受精卵一分为二，变成两个一模一样的细胞

受精的卵子

受精

第二次分裂
两个细胞分别分裂，成为4个一模一样的细胞

着床
受精7日后，囊胚在子宫内壁着床

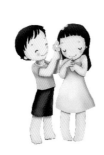

第 2 天
成功受孕的条件

❋ 了解受孕的条件

精子和卵子结合成受精卵，受精卵再着床到子宫内膜上生长发育，称为受孕。受孕是一个奇妙的过程，要完成这个过程，夫妻双方必须具备以下生育条件。

❋ 男性身体健康，能提供正常的精子

正常精子的标准：正常成年男子一次射出的精液量为2毫升～6毫升，每毫升精液中的精子数应在6000万以上，有前向运动能力的精子达60%以上，异常精子在15%以下，精子排出后可存活48小时。如精子达不到上述标准，就不容易使女性受孕。

❋ 女性的卵巢功能正常，能正常排卵

月经正常的女性，每个月经周期都有一个健康成熟的卵子排出，这样才有机会怀孕。对于卵巢功能不全或月经不正常的女性，就不容易受孕。

❋ 在排卵期内要有正常的性生活

女方卵泡破裂排出卵子，可存活16～24小时，精子在女性生殖道内能存活1～2天，通常在排卵期进行性生活才有受孕的可能，在非排卵期则不会受孕。

❋ 生殖道必须通畅无阻

男性的输精管必须通畅，精子才能排出。女性的生殖道也必须通畅，阴道—子宫颈管—子宫腔—输卵管，全线畅通，有利于精子上行。这样性交时进入阴道内的精子可以毫无阻挡地到达输卵管与卵子相遇受精。受精卵也可以顺利地进入子宫腔。

❋ 子宫内环境必须适合受精卵着床和发育

卵子受精后，一边发育一边向子宫方向移动，3～4天后到达子宫腔，6～8天就埋藏在营养丰富的子宫内膜里，然后继续发育为胎儿。

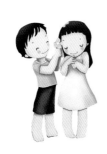

第 3 天
精子也要拼"颜值",好看更易受孕

在显微镜下面,所有的精子看起来都像个小蝌蚪,实际上,根据生物学的研究来看,每一个精子都是不一样的。

研究发现,能穿透女性宫颈黏液的精子,被认为是具有受精潜能的精子,通过对这部分精子形态特征的分析,发现它们头部外形平滑、弧度规则、大体为椭圆形、长宽比为1.5、顶体区占头部面积40%~70%、尾部可有弯曲、但未成角折弯等。这样的精子被称为"正常形态",受孕率会较一般精子高许多。

每个男人体内都有"长相"不好的精子,生育力正常的男性,精子正常形态率只有4%~25%,比例并不是很乐观。但是精子的形态与是否生育畸形后代之间没有必然联系,也就是说体内有畸形精子的男士生出来的孩子并不一定就畸形。但是,好的精子形态却与怀孕概率有直接的关系,所以,备孕男性一定要注意以下事项以免伤害精子。

长期抽烟酗酒

烟酒一直都是备孕人群的禁忌。研究证实,酗酒产生的酒精中毒可能损伤精子,造成精子畸形率增高,而香烟中的尼古丁也容易导致畸形精子发生率增高。吸烟还是导致弱精症的一大源头。

营养缺乏

营养来自各种食物,尤其是与精子产生和成熟相关的微量元素锌、硒,一旦缺乏,就会使精子生成减少,从而导致精子的畸形率升高。

温度过高

在精子成熟时期,它适合的温度是35℃~36℃,当由于各种原因导致阴囊部温度升高的时候,都不利于精子发育。

生殖感染

较常见的影响精子畸形的感染主要有前列腺炎、精囊炎、尿道炎、睾丸炎、附睾炎等。

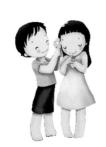

第 4 天
Wi-Fi杀精吗

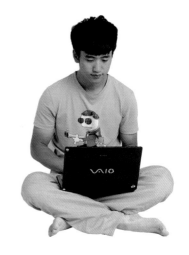

由于目前人们使用手机、无线路由器的范围越来越广，人们对它们产生的辐射难免有一些担心，特别是备育男性，难道像传言所说，Wi-Fi真的杀精吗？

首先，Wi-Fi无线上网使用的电磁波波段一般是2.4千兆赫兹～5千兆赫兹，和手机使用的射频电磁波波段比较接近（比手机使用的频率稍微高一些），属于非电离性辐射。

有报道称"笔记本Wi-Fi会降低男性精子活力"，该论文认为可能存在热效应以外的其他效应降低了男性精子活力，但是这项实验中只是将体外的精液连续接受辐射4个小时，与体内精子接受Wi-Fi辐射的实际境况有所不同；实验中移动率下降，DNA（脱氧核糖核酸）片段化增多的那部分精子是否会对整个精子群体有明显影响也有待确定；此外实验样本只有二十几个，重复试验也未进行；对照组的设置也存在不合理的地方。因此简单推论到人体，说笔记本Wi-Fi会降低男性精子活力，还为时过早，有待更多的研究验证。

其次要说明的是，无线上网的辐射大小主要取决于信号的功率，和无线路由器的带宽没有必然联系。智能手机可以传输各种多媒体信息，产生的辐射反而在减小。

研究显示，无论笔记本电脑还是手机，它们的辐射值通常都在毫瓦每平方米这个水平上，远低于国际非电离性辐射委员会制定的安全上限——10瓦/米^2（这个上限值只是一个以防万一的安全限制，并不是说超过这个值就会生病，只是会有较低的健康风险）。

由此可见，所谓Wi-Fi杀精，是没有科学依据的。但是，长时间上网、久坐不动玩手机，对人体的健康是不利的，尤其是备育男性，应多到户外进行适当的运动。

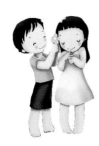

第 5 天
如何掌握自己的排卵期

排卵期是指女性排卵前5天至排卵后4天。

推算日程法

对于月经周期正常的女性来说，从下次月经来潮的第1天算起，倒数14天或减去14天就是排卵日，排卵日及其前5天和后4天加在一起称为排卵期。

基础体温判断法

体温调节中枢对黄体激素作用极为敏感，一定量的黄体酮（12.8毫摩尔/升）即可引起体温升高。在正常情况下，从月经开始那一天，到排卵的那一天，因孕激素水平较低，一直处于低体温，一般为36℃～36.5℃；

排卵后，卵泡分泌孕激素，基础体温上升到高温段，一般在36.8℃左右。从低温段到高温段的几日，可视为排卵日，这期间过性生活则容易受孕。

基础体温测量方法具体如下：每天早上醒后，在身体未进行任何活动之前，用专用的基础体温计测出口腔温度。将测出的体温数标在基础体温图表上。用线把一个月的体温数连接起来，形成曲线，由此曲线判断出是否正值排卵期。排卵一般发生在基础体温上升前由低到高上升的过程中，在基础体温处于升高水平的三天内为"易孕阶段"。

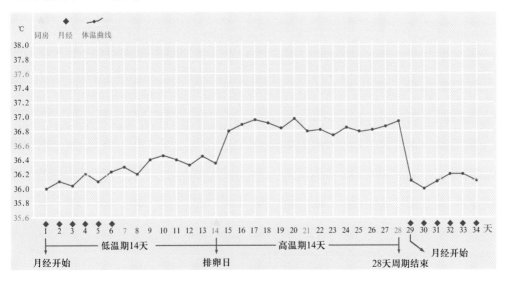

以28天月经周期为基准的基础体温表

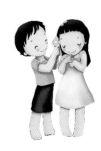

第 6~7 天
避开黑色受孕时间

精子和卵子的质量决定着胎儿的健康与否，而受孕时间则直接影响着胚胎的质量，所以，为了保证受孕成功，避免给腹中胎儿造成不必要的损害，你需要有意识地避开以下这些不利于受孕的时间，给宝宝一个良好的开端。

✤ 饲养宠物期间

宠物身体中可能会隐藏弓形虫，它可通过动物的唾液、痰等途径传染给人。准妈妈感染这种病毒，可通过血液、胎盘、子宫、羊水、阴道等多种途径，使胚胎或胎儿感染，进而引起很多不良结果。

如果准备怀孕，需要给宠物做血清学检测，如果宠物体内缺乏弓形虫抗体，或者已经感染了弓形虫，就应严格禁止与宠物亲密接触。养过宠物的夫妇应先去医院检查，在确认没感染宠物身上的病原体后再怀孕。

✤ 蜜月中

过度操劳： 在结婚前后，夫妻双方都为婚事操劳，饮食不规律，休息不好，精力消耗也很大，会觉得精疲力竭。婚后不久身体还未恢复时就怀孕，对胎儿生长的先天条件及女性的身体都会产生不良影响。

新婚饮酒： 在新婚宴席上，新郎、新娘出于礼节一般都会饮酒，如果酒后受孕，会对胎儿十分有害。

旅行结婚： 旅途中体力过度耗损，生活起居没有规律，经常睡眠不足，每日三餐的营养也不均衡。因此，这不仅会影响受精卵的质量，还会引起反射性子宫收缩，使胚胎的着床和生长受到影响，导致流产或先兆流产。

✤ 早产或流产后

出现过早产及流产的女性，机体某些器官的平衡被打破，出现功能紊乱，子宫等器官一时不能恢复正常，尤其是经过人工刮宫手术的女性更是如此。为了使子宫等器官得到充分休息，恢复应有的功能，为妊娠提供良好的条件，出现过早产及流产的女性在半年后再怀孕较为合适。

❊停用避孕药后不宜立即怀孕

医学专家认为,平时服用避孕药的女性如果想怀孕,最好在停服避孕药6个月后。这是因为:口服避孕药为激素类避孕药,其作用比天然性激素避孕药强若干倍。口服避孕药的吸收代谢时间较长。口服避孕药经肠道进入体内,在肝脏代谢储存。体内残留的避孕药在停药后需经6个月才能完全排出体外。停药后的6个月内,尽管体内药物浓度已不能产生避孕作用,但对胎宝宝仍有不良影响。

❊受孕前不宜吃安眠药

安眠药对男女双方的生理功能和生殖功能均有损害,如安定、利眠宁等,都可作用于大脑,影响脑垂体促性腺激素的分泌。男性服用安眠药可使睾酮生成减少,导致阳痿、遗精及性欲减退等,从而影响生育能力。女性服用安眠药可影响下丘脑机能,引起性激素浓度改变,表现为预警期间无高峰出现,月经紊乱或闭经,引起机能障碍,从而影响受孕能力,造成暂时性不孕。为避免影响生育能力,准备怀孕的夫妇千万不要服用安眠药,一旦失眠,最好采取加强锻炼、调整生活规律等方法来解决。

❊长期服用药物者不宜立即怀孕

有些女性身体患病,需要长时间服用某些药物。如激素、某些抗生素、止吐药、抗癌药、治疗精神病药物等都会不同程度地对生殖细胞产生影响。初期卵细胞发育为成熟卵子约需14天,在此期间卵子最容易受到药物的影响。

一般来说,长期服药的女性在停用药物20天后受孕为宜。有些药物影响的时间可能更长些,最好在准备怀孕前向医生咨询,请医生确定安全的怀孕时间。

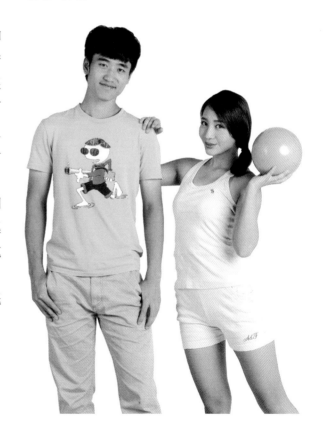

第 2 周
经期结束，准备排卵

本周备孕女性的月经周期已经进入第2周，正常的月经持续3～7天，此时你的子宫内膜已经脱落完毕，不会再出血。一般女性的排卵期是在月经周期的第13~20天，因此在第2周末，排卵期就会开始，此时就是你的最佳受孕时机。你可以利用基础体温监测法、排卵试纸或B超排卵检测准确掌握具体的排卵日期，同时与丈夫共同调整身体健康状态，在最佳时间完成你们的使命。

身体变化

在这个周末你的卵巢可能会排出一枚成熟的卵子，上一个月经周期已经结束，第二个月经周期开始，子宫内膜停止脱落并开始增厚，为养育胎儿积累养分，做好充分的准备。如果排出的卵子能够和精子相遇，就会形成受精卵，你也就升级为准妈妈啦！

女性在排卵期基础体温会升高0.3度左右，不过除非借助体温计，否则你自己或他人都不会关注到；排卵期白带常为稀薄的清鼻涕样，并可拉成长丝，便于精子进入。有部分女性排卵期会感到小腹轻微胀痛、乳房胀或乳头痛，少部分人在排卵期内会感到情绪莫名低落或兴奋，性欲方面也会出现波动。此时期女性最易受孕。

本周重要事项

1. 识别排卵期： 有两种简单易行的小方法帮助你确定排卵期：一是到了排卵期前1～2天，阴道分泌物会增多，并且像鸡蛋清一样清澈、透明，拉丝度高，不易拉断。二是排卵时，有些女性的下腹部尤其是下腹部右侧会隐隐作痛。

2. 保持身体健康： 注意锻炼身体，提高抵抗力，保持生活规律，保证充足睡眠，将身体调整到最佳状态。

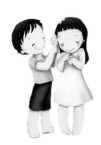

第8天
为受孕创造良好的环境

古人非常重视受孕环境与优生的关系，有"欲得贤智之子，需得天时、地利、人和"之说。我们可以这样理解，夫妇双方最好选择在气候适宜的日子里、舒适温馨的房间、健康愉悦的心情下受孕，才能孕育更健康、聪明、俊美的宝宝。

❋注意受孕时的卫生

平常，女性要注意外阴卫生。在这一周，备孕女性更要注意清洁卫生。过性生活时，夫妻双方一定要注意清洁手部和外阴，可洗个"小澡"——冲洗外阴和肛门等部位。男性要注意清洗包皮，以免给自己和妻子造成细菌感染，对健康和孕育均不利。

❋合适的体位可增加受孕机会

做爱时保持男上女下的体位是女性受孕的最佳体位。采取这种体位时，位于上方的男性能使阴茎更深更近地触到女性的子宫颈，等于无形中帮助精子更快更容易地与卵子结合。而对女性而言，平躺仰卧的姿势方便精液射在宫颈口周围，当宫颈外口浸泡在精液中时，给精子进入子宫创造了有利条件。而男性在最后冲刺的时候，尽量接近深处，也是使精子路程缩短的方法。做爱后，如果体力允许，可把你的双腿朝空中举起；如果体力不支，也可以把双腿举起靠在墙上，这样可以防止精液外流。无法高举双腿的时候，最佳姿势是侧卧，膝盖尽量向胃部弯曲。

❋争取让高潮到来

从性生理的角度看，性高潮中子宫呈收缩状态，子宫内为正压，性高潮后子宫松弛，子宫内为负压，因而子宫内会产生吸引作用，有利于精子的游入。再者，性兴奋中，阴道分泌碱性黏液，使平常呈酸性的阴道环境碱性增大，从而有利于同属于碱性的精子生存和竞争，使那些强壮、优秀、带有更好基因的精子与卵子结合，从而生出聪明的宝宝。

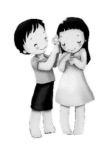

第 9 天

科学的性生活，是孕育聪明、健康宝宝的前提

科学的性生活不仅有利于夫妻双方的和睦和健康，而且也会促进受精卵的茁壮成长。

＊对疲劳的一方说"NO"

夫妻双方如果有一人拖着疲劳的身体进行性生活，不仅容易扫兴，还有损健康。为劳累的一方倒杯水，揉揉肩膀，休息一会儿，如果非常累，那就不妨改日。

＊对情绪低落的一方说"NO"

心理会直接影响身体的表现。当夫妻双方有一人情绪不佳时，千万不要勉强进行房事，这样不仅自己不愉快，也不能使对方达到满意的效果，反而会产生反感，经常这样甚至可能直接导致女性性冷淡或男方的阳痿。

＊不要带病过性生活

不适合过性生活的病指具有某些严重性疾病、患有传染性的结核病及医生明确指出不能过性生活的疾病。此时若过性生活不仅加重自己的病情，也会危及爱人，在此时受孕也会危及未来的宝宝。

＊对没有情趣的他说"NO"

女性的生理结构不同于男性，比较不容易达到性高潮。很多男性在房事时容易忽视女性的需求，不顾及女性的感受。如果在过性生活时男方增加些前戏，女性会感受到浓浓的爱意而容易达到性高潮。

＊讲究卫生

身体的洁净，尤其是生殖器洁净是保障双方健康的基本条件，也会影响性生活质量。因此，在性生活前应清洗身体，且最好不要使用任何沐浴用品。

＊经期不宜过性生活

经期是女性的特殊生理期，此时女性的子宫颈口是开放的，很容易引起感染，导致妇科疾病。

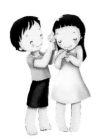

第10天
心情愉悦容易受孕

受孕时良好的心理状态与优生有密切关系。想要孩子的夫妻应在心情愉悦的状态下进行性交。丈夫要重视并让妻子达到性高潮，这对于得到一个健康聪明的孩子是至关重要的。

不好的心理会影响受孕的概率、卵子和精子的质量等，从而影响受孕后胎宝宝的素质。中医强调，交媾时精神愉快，心情舒畅，可以排除一切思虑忧郁和烦恼。《大生要旨》指出："时和气爽之宵，自己情思清宁，精神闲裕""清心寡欲之人和，则得子定然贤智无病而寿"。这说明良好心理状态与优生的密切关系。情绪的剧烈变化和极度疲劳势必导致气血逆乱，经络闭塞，脏腑功能紊乱，精子耗散，干扰精卵结合，影响受孕。

据国外的一份心理学调查表明，在青少年精神分裂症患者中，有41%在遗传因素外还有母体受孕时突遭精神刺激的历史，诸如被强奸、突遇发生巨大声响、遭遇恐怖事件或性交后被虐待等。专家认为这可能是突然强烈的心理刺激干扰了精子或卵子的遗传密码，使胎宝宝在脑神经发育中留下了隐患。

根据现代心理学和人体生物钟理论，当人体处于良好的精神状态时，精力、体力、智力、性功能都处于高潮，精子和卵子的质量也高，此时受精，易于着床受孕，胎宝宝素质也好，有利于优生。

此外，良好的气候、整洁清爽的环境，也能使男女双方心情舒畅，心理平静，有利于精卵结合和胎宝宝的发育生长。

小贴士

生男生女的奥秘

人体有23对染色体，22对为常染色体，1对为性染色体，人的性别就是由这一对性染色体决定的。男性的一对性染色体为XY染色体，女性的一对为XX染色体。如果X精子与卵子结合，则受精卵中的一对性染色体为XX，胎宝宝发育为女性；如果Y精子与卵子结合，则受精卵中的一对性染色体为XY，胎宝宝发育为男性。

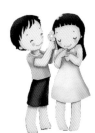

第 11～12 天
神奇的遗传密码

☀ 遗传与宝宝的身高

父母的身高对子女的身材有一定的影响，这是由遗传学规律所决定的。有许多公式预测子女的未来身高，比如，男孩身高（厘米）=【父高（厘米）＋母高（厘米）】×1.08／2；女孩身高（厘米）=【父高（厘米）×0.932＋母高（厘米）】／2。这两个公式基本符合"高加高生高、高加矮生高、矮加矮生矮"的基本规律，但也不是绝对的，仅供准爸妈们参考。

☀ 遗传与宝宝的容貌特征

在已知的十大特征性遗传中，有些是"绝对"地像，有些是像又不像，有些像得微不足道，有些"像"可以通过再塑又不那么像。接近百分之百的"绝对"遗传的，包括以下特征：

肤色：遗传时不偏不倚，让人无法选择。它的原则是"中和"。比如，父母的皮肤较黑，宝宝也不会很白；如果一方白，一方黑，那么宝宝的肤色会是一个不黑不白的"中性"肤色。

下颌：下颌是不容商量的显性遗传。比如，父母中任何一方有突出的大下巴，宝宝长大后毫无例外地长着相似的大下巴，像得让你无可奈何。

双眼皮：眼形是遗传的，而且大眼睛相对小眼睛是显性遗传的。如果父母一方是小眼睛，而另一方是大眼睛，生下大眼睛宝宝的可能性比较大。刚生下来是单眼皮的话，不用过分担心，说不定会变呢！据统计，幼儿时双眼皮只有20%，中学时有40%，到大学时约占50%。

眼球的颜色：黑色等深颜色相对浅颜色是显性遗传。如果父母一方是蓝眼睛，而另一方是黑眼睛，那么他们的宝宝也不会是蓝眼睛的。

长睫毛：是显性遗传的。

显性与隐性遗传特征对比表

遗传特征	显性遗传	隐性遗传
皮肤的颜色	深	浅
毛发的量	浓密	薄
雀斑、黑痣	有	无
耳垢	潮湿型	干燥型
卷舌状	能	不能
多指（趾）症	六指（或趾）	五指（或趾）

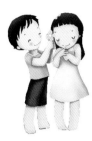

第 13~14 天
制订一个切实可行的营养计划

从妊娠开始，准妈妈就应该为自己制订一套合理而可行的营养计划，因为妊娠是特殊的生理时期，母体摄入的营养不但要维持自身机体代谢和消耗所需，还要提供给体内的小生命正常生长发育所需要的全部营养和热能。

✳ 合理安排饮食

因为生活节奏加快、工作压力大，很多准妈妈的营养状况是不均衡的。为此，要注意三大营养素比例及钙质、铁质的补充。

一般来说，三大营养素的热量比例应为：蛋白质占0~14%，油脂占20%~30%，糖类占58%~68%。准妈妈因为子宫扩大压迫到肠道，比一般人更容易便秘，所以还需要能促进肠道正常蠕动的膳食纤维。此外，亚麻油酸和次亚麻油酸也非常重要，它们是胎儿脑部发育所必需的脂肪酸，且两者之间的比例最好在（4~10）：1，以维持胎儿脑部和视网膜的正常发育。准妈妈怀孕需要大量的钙质通过胎盘供给胎儿。同时，准妈妈的铁质

需求量也比未怀孕女性有所增加。

✳ 自我调节饮食习惯

准妈妈的健康和胎儿的营养都要靠饮食来维护。所以准妈妈的营养一定要合理，荤素搭配，粗细结合，饥饱适度，不偏食不挑食。可根据准妈妈的活动量、体质及孕前的体重决定摄入量和饮食配比结构。要特别注意加强蛋白质、矿物质及维生素的摄入，饮食宜清淡、少食多餐，避免食用高热量甜食、肥肉和油炸食物等。

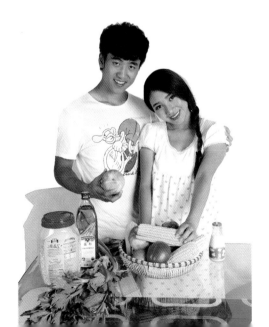

第 **3** 周

精子与卵子的相遇，开启神奇的生命旅程

决定性的时刻到啦！如果机缘合适，你的卵细胞将与你伴侣的精子结合，形成一粒单细胞——受精卵，受精时卵子与精子互相激活，遗传物质相互融合，宣告新生命的诞生。

身体变化

这个时期你自身可能还没有什么感觉，但在你的身体内却在进行着一场变革，不过有些准妈妈会有"第六感"，会觉得这一天的自己与往日有点儿不同。从现在开始，你的生命中就会增加一份责任，你们的二人世界也会告一段落，你的宝宝将与你同欢乐，共悲戚，你的母爱本能将会越来越强。

本周重要事项

1.远离噪声和振动：噪声与振动会增加流产的概率，还会引起胎儿低体重、新生儿生命力低下、听力受损、听觉发育差等。超过100分贝的强噪声影响更大。

2.回避危险环境：①接触放射性物质的工作，如医院放射科、单位的计算机房等；②宠物医院。动物易携带有病菌，可通过你感染胎儿，导致胎儿发育异常；③需频繁上下攀爬、弯腰下蹲等动作的工作；④高强度的流水线工作，因过度的疲劳也会导致流产。

3.谨慎服药：有些人在怀孕头几天，会产生类似感冒的症状，比如低热、轻微的咳嗽等。这个时候，如果你没有采取避孕措施，且准备怀孕的话，那么不要擅自服药，因为许多感冒药可能对胎儿产生不良影响。

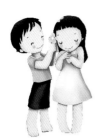

第15天
保护稚嫩的胚芽

即使还未确定自己已经怀孕，也不要轻易服用药物，禁止照射X射线、做CT检查，避免长时间进行电脑操作或看电视。因为受精后的1～15天为胎儿器官分化前期，这些因素有可能使娇嫩的胚芽死亡。

❋避免接受X射线照射

胚胎对放射线最敏感的时期是在受精后6天之内，尤其是最初15～56天，胚胎器官正在高度分化、形成中，接受X射线照射极易发生畸形。一般认为准妈妈最初15周内受X射线照射都有危险性。胚胎细胞染色体的断裂、基因突变等，可引起流产、死胎、新生儿死亡和小头、脑积水等先天畸形，以及发育迟缓、智力障碍等，因此，在怀孕头3个月绝对禁止X射线照射，准妈妈常规的肺部透视也要推迟到妊娠4个月后，X射线骨盆测量应尽量不拍，出于产科必需时，也要在妊娠36周后施行。

❋预防X射线照射的措施

为了避免胎儿受到放射线影响，

下面几点应该引起注意：

1.月经周期14天内照射过下腹部或盆腔的备孕妇女，为了避免放射线对卵巢的影响，最好避孕1～2个月。

2.有受孕可能的妇女要避免做X射线检查。

3.除了诊断和治疗需要外，准妈妈要避免接触放射线、同位素，孕15周前要禁止接受X射线检查，准妈妈常规胸部透视应取消。必须进行胸部放射线检查时，拍胸片较做胸透要安全。

4.准妈妈必须接受放射检查或治疗时，如发现恶性肿瘤、癌变等，则应把胎儿受照射影响放在次要地位来考虑。必要时须终止妊娠。

小贴士

胎儿的性别是在受精的一瞬间就决定了的。每一个精子都随机含有一条X染色体或Y染色体，如果是带有X染色体的精子同卵子结合，就是女宝宝；如果是带有Y染色体的精子同卵子结合，就是男宝宝。从理论上来说，出现男宝宝和女宝宝的概率没有什么差异，胎儿的性别应该是男女各半。

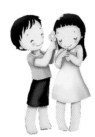

孕早期居家注意事项

安静的生活环境，清新的空气及清洁卫生的居室会让准妈妈轻松悠闲地度过孕期。除了保证舒适的生活环境外，准妈妈还应注意平时的生活起居，良好的生活习惯也会有益于胎儿的正常发育。

✽ 保证充分的休息与睡眠

怀孕后，准妈妈身体负担逐渐加重，为适应这一变化，准妈妈的生活起居要规律，适当增加日间的休息时间和夜间的睡眠时间。一般夜间睡眠不要少于8小时，有条件的应增加午睡，避免过于劳累。睡眠时，准妈妈应注意选择舒适的体位，一般认为，左侧卧位可减轻子宫右旋对血管的压迫，有利于胎儿的血液供应。休息时，尽量抬高下肢，有助于减轻下肢水肿和静脉曲张。

✽ 放松心情

准妈妈良好的情绪是胎儿健康生长发育的有利保证。准妈妈可多听优美舒缓的音乐，远离噪声。

✽ 得当的衣着

准妈妈新陈代谢加快，容易出汗，应穿宽松柔软的棉质衣物，腹部不宜使用或配戴坚硬、紧绷的饰品。夏季注意避暑，勤换衣服，冬季注意保暖。孕期不宜穿高跟鞋，以免跌倒损伤，导致流产。

准妈妈要尽量避免冷水的刺激，避免负重，少去人流拥挤的场所，不宜独自长时间长距离旅行。

✽ 远离"二手香水"

据资料显示，目前大多数香水含有50~150种成分，由于香水的用料构成属于商业秘密，各国执法部门并不要求厂家向消费者公开香水中的化学成分，而是笼统将这些成分称为香精。其实，许多香水中添加的化学香料（或称人工香味）都具有一定的毒性。对于准妈妈和胎儿来说，"二手香水"与"二手烟"一样要引起高度重视。准妈妈体内激素水平变化较大，使用香水后更容易发生过敏，所以妊娠期应远离香水。

因而建议准妈妈尽量不使用香水，更要远离"二手香水"的危害。

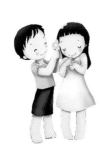

第17天

职场准妈妈，了解自己的权益

✱享有不被辞退的权利

一般而言，怀孕女性在妊娠期间可能发生的劳动纠纷，大致分为下列几种：

怀孕解雇： 这可以分为依约定解雇、未依约定解雇两种。前者是指在女性入职时，雇主会要求职员签署一份只要怀孕就自动辞职的协议书。而未依约定解雇者，则是并未签署任何协议书，雇主却自行解雇怀孕妇女。事实上，即使劳动者依合约签署了妊娠期自动离职的协议书，在法律上仍然是无效的。

产后解雇： 是指怀孕妇女在产后再回到工作岗位，却遭到解雇。

✱女性孕期劳动保护

享有不被降低工资的权利。在我国，工资分配实行男女同工同酬，不得在女职工怀孕期、产期、哺乳期降低其基本工资。

禁止从事部分工作作业： 铅、汞、苯等有毒物质浓度超过国家卫生标准的作业；制药作业中从事抗癌药物及已烯雌酚生产的作业；作业场所放射性物质超剂量的作业；人力进行土方和石方的作业；强体力作业；伴有全身强烈振动的作业；工作中需频繁弯腰、下蹲、攀高的作业和高处作业等。

劳动时间： 不得延长劳动时间，一般不得安排其从事夜班劳动；如果不能胜任原劳动的，应当根据医疗机构的证明，予以减轻劳动量或者安排其他劳动。

怀孕女职工在劳动期间内进行产前检查，应算作劳动时间，即按出勤对待，不能按病假、事假、旷工处理。对在生产第一线的女职工，要相应地减少生产定额，以保证其能完成工作任务。

✱关于产假

近期我国各地新出台了关于产假的一些规定，总体来看女职工生育享受不少于14周的产假，其中产前休假2周。难产的，增加产假15天。生育多胞胎的，每多生育一个婴儿，增加产假15天。

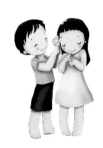

不宜入住新装修的房子

婚后就准备要宝宝的话，最好提前半年或一年装修好房子，不要婚后或怀孕后再进行装修。

✳致癌、致畸的毒气：苯

苯化合物已经被世界卫生组织确定为强烈致癌物质。长期吸入苯能导致再生障碍性贫血。育龄女性长期吸入苯会导致月经异常，若孕期接触苯，妊娠并发症的发病率会显著增高。苯还可导致胎儿患有先天性缺陷。居室中的苯主要来自建筑装饰材料中使用的化工原材料，如涂料、填料及各种有机溶剂等，特别是油漆、各种油漆涂料的添加剂和稀释剂、各种胶黏剂、防水材料，而低档和假冒涂料中苯含量更高。

✳能释放15年的毒气：甲醛

甲醛可经呼吸道吸收。长期接触低剂量甲醛可以引起慢性呼吸道疾病、女性月经紊乱、妊娠综合征，引起新生儿体质降低、染色体异常，甚至引起鼻咽癌。高浓度的甲醛对神经系统、免疫系统、肝脏等都有毒害。甲醛还有致畸、致癌作用，长期接触甲醛的人，可引起鼻腔、口腔、鼻咽、咽喉、皮肤和消化道的癌症。

室内装饰的胶合板、细木工板、中密度纤维板和刨花板等人造板材及贴墙布、贴墙纸、化纤地毯、泡沫塑料、油漆和涂料等都含有甲醛。

✳给准爸妈的忠告

一定要使用环保材料：采用低甲醛含量或不含甲醛的室内建筑和装修材料，采用不含甲醛的油漆、涂料。选用正规厂家生产的油漆、胶和涂料；选用无污染或者少污染的水性材料；要特别注意对胶黏剂的选择，因为目前建筑装饰行业中没有对使用胶粘剂的规定。

家具要选择正规产品：选购家具时，应选择正规企业生产的品牌家具，同时要注意选择刺激性气味较小的产品，因为刺激性气味越大，说明有害气体释放量越高。最好将新买的家具空置一段时间再用。

不要急于入住：装修后的居室不宜立即迁入，而应当有一定的时间让材料中的有害气体充分散发，每天打开窗户通风，让有害气体散发和排出。

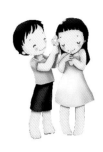

预防胎儿畸形，及早补充叶酸

叶酸是人体必需的水溶性B族维生素之一。孕早期是胎儿细胞分化的关键时期，而叶酸是胎儿脑神经发育必需的营养成分，一旦摄取不足就可能影响胎儿中枢神经系统的发育，引起神经管畸形。神经管畸形的发生率在各种出生缺陷中是最常见的，会造成脊柱裂（椎骨未能融合）、无脑畸形（脑或颅顶骨缺失）等中枢神经系统发育异常，是造成围产儿死亡的主要原因之一。

如果在孕前或者孕早期补充适量的叶酸，能够有效预防神经管畸形的发生，减少比率约为70%。如果是计划怀孕，自受孕前3个月起直至孕早期3个月，每天应该摄入0.4毫克的叶酸。如果是计划外怀孕，从怀疑怀孕的那一刻起就要立即补充叶酸或孕妇专用的复合维生素。补充叶酸可以多吃以下食物：动物肝、红苋菜、菠菜、生菜、芦笋、龙须菜、苹果、柑橘、橙子，以及豆类食品。

研究表明，叶酸对于准备做爸爸的男性来说也非常重要。当男性体内叶酸含量不足时，精液的浓度会降低，精子的活力会减弱，使卵子受孕难度增加。另外，叶酸在人体内还能与其他物质合成叶酸盐，它对于孕育优质宝宝也起着关键作用。如果男性体内的叶酸不足或缺乏，就可能增加发生染色体缺陷的概率，增大孩子长大后患严重疾病的危险性。

在补充叶酸的同时，也要注意加强多种微量元素的摄入。这是为了避免因缺乏微量元素对胚胎造成神经系统的发育障碍，因为锌、铜等微量元素同样参与了胚胎最早期的中枢神经系统的发育，尤其是对锌的需求量大大增加。可以适当吃些富含锌的食物，如贝类、动物内脏，还有瓜子、山核桃、松子等坚果类食品。

小贴士

根据中国营养学会建议，所有育龄妇女在计划怀孕前3个月到怀孕初期3个月，应每天服用0.4毫克叶酸增补剂，但摄入量最多不超过1毫克/天。

第 **4** 周
胎儿进入胚胎期

此时你可能还没有什么感觉，但胚芽已经悄悄地在你的子宫里生长了。这个最优秀的精子与卵子结合而成的受精卵不断进行细胞分裂，一部分形成大脑，另一部分则形成神经组织，这时胚胎大约长25毫米，它的外形就像一颗小小的松子。

身体变化

大多数准妈妈此时感觉不到任何异常，有些敏感的准妈妈可能感受到妊娠反应了，如疲劳、乳房变软、消化不良等。这时候子宫、乳房大小形态还看不出有什么变化，体形和孕前也没什么区别。孕4周时子宫约有一枚鸡蛋那么大。

本周重要事项

感冒、发热： 每个准妈妈都希望自己拥有一个健康的孕期，但是即使自己再小心，仍然有可能患上感冒和发热。如果症状比较轻的话，使用一些居家治疗的方法一样可以取得很好的效果。

子宫中的胎儿

女性怀孕后，受精卵需要3~4天的时间，从输卵管到达子宫，然后还要花大约4天的时间完成"着床"，随后它便开始在子宫内发育，迅速进行细胞分化。到怀孕的第4周，这个小家伙已经有了脊椎、脑组织和其他一些神经系统，并且这时候他已经开始有眼睛了，身体的后面还能看到小小的尾巴，但是这个时候的"胎儿"还没有心脏。

到本周末，胎盘开始逐渐发育，包裹胎宝宝的羊膜囊也会在这个时期出现，羊膜囊中的羊水会在胎儿生长发育的过程中起到保护作用。

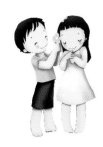

好情绪是胎儿健康的关键

胚胎着床了，胎儿的大脑已经开始发育了，慢慢分化出脑和神经系统，在这个阶段，有很大的致畸隐患，准妈妈一定要谨慎，并且要有一个好心情。

✤好情绪助孕聪明宝宝

你的情绪可以通过神经递质的作用影响到胎儿，准妈妈无忧无虑时，这种良好的情绪会促进胎儿的大脑发育，让宝宝将来有较高的智商，而如果你情绪低落、不安，将对胎儿处于敏感期的神经系统发育不利。情绪不好时建议准妈妈深呼吸，尽量使自己放松，还可以看一些轻松搞笑的节目，读一则小笑话或者找家人倾诉等来调适心情。

✤身体力行，谨言慎行

1.要心胸宽广，勿听恶语，学会息怒。

2.要养成良好的文化娱乐和生活习惯，不去闹市区，多欣赏美丽的风景或图片，多读优生优育和有利于身心健康的报刊，多听悦耳轻快的音乐，保持愉快的心情。

3.丈夫更应注意自己的言行，给妻子更多的体贴、关怀和温情，做好饮食调理，加强孕期营养，以满足胎儿生长发育的需要。同时，要主动分担家务，让妻子在舒适、和睦、宽松的环境中健康、愉快地度过妊娠期。

✤摄取均衡的营养

胎儿中枢神经系统的发育需要有充足的蛋白质，这时要特别注意加强营养，均衡丰富的营养会给脑细胞和神经系统一个良好的生成长环境。另外，还应多注意摄取富含叶酸的食物，每天的饮食中要包含叶酸丰富的新鲜蔬菜，根据自身情况在医生的指导下补充叶酸制剂。

在以后的孕期中，蛋白质的摄入量需要逐渐增加。一般来说，孕早期每天摄入量应比平常多5克，孕中期多15克，孕晚期多20克。

小贴士

如果出现月经该来没来、基础体温连续14天处于高温期，那就很可能已经怀孕了。

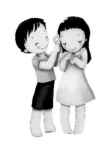

第 23 天
这些怀孕征兆你知道吗

受精卵能否正常发育，20%取决于遗传因素，70%～80%取决于母亲体内环境。近年来，职业女性工作繁忙，往往不知自己已怀孕，易忽视生活细节，从而影响胎儿健康。因此，应及早确诊是否怀孕。怀孕的早期征兆有以下几种：

✹ 月经不来潮

月经规律的已婚育龄女性突然停经，应考虑可能怀孕。哺乳、服用避孕药或其他原因引起的停经除外。

✹ 饮食喜好发生变化

可能会想吃一些以前不爱吃的食物。可能口味会有变化，如变得爱吃口味重的食物或总想喝某种饮料。

✹ 乳房变大有弹性

孕早期乳房会发胀，触之有痛感。这是由于妊娠后孕激素分泌增加，促使乳腺泡发育造成的。

✹ 精神疲乏

疲劳是很多女性怀孕后都会遇到的事，具体表现在乏力，想睡觉，工作没有精力，注意力不集中，稍微劳累一点就觉得精神不济，不想动，有点懒洋洋的。

✹ 尿频

在孕早期，会因为增大的子宫压迫膀胱而引起尿频。

✹ 阴道微量出血

在胚胎着床时造成的轻微出血，让人误以为是月经。少数女性在孕早期，会在原先月经应该来的时间出血。

✹ 讨厌某种气味

准妈妈的呼吸道黏膜、味觉神经对烟味、酒味或者某种食物的味道可能会觉得不舒服。

有了以上这些早孕现象，往往提示你可能怀孕了，应尽快到医院检查确诊。检查项目除化验血中hCG、黄体酮情况外，还要做妊娠免疫试验，即送早晨的尿液进行化验，如果报告妊娠免疫试验为阳性，且验血结果提示妊娠，就可确诊为妊娠。

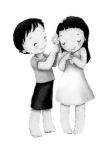

第24天

自测怀孕的方法

很多准妈妈在不能确定自己是否怀孕的时候，会选择在家里自己检测，只要掌握了正确的方法，也是有相当的准确性的。不过，即使在家确定了怀孕，也一定要再到医院确诊。

验孕试纸

将测试纸有箭头的一端插入尿液标本容器中静置10秒，取出平放，5分钟内等待观察显示结果。

注意：测试纸插入尿液深度不可超过标志线。因为早晨第一次尿液中含有HCG最多，所以使用晨尿测试结果会更加准确。

阳性：在检测区及对照区各出现一条红色反应线。

阴性：仅在对照区出现一条红色反应线。

无效：试纸无红色反应线出现，或仅在检测区出现一条反应线，表明测试失败或测试纸无效。试纸在10分钟后显示的结果无临床意义。另外，不同厂家的怀孕试纸可能有所不同，具体的使用方法最好还是参照使用说明书。

测量基础体温

通过测量基础体温也可以自测是否怀孕。如果基础体温保持在高温相，过了高温期也没有下降的话，就表示可能怀孕了。

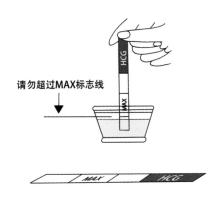

请勿超过MAX标志线

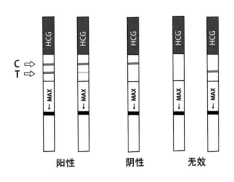

阳性　　阴性　　无效

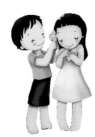

第 25 ～ 26 天
算一算预产期

❋ 预产期主要的计算方法

由于准妈妈通常难以准确地判断受孕的时间，所以医学上规定，以末次月经的第一天起计算预产期，整个孕期共为280天，10个妊娠月（每个妊娠月为28天）。

根据末次月经计算： 末次月经日期的月份加9或减3，为预产期月份数；天数加7，为预产期日，如果得数超过30，减去30得出的数字就是预产期的日期，月份则延后1个月。

举例：最后一次月经是2016年2月1日，月份2+9=11，日期1+7=8，预产期为2016年11月8日。

末次月经是2016年4月25日，月份4－3=1，日期25+7－30=2，预产期=2017年2月2日。

根据胎动日期计算： 如果记不清末次月经日期，可以依据胎动日期来进行推算。一般胎动开始于怀孕后的18～20周。计算方法为：初产妇是胎动日加20周；经产妇是胎动日加22周。

根据基础体温曲线计算： 将基础体温曲线的低温段的最后一天作为排卵日，从排卵日向后推算264～268天，或加38周。

根据B超检查推算： 做B超时测得胎头双顶间径、头臀长度及股骨长度即可估算出胎龄，并推算出预产期。此方法大多作为医生B超检查诊断的依据。

从孕吐开始的时间推算： 反应孕吐一般出现在怀孕6周末，就是末次月经后42天，由此向后推算至280天即为预产期。

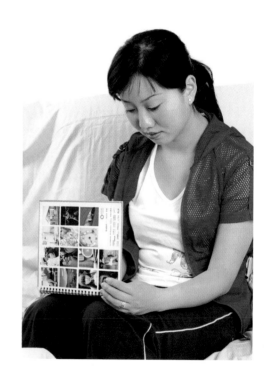

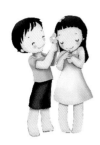

第 27 ~ 28 天
怀双胞胎的准妈妈

✱什么是双胎妊娠

卵细胞由卵巢排出后进入输卵管，精子经过子宫到达输卵管与卵子相遇，一般只有一个精子进入卵子，形成受精卵。如果卵巢同时排出两个成熟的卵子，都经过受精，成为两个受精卵，发育为两个胚胎，生出两个新个体，这就是异卵双胞胎。如果只有一个受精卵，在分裂、发育过程中由于某种原因而发育成两个胚胎，形成两个新个体，这就是同卵双胞胎。异卵双胞胎所形成的两个新个体，由于遗传物质差别较大，性别、外貌会有明显差别；同卵双胞胎所形成的两个新个体具有相同的遗传物质，性别、外貌等几乎相同。

同卵双胎的发生率相对较高，大约每250个出生婴儿中就有1个。异卵双胎的发生明显受种族、遗传、母亲年龄、产次、促排卵药物的影响。

✱怎么知道怀了双胞胎

如果怀上了双胞胎，在孕6~7周时通过B超检查即可发现两个胎囊，孕10周后即可见到两个胎头及心脏搏动。孕12周后用多普勒胎心仪可听到两个频率不同的胎心音。双胎妊娠最后确诊仍需B超检查。

✱双胎妊娠属于高危妊娠

双胎妊娠属于高危妊娠，无论对准妈妈还是对胎儿都有一定的危险性，因此需要更加注意保健。双胎妊娠期间，准妈妈还可能出现一些严重的症状，需要引起重视。

1.双胎妊娠的准妈妈早孕反应较重，恶心呕吐较为多见。

2.双胎妊娠孕10周后子宫增大明显，孕24周后增大尤为迅速。过分快速长大的腹部会使准妈妈呼吸困难，胃部受压，食欲不振，胃脘胀满不适。

3.双胎妊娠会使准妈妈容易并发贫血、妊娠期高血压、过早破水、流产及早产等。

4.对双胞胎来说，容易发生双胎输血综合征、早产、流产、胎儿大小不一、出生低出生体重儿等。

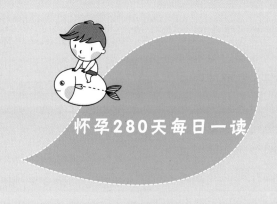

怀孕280天每日一读

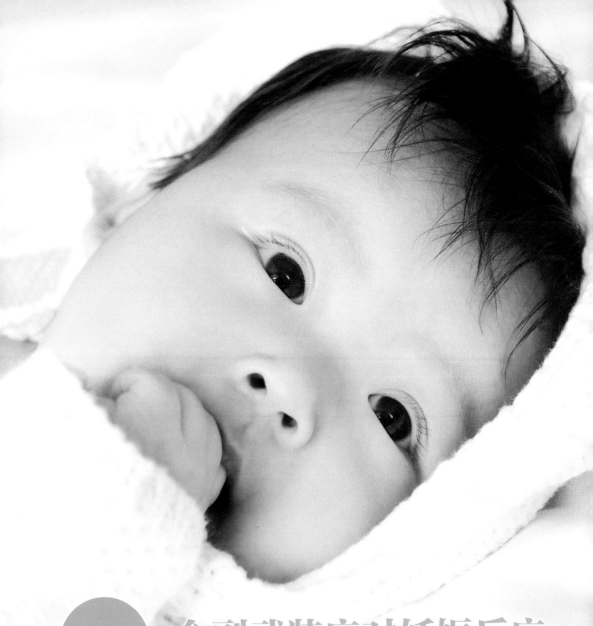

孕 2 月　全副武装应对妊娠反应

第 **5** 周
胎儿正在快速生长

进入第5周，月经还没光顾，你的心情是欣喜还是紧张？很多准妈妈在得知自己怀孕后，心情非常复杂。既激动兴奋，又伴随着深深的不安。自己能否胜任"妈妈"这个角色？胎宝宝能否一切顺利？这些问题深深地困扰着准妈妈。相信自己吧，不要过分担忧，用最好的心态面对将要度过的奇妙孕程。

身体变化

胚胎在子宫内迅速生长，子宫质地变软，大小没有变化。对于准妈妈来说，停经可能是胎儿来到的第一个信号。如果以往月经规律，现在突然停经，则是怀孕的典型症状。

本周重要事项

1. 避免剧烈运动：在这个时期，胎儿的心脏、血管系统最敏感，很容易受到损伤。准妈妈要注意自己的饮食起居，避免剧烈运动，帮助胎宝宝安然度过这个敏感期。

2. 调整情绪变化：你会突然变得烦躁不安，想发脾气，这时不妨深呼吸，想象一个可爱宝贝的笑脸，心情就放晴了。要知道，准妈妈的情绪关系到胎儿的大脑发育和性格形成，准妈妈良好的情绪是胎儿健康成长的重要保障。

3. 减少出行：前3个月是胚胎发育的关键时期，此时的胚胎还较为脆弱，容易受外界不良因素，包括高空辐射的影响。所以孕早期出行要量力而为，尤其不宜频繁乘坐飞机，也不宜过度颠簸劳累。

子宫中的胎儿

这个时期胎儿大脑已经开始发育了。怀孕5周时胎儿进入器官形成期，是非常关键的一个时期，从这周开始到今后的几周里，胎儿的大部分重要器官都会逐渐形成。

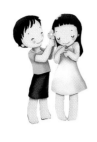

孕吐开始发作，补充B族维生素是关键

据统计，每四位准妈妈中就有三位会发生孕吐。有什么方法能击退孕吐，让准妈妈们能感到好受一些呢？专家指出，B族维生素可以促进氨基酸的代谢，从而使恶心、呕吐等有所缓解或消除。另外，B族维生素都是水溶性维生素，它们协同作用，调节新陈代谢，改善精神抑郁状态，改善贫血，增进免疫系统和神经系统的功能。

✱ B族维生素的日常食物来源

蔬菜类：番茄、菠菜、生菜、莴笋、莜麦菜、韭菜、青椒、白菜等蔬菜。

水果：香蕉、葡萄、梨、橙子、橘子、无花果等。

肉类：牛肉、羊肉、猪肉、鸡肉、鱼肉、动物肝脏等。

坚果：花生、核桃、栗子等。

其他：鸡蛋、奶酪、豆制品、糙米、玉米、全麦食品、乳芝麻等。

✱ B族维生素的用量

妊娠期的准妈妈需要每天补充维生素B$_1$1.5毫克；维生素B$_2$1.7毫克；维生素B$_6$1.9毫克。

✱ 补充B族维生素的误区

一些准妈妈觉得孕吐厉害，就多吃些B族维生素，殊不知事物都有利有弊。B族维生素服用过量或长期服用时，会发生胎儿对B族维生素的依赖症，在胎儿出生后，由于离开母体而缺乏B族维生素，导致中枢神经系统的抑制性物质含量降低，表现为哭闹不安、眼球震颤、反复惊厥、容易兴奋或受惊，甚至在出生后几小时或几天后出现惊厥。在1~6个月后，体重增长停滞。如果不及早诊治，将造成永久性的智力低下。

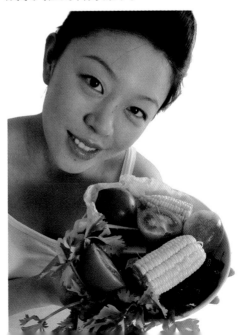

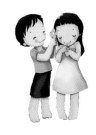

第 30 天
调整饮食缓解孕吐

✱ 防止孕吐的饮食原则

少食多餐：即便是再想吃的东西，也不要多吃，控制食量，会使自己的感觉好很多。少食多餐无论是平时还是孕期，都是很适用的。

清淡可口，易消化：孕吐较重时的饮食应以富含营养、清淡可口、容易消化为原则。

✱ 防治孕吐小技巧

因为剧烈的呕吐容易引起人体的水代谢失衡，所以，早孕反应严重的人要注意补充水分，多吃新鲜水果和蔬菜，注意维持水代谢平衡。水果中富含各种优质的营养素，其中以维生素、蛋白质、矿物质及纤维素最为显著，而糖类与水分也是水果中最占优势的营养成分。在没有食欲的时候，吃个苹果，以达到补充热能与消除饥饿的作用。水果中富含的维生素与水分，具有充分解渴的作用，感觉缺水的时候吃些水果，可以消除干渴，同时还能润泽身心。巧烹调，少食多餐。烹调食物时，应注意食物的色、香、味、形，多变换食物的制作花样，以促进准妈妈的食欲。

✱ 缓解孕吐小食谱

蛋醋止呕汤

【材料】
鸡蛋2个，白糖30克，米醋50克。

【做法】
①将鸡蛋磕入碗内，用筷子打匀，加入白糖、米醋调匀。
②锅内加入水，旺火烧沸，倒入鸡蛋液，煮沸即可食用。

柠檬姜汁

【材料】
姜1片，柠檬半个，蜂蜜适量。

【做法】
柠檬榨汁备用。把姜、柠檬汁和一勺蜂蜜组合在一起，然后倒入温开水冲调后服用。孕早期每天早晨空腹喝1杯柠檬姜汁，可以止晨吐，夏季饮用效果尤佳。

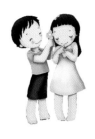

第31天
能缓解孕吐的营养餐

话梅清香手剥笋

【材料】

鲜笋500克，九制话梅75克。

【调料】

桂皮1段，香叶2片，盐1汤匙，糖2汤匙。

【做法】

①将鲜笋洗净后切去老根，纵向从中间切一刀，将笋一分为二，再对切成两半。

②锅中倒入水（水量以能没过笋为准），水开后，下入鲜笋，煮1分钟后捞出，以去除笋的涩味。

③另取锅，放入香叶、桂皮、话梅、盐、糖，然后倒入水，大火煮开后，盖上盖子，转中火煮20分钟左右，制成香料水。

④将笋浸泡在香料水中，待全部冷却后，移至冰箱冷藏室，浸泡24小时后食用味道更佳。

泡菜炒饭

【材料】

米饭300克，韩国泡菜40克。

【调料】

腌萝卜3片，葱1根，红椒1个，芥末油少许。

【做法】

①韩国泡菜沥干水分，切丁；腌萝卜片切丁；葱、红椒洗净切末备用。

②锅中倒入适量油烧热，下葱、红椒爆香后，放腌萝卜丁、泡菜丁继续翻炒几下，然后放入米饭不断翻炒拌匀，最后洒入几滴芥末油炒匀，盛入盘中即可。

韭菜生姜饮

【材料】

韭菜250克，生姜50克。

【调料】

冰糖适量。

【做法】

将韭菜洗净，沥干，切成段；生姜去皮洗净，切片。将韭菜、生姜放入碗内，加少许水搅拌，再加半碗凉开水搅匀，上屉蒸约10分钟。去渣后放冰糖，搅拌至冰糖溶化后饮用。

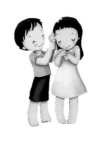

✳接触放射线的工作

最好远离有可能受到放射线辐射的工作，如医院的放射科、单位的计算机房等。因为X射线对怀孕早期的胎儿影响最大，严重时甚至会导致胎儿发育障碍或畸形。

✳接触动物的工作

小动物很可爱，平时接触没有问题。但由于处于孕期的特殊时期，而小动物常携带病菌，可通过准妈妈感染胎儿，导致胎儿发育异常。比如小猫所携带的弓形体病菌可以侵入胎儿的中枢神经，形成脑积水、无脑儿或出现视网膜异常。

✳接触传染病人的工作

孕期准妈妈的抵抗力会很低，当准妈妈接触到传染病毒时有可能被感染，从而导致胎儿畸形。

✳动作幅度大的工作

需频繁上下攀高、弯腰下蹲、推拉提拽、扭曲旋转等动作的工作，准妈妈最好不做。这样的工作常伴随有摔伤的风险，容易引起流产及早产。

✳野外单独工作

准妈妈最好避免进行野外作业或单独一人的工作，以免发生意外情况，延误救治。在孕期中，野外考察、采访等工作均不适合怀孕的女性去做。

✳接触刺激性物质或有毒化学物品的工作

准妈妈不宜从事会接触到刺激性物质或有毒化学物品的工作，如油漆工，农药厂、石油化工厂的工人、施洒农药的农民等。这些对人体有害的刺激性气体被准妈妈吸入体内，会引起流产或早产。

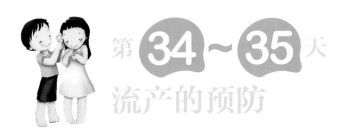

怀孕16周前的流产大部分原因是胎儿的异常，即受精卵本身的缺陷所致，其中染色体异常的比率占50%。但如果怀孕中期流产，其原因多在于母体，主要有子宫或卵巢的异常，风疹、性病等传染性疾病，进行剧烈运动，巨大的精神打击，子宫遭受物理冲击，开腹手术等。

❊ 自然流产的原因

大部分自然流产是由于胚胎自身有问题，发育到某种程度后便自行萎缩，发生死胎、流产。这属于自然淘汰，需要准妈妈理性对待。

❊ 预防自然流产的措施

1.在适孕年龄怀孕，不要当高龄产妇。

2.记住自己的月经日期及排卵期。

3.注意均衡营养，合理补充维生素与矿物质。

4.养成良好的生活习惯，起居规律，学会稳定情绪和缓解工作压力。

5.孕前要检查有无任何感染，必要时先使用抗生素彻底治疗。

6.改善工作环境，避开有毒物质。

7.若患有内科合并疾病，应先积极治疗，在病情稳定后再考虑怀孕。

❊ 预防意外流产的措施

严禁性生活： 在孕早期，准妈妈体内的小生命尚不稳定，如果此时进行性生活，很可能会引发流产。因此，准爸妈应避免性生活，以保障胎儿的安全。

避免物理伤害： 在日常生活中，要时刻注意保护腹部，避免外力伤害引发流产。

运动要适量： 由于胎儿此时着床的情况还不是很稳定，医生一般都建议运动量不能过大，不可过度劳累，避免搬运重物或做剧烈运动，而做家务与外出次数也应尽可能减少。游泳、骑马、打球等活动都应避免。

准爸爸行动起来： 小生命在妻子体内安家了，这个时候准爸爸要行动起来，在日常生活中，尽量多照顾妻子，减轻妻子的负担和压力。

第**6**周
胎儿出现胎心

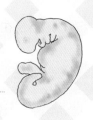

进入第6周后，在你的子宫里，胎儿正在迅速地成长。如果你还没有做早孕检查，现在是去医院的时候了。

身体变化

在本周，已经出现明显的早孕反应。你的基础体温仍持续升高而未下降，你的胸部感到胀痛、乳房增大变软、乳晕有小结节凸出，你会时常疲劳、犯困而且排尿频繁。从心里厌倦多说话，你开始变得慵懒，不愿做家务。身材依然没什么变化，体重甚至还会减轻，不必担心，这都是正常的。

本周重要事项

1.警惕阴道出血：孕早期出血是很常见的现象，但也有可能是流产或宫外孕的先兆。如果你出现见红或出血的症状，请到医院就诊。

2.唇腭裂高发期：早孕6～10周是胚胎腭部发育的关键时期，情绪过分不安会影响胚胎发育并导致腭裂或唇裂。注意情绪调节，保持心情愉快。

子宫中的胎儿

胚胎现在看起来像小蝌蚪一样，这个"小蝌蚪"的主要器官如肾脏和肝脏在这一周开始生长，如果你能够看见自己的身体内部，会发现一个大脑袋和几个深色的点，胎宝宝的眼睛和鼻孔会在那里开始形成。胎宝宝的耳朵也长出来了手和脚则像船桨。到本周的一半时间，胎宝宝很可能会开始活动小小的四肢了。胎宝宝的皮肤是透明的，距离长成人形体也还有很大差距。

胚胎的上面和下面开始形成肢体的幼芽，将来形成宝宝的手和腿。在胸的前部，可以看到一个很大的膨出，这就是胎宝宝的心脏，他的心脏已经开始划分心室，并进行有规律的跳动及开始供血。他的心脏现在已经可以跳到150次／分，相当于大人心跳的两倍，大概到孕12周，借助多普勒听诊器就可以清晰地听到胎宝宝的胎心了。

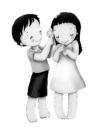

准妈妈要进行怀孕诊断

怀孕诊断通常在怀孕两个月内进行，包括病史采集、B超检查、内诊检查、全身检查、尿液化验等。

✽怀孕诊断的检查项目

病史采集

病史采集包括既往孕产史、月经情况、避孕方法、末次月经时间、停经后早孕反应出现时间、怀孕后有无发热或感冒等症状及有无服药、有无放射线接触、有无阴道出血或下腹部疼痛等。

内诊检查

内诊检查内容包括检查外阴、阴道及子宫颈有无异常，子宫大小及双侧卵巢有无异常等。做内诊检查时，请尽量放松，这样会减少不适感。通过内诊检查可估算怀孕孕周。

B超检查

很多医院将孕早期B超检查列为常规检查项目，通过B超检查可以确定妊娠部位，可以判断胚胎发育是否正常，还能够发现准妈妈生殖器官是否存在异常。

全身检查

全身检查包括听诊检查心肺功能、检查乳房有无肿块及有无乳头内陷等。测量血压可以了解基础血压（怀孕前的血压）。在通常情况下，孕早期的血压与怀孕前的血压一致。

尿液化验

化验尿液人绒毛膜促性腺激素对于诊断女性是否妊娠有着重要意义。但是，如果不做内诊检查，单凭尿液化验来判断是否怀孕是不可靠的，因为尿液化验有时会出现假阳性或假阴性。

✽孕检，准爸爸应陪护

怀孕早期的检查是产前检查的一部分，从确诊怀孕起，就应定期到医院做检查，以便医生随时掌握情况，及时进行必要的健康指导。

准爸爸陪伴准妈妈去做孕期检查，会让准妈妈感到安心和踏实，减轻心理压力。准爸爸通过参与孕期检查，不仅能清晰地感到胎宝宝的存在和成长，而且更能体会到妻子承受的身体负担，从而更加怜爱妻子，增进夫妻感情，促进家庭和睦，还可以了解准妈妈的身体变化状况，及时发现异常问题，有助于优生。

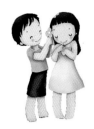
产前检查是从预防入手，对母体和胎儿实行医疗保护。产前检查能及早发现和预防疾病，保证母子健康和胎儿正常发育。

❋产前检查能及早发现问题

怀孕期间，为适应胎儿的生长发育，准妈妈身体会发生诸多变化。某些异常病理变化可引起妊娠期并发症，如妊娠期高血压等疾病，或使原有的心、肝、肾、肺等脏器的疾病加重，危及母子健康。通过产前检查能及时发现疾病，确定能否继续妊娠，通过采取监护、治疗或人工流产等措施积极地、科学地进行干预，最大限度地保障孕期安全。

❋产前检查能监测胎儿发育情况

随着医学的发展，围生医学应运而生，它包括以准妈妈和胎儿为中心的围产期保健，通过新技术、新方法，对妊娠期疾病进行及时诊治。B超、羊膜腔造影、羊水细胞培养、胎儿镜等都可以发现胎儿畸形或某些先天性缺陷，对保证胎儿健康发育有重要意义。

❋产前检查的时间

产前检查时间应从确诊妊娠后开始，一般孕28周前每月一次，孕28~36周每2周一次，末一个月每周一次，若有异常情况，可随时送诊。

❋双合诊检查的作用

通过双合诊检查，可以确定子宫大小，作为核对预产期的依据，对月经周期不规律者尤其重要。通过双合诊检查，还可以了解子宫形状，有无肌瘤，若有则应了解肌瘤的大小、数目、部位、种类，有无子宫角妊娠的可能。通过双合诊检查，能够及时发现附件肿物，查明大小、性质、活动度及有无压痛，有压痛者还要考虑异位妊娠的可能。

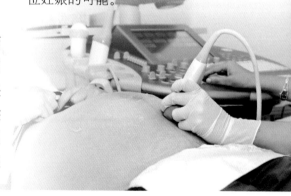

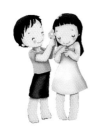

✱身高、体重

身高，最初做检查时测一次即可。医生将通过身高和体重的比例来估算你的体重是否过重或过轻，以及盆骨大小。体重，是每次孕期检查的必测项目。通过准妈妈的体重可以间接检测胎儿的生长发育情况。

✱血压

血压是每次孕期检查的必测项目。一般，标准值不应超过140／90毫米汞柱，或与基础血压（孕前血压）相比增加不超过30／15毫米汞柱。

✱宫高与腹围

准妈妈的宫高、腹围与胎儿的大小关系非常密切。做产前检查时每次都要测量宫高及腹围，以估计胎儿宫内发育情况，同时根据宫高妊娠图曲线以了解胎儿宫内发育情况。

✱血液

血液检查，通常在第一次产检最为细致，包括很多项目，如肝功能、肾功能、血型(ABO)、巨细胞、风疹、弓形体病毒感染、梅毒筛选等。

✱尿检

每次检查都要进行尿检。检查尿液中是否有蛋白、糖及酮体，镜检红细胞和白细胞，尤其是对蛋白的检测，可以提示有没有妊娠高血压等疾病的出现。

✱B超

正常的妊娠B超检查不应超过3次。第一次在妊娠18～20周。第二次B超检查时间最好安排在28～30周，此时做B超的目的是了解胎儿的发育情况，是否有体表畸形，还能对胎儿的位置及羊水量有进一步了解。最后一次B超检查时间最好安排在37～40周，以确定胎位、胎儿大小、胎盘成熟度、有无脐带缠颈等，进行临产前的最后评估。

✱内检

内检也叫阴道检查，主要是对骨盆、子宫颈、阴道、外阴进行检查。

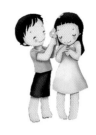

怀双胞胎需要注意什么

❋ 双胎妊娠的保健措施

双胞胎准妈妈同时孕育了两个小生命，要注意做好自我保健和定期监护，了解胎儿生长状态，加强营养，注意休息。要重点预防流产或早产。

❋ 预防流产或早产

双胎妊娠易发生早产，准妈妈应积极接受产前教育，提高对流产或早产的正确认识，这是避免流产或早产的有效措施。目前有很多方法可预测早产，包括B超宫颈管长度测量和阴道分泌物早产因子检测等。准妈妈应尽量限制体力活动，较早停止工作。

临近预产期时，双胞胎准妈妈可选择住院观察或在家卧床休息。在医院安胎的双胞胎准妈妈会接受医护人员的精心护理，防止发生意外。如有并发症或异常情况，可及时进行治疗。

❋ 增加营养

双胎妊娠准妈妈对热能、蛋白质、矿物质、维生素等需求量大。双胎妊娠准妈妈的热量需求通常应超过国家食品级营养品协会给正常准妈妈制定的推荐量。此外，每天还需要饮用孕妇奶粉，以补充维生素和微量元素；保证进食适当水果蔬菜；增加蛋白质摄入，以缓解妊娠水肿和防治低蛋白血症。

某些胎儿畸形与叶酸不足有关。在准备怀孕前3个月至怀孕后头3个月，要常规补充叶酸。在早孕期如诊断为双胎妊娠后，更应补充叶酸及其他维生素和微量元素。

❋ 定期产前检查

确诊双胎妊娠后，准妈妈一要定要定期进行产前检查。双胎妊娠的产前检查次数和检查项目要多于一般准妈妈，以便及时发现胎儿生长发育和代谢情况是否正常。

双胎妊娠在孕28周后胎儿营养相对不足，要加强监测，在及时发现胎儿生长受限。可卧床休息，加强营养，必要时注射静脉点滴氨基酸。

在宫内对多个胎儿进行监测并不容易。孕晚期可通过观察胎动及时发现某一胎儿活动异常，以便及时就医。对双胎妊娠进行胎心电子监测发现，如果双胎之一处于醒着或睡眠状态，则另一个胎儿也是同样状态。常利用无应激试验或生物学侧面检查，以了解双胎胎儿的健康状况。

❋ 预防贫血与妊娠期高血压疾病

双胎妊娠并发贫血的发生率约为50%，包括缺铁性贫血和巨幼红细胞性贫血。双胎妊娠者应补充叶酸和铁剂。铁剂的补充建议为60毫克～100毫克/天，虽然多样化饮食可提供适量叶酸，但还应在医生指导下补充叶酸。

双胎妊娠可使妊娠期高血压疾病发生率提高3～5倍，更易发生上腹痛、溶血和血小板减少，其发生时间较单胎妊娠更早，需要预防和早期发现。建议有妊娠期高血压疾病高危因素的准妈妈在妊娠24周后每日补钙剂1克～2克，同时加强监测，定期产前检查，注意休息。

❋ 产前锻炼

确诊为双胎妊娠后，允许进行产前锻炼的机会有限。通常在怀孕头3个月要限制活动。之后，至妊娠37周以前，为了预防流产和早产，均不主张过多的体育锻炼。

对有早产征兆者更需要卧床休息，早产症状严重者还需要住院保胎。

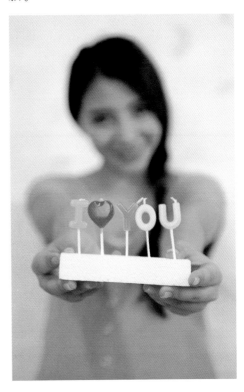

第 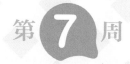 周

大脑发育关键期，
不要忽视营养的补充

此时，受精卵已经发育成为胚胎，可测得胎心音。到这一周的时候，妊娠反应开始出现，流产的危险也增大。

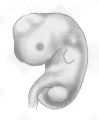

身体变化

随着孕周的增加，准妈妈的子宫壁变得很软，宫颈变厚，以保护子宫。这一周，准妈妈会感到很疲劳，这种异常的疲倦通常过了前3个月就会消退。

本周重要事项

1.听从来自身体的信号：异常的疲倦会让你感到很苦恼，其实，疲劳也是机体的警示灯，它在告诉你，"慢慢来，不要急，好好休养"。

2.避免性生活：在孕期的头3个月，一定要禁忌性生活，以免惊动胎儿，造成流产。因此，准爸爸准妈妈一定要学会克制，不可因小失大。

子宫中的胎儿

现在，小家伙已经明显具备了人

的模样，手臂和腿开始长出嫩芽，手指也开始发育。他的头现在大得不成比例，弯向胸部。胎儿的面部器官也很明显，两个黑点是他的眼睛，鼻孔大开着，耳朵有些凹陷，他的牙齿和口腔内部结构正在成型，小鼻头正在冒出来。胎儿仍有一个尾巴，正在开始形成消化系统及肺、鼻孔、手、脚和嘴的凹痕。

胎宝宝已经长出了阑尾和胰腺，胰腺最终会分泌胰岛素帮助消化。他的肝脏正在忙着制造红细胞，有一段肠已经开始突进脐带里，脐带现在已经有着清晰的血管，并开始往胎宝宝身体来回输送氧气和营养了。胎宝宝看上去有一条小尾巴（实际上是尾椎骨的延伸），不过，它几周后就会消失。

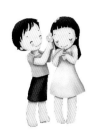

✳ 警惕宫外孕

宫外孕又称为异位妊娠，它是指受精卵在子宫腔以外着床发育。我们说得最多的是输卵管妊娠。宫外孕的早期表现为：

停经： 大部分患者停经6~8周，但也有的患者无明显的停经现象，还有的女性将阴道出血误认为是一次正常的月经。

腹痛： 腹痛是因为输卵管破裂所致，常为一侧下腹撕裂样疼痛，还伴有恶心、呕吐、肛门坠胀感，出血量大时，疼痛难忍。

阴道出血： 常有不规则阴道出血，颜色深褐、量少，一般不超过月经量，淋漓不净。如果是大出血，则情况要严重得多，有晕厥和休克症状。

如有上述症状，需要到医院检查，进行具体而详细的检查。

宫外孕是由受损的输卵管引起的。受精卵由于不能在一条受损的输卵管中通过，因此受精卵就会黏附在输卵管中并且生长。可能会引起输卵管受损和宫外孕的情况包括：一是抽烟。抽烟的数量越多，患宫外孕的风险越高。二是盆腔炎症。这通常是由于淋病和衣原体引起感染的结果。三是子宫内膜异位症。这可能会引起输卵管内有受损的组织块。四是在出生之前受到一些化学物质的辐射。

还有一些治疗同样会增加宫外孕的风险。包括：输卵管或盆腔内的手术、不育治疗手术，如试管受孕等，都容易引起宫外孕。

如果经检查已经怀孕，但准妈妈有上述症状，就应去化验血HCG，医生会根据检查结果做出判断。一般怀孕35~40天，通过B超会在宫腔内看见孕囊，如果孕囊不在正常宫腔内，就是宫外孕。

B超的光波是一种超声波并不是X射线，初期做一两次B超不会对胎儿有太大影响。一旦怀疑有宫外孕，应立即去医院诊治。

✳ 警惕着床位置不当

有的胚胎虽然着床在子宫里，但是在子宫颈或子宫角，往往因不能正常地生长发育而导致流产。正常的胎盘附着于子宫体的底部、后壁、前壁或侧壁。如果胎盘附着在子宫下段，甚至胎盘边缘达到或覆盖子宫颈内口，就属于胎盘着床位置太低。其位置低于胎儿先露部者，称为低置胎盘或前置胎盘。前者在日后随着妊娠月份的增加，胎盘自然往上拉，对分娩影响不大；后者在孕期会有无痛性的阴道出血，需在产前明确诊断。

✳ 警惕葡萄胎

葡萄胎又被称为水泡状胎块，因怀孕后胎盘绒毛形成许多大小不等、形状如葡萄的水泡样水肿而得名。如果早孕反应大或者阴道流血，就应警惕葡萄胎。

葡萄胎的临床表现主要为，早期症状与正常妊娠相似，有停经、恶心、呕吐等症状，停经两三个月后葡萄状物与子宫壁剥离，患者出现阴道出血，为持续性或间断反复发生，大多数情况下子宫发育要大于停经月份，甚至怀孕四五个月时，准妈妈依旧感觉不到胎动。一般20岁以下或40岁以上怀孕者、有多次流产史者，葡萄胎发病率较高。

葡萄胎是良性孕卵本身的病变，但大约15%的人可能发生恶变。因此，一旦确诊，应立即手术清宫，一般在第1次手术后7天左右，进行第2次刮宫。术后每周做尿妊娠试验1次或查血HCG1次，直至呈阴性为止。以后每月检查1次，半年后每3个月检查1次，1年后每6个月检查1次，共随诊2年，2年内不宜怀孕。对诊断为侵蚀性葡萄胎（恶性葡萄胎）的患者应给予化疗，直至HCG呈阴性，宫腔及子宫肌层无病变为止，以后随诊同前。

小贴士

葡萄胎患者以后还能怀孕吗

患过葡萄胎后对再次妊娠并无影响，但再次发生葡萄胎的可能性仍然存在。一般主张HCG阴性，随诊两年后再怀孕。但目前HCG检测技术和B超技术有所提高，怀孕后可早期明确诊断是正常妊娠还是葡萄胎，所以有人主张HCG阴性，随诊1年后月经正常后即可怀孕，但怀孕后应早期行B超检查，排除再次葡萄胎的可能。

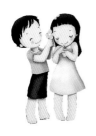

发热是常见的致畸因素。体温越高，持续越久，致畸性越强。因此，孕早期要注意天气变化，避免接触发热患者，少去空气不洁、人员拥挤的公共场所等，尽量避免患发热性疾病。一旦发热应马上去医院及早治疗。

❋准妈妈高热是胎儿的致畸诱因之一

准妈妈体温如果比正常体温高1℃~4℃，即可诱发胎儿畸形。准妈妈对热刺激的敏感时间在妊娠头3个月。

孕早期胚胎如果处在高温环境下，会使胚胎细胞停止分裂，特别是胎儿的中枢神经系统最易受到损伤，造成畸胎，严重者可导致胚胎死亡。

孕期每日持续热水浴40~60分钟的准妈妈，畸胎率明显升高。虽然孕中期胎儿各器官基本形成，不太可能出现大的结构畸形，但发热可损害胎儿大脑，造成小儿癫痫、智力低下等。

除桑拿和热水盆浴外，患病也是导致准妈妈发热的原因。引起发热的疾病有流感、肾盂肾炎、链球菌性咽炎等。胚胎发育6周左右，严重高热可导致胎儿小头畸形、智力障碍等；在妊娠的头3个月，准妈妈发热38.9℃以上，持续1天，便可引起胎儿畸形。因此，在怀孕早期，准妈妈若出现发热，应尽快治疗。

❋低热的治疗（37.3℃~38℃）

准妈妈出现低热时不必紧张，找出原因，对症治疗。如果是感冒引起的低热，可多喝开水，充分休息，一般能很快痊愈。

❋高热的治疗（高于38℃）

准妈妈出现高热时，要尽快采取物理降温法，如湿毛巾冷敷、酒精擦浴等，热天可给予清洁冷饮，必要时可用柴胡注射液，尽量不用西药退热剂或退热片，更不要使用抗生素退烧。当选择退热药物时，应选用对胎儿无影响的药物。

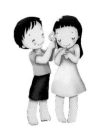

第46天
孕早期感冒食疗方

感冒病毒在孕早期会对胚胎造成伤害，若再伴有高热，其危害性更大。准妈妈注意适时增减衣服，少去商场、剧院等人流密集的公共场合。

如果不慎患了感冒，准妈妈可以试一试以下食疗方法，来缓解感冒症状。

喝姜茶：以下几种姜茶均需趁热服用，然后盖被出微汗，最好能够睡上一觉，有助于降低体温，缓解头痛、四肢酸痛。

姜蒜茶：大蒜、生姜各15克，均切片加水一碗，煎至半碗，饮时加红糖10克～20克。

姜糖饮：生姜片15克，葱白段15克，加适量水煮沸后加红糖溶化后饮用。

橘皮姜片茶：橘皮、生姜各10克，加水煎煮，饮时加红糖10克～20克。

萝卜白菜汤：白菜心250克，白萝卜60克，加适量水煎煮后放红糖10克～20克，吃菜饮汤。

萝卜汤：白萝卜150克洗净，切片，加水500毫升，煎至300毫升，加白糖5克，趁热服用。

米醋萝卜菜：白萝卜150克，米醋适量，萝卜洗净切片，用醋浸泡1小时，配白米粥食用。

葱白粥：粳米50克，葱白20克切段，白糖适量，同煮成粥，热食。

雪梨煲：雪梨洗净，连皮切碎，加冰糖，放入容器隔水蒸熟，可缓解风热感冒引起的咳嗽。

橘皮水：鲜橘皮30克（干橘皮15克）加水3杯，煎成两杯，趁热饮用。

香菜黄豆汤：香菜30克，黄豆20克，加水500毫升，煎至300毫升，加盐调味饮用。

杭菊糖茶：杭白菊30克，白糖适量，加适量开水浸泡，代茶饮。

荸荠水：荸荠适量，冰糖适量。荸荠洗净，加水和冰糖同煮，吃荸荠饮汤。

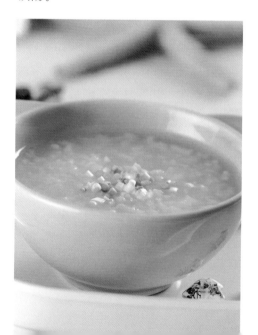

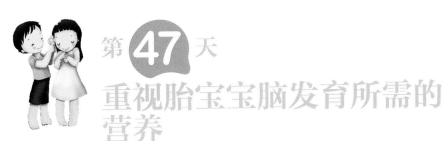

重视胎宝宝脑发育所需的营养

人的大脑主要由蛋白类、脂类、糖类、B族维生素、维生素C、维生素E和钙这七种营养成分构成。

蛋白质： 胎儿大脑发育需要35%的蛋白质，它能维持和发展大脑功能，增强大脑的分析理解能力及逻辑思维能力。

脂类： 脂类是组成胎儿大脑非常重要的成分。支持胎儿大脑发育的营养物质60%是脂质。脂质包括脂肪酸和类脂质，而类脂质主要为卵磷脂。充足的卵磷脂是胎宝宝大脑发育的关键。

其他营养： 糖类是大脑唯一可以利用的能源，维生素及矿物质能够增强大脑细胞的功能。

表3-1 胎儿大脑的发育

第20天	胚胎中的大脑原基生成。
孕2月	胎儿大脑里沟回的轮廓已经很明显。
孕3月	胎儿脑细胞的发育进入第一个高峰时期。
孕4～5月	胎儿脑细胞的发育仍处于高峰时期，并偶尔出现记忆痕迹。
孕6月	胎儿大脑表面出现沟回，大脑皮层的层次结构也基本定形。此时，胎儿的脑细胞已达140亿个，脑细胞的数量可满足一生使用。
孕7月	胎儿大脑中的主管知觉和运动的神经已经比较发达，开始具有思维和记忆的能力。
孕8月	胎儿的大脑皮层更为发达，表面的主要沟回已经完全形成。

❋ 常见的补脑食物

具有益智作用的五谷杂粮： 大米、小米、赤豆、黑豆、绿豆、糯米、核桃、黑芝麻、花生等。若能以一种或两种地方主产的粮食作为主食，再配合其他杂粮，便能使胎儿获得全面的营养素，有利于大脑的发育。

具有益智作用的其他食物： 大枣、黑木耳、黄花菜、海带、紫菜、鹌鹑蛋、牛肉、兔肉、羊肉、鸡肉、海鱼、草莓、金橘、苹果、香蕉、猕猴桃、柠檬、芹菜、菠菜、柿子椒、莲藕、番茄、胡萝卜等。

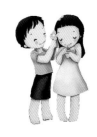

第 48 天
准妈妈慎用中草药

准妈妈用药以后,有些药物能够通过影响母体的内分泌、代谢等间接影响胚胎,也可以通过胎盘屏障直接影响胎儿,最严重的是药物毒性影响胚胎分化和发育,造成胎儿畸形与功能障碍。因此孕期用药应该十分慎重。有些准妈妈和亲属会认为中药的副作用小,生病时喜欢自行使用一些中药,这样也是不可取的。怀孕期间无论是西药、中成药或中草药,都要慎用、少用,以避免造成畸胎或导致流产、早产。必须用药时,要先咨询医生。

以下是不同中药对胎儿的影响:

大毒大热药物,可致畸胎、智力障碍等。如生南星、朱砂、雄黄、大戟、附子、商陆、斑蝥、蜈蚣、砒石等,本身就是具有一定毒性的药物。中药雄黄已确定有致畸胎的副作用,孕妇应绝对禁止内服,朱砂含有可渗性汞盐(水银),可在孕妇体内蓄积,导致新生儿小头畸形、耳聋、斜视、智力低下等。

活血化瘀药物,可致畸胎,还可引起流产。如桃仁、红花、枳实、蒲黄、益母草、当归、三棱、水蛭、虻虫、穿山甲、乳香、没药等,可使孕妇血液循环加快,具有刺激子宫,反射性引起子宫强烈收缩的作用,导致胎儿宫内缺血缺氧,使胎儿发育不良及产生各种畸形,甚至引起流产、早产和死胎。

滑利攻下药物,可致流产。如滑石、木通、牵牛子、冬葵子、薏米(根)、巴豆、芫花、大戟、甘遂等,多有通气利尿下泻的作用,可通过刺激肠道及消化系统,兴奋子宫并引起反射性的收缩,使胎儿着床不稳而引起流产、早产。

芳香走窜药物,可致流产。如丁香、降香、麝香等,可通过神经系统引起子宫收缩,也容易导致胎儿早产或流产。不少人工流产或引产药物中,麝香均为其中的主要成分之一。

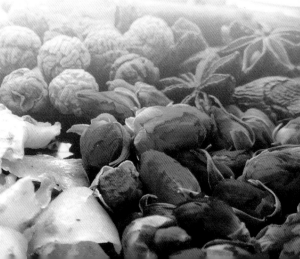

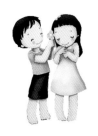

警惕腮腺炎和妊娠合并急性阑尾炎

✿警惕流行性腮腺炎

流行性腮腺炎是比较常见的传染病。引起腮腺炎的病原体主要是腮腺炎病毒，它会侵入人体多个组织。由于腮腺炎病毒是一种细胞溶解性的病毒，能感染女性卵巢，导致卵巢炎症，并使卵巢细胞遭到破坏，甚至能通过胎盘途径感染胎儿。常发生在准妈妈感染腮腺炎的第2周内，胎儿的死因主要是由于母亲的卵巢受到感染，导致内分泌失调而造成的。

准妈妈如果在妊娠头3个月内患流行性腮腺炎，胎儿死亡率明显增加。因此，女性妊娠头3个月内要特别注意预防腮腺炎，必要时可注射恢复期血清或丙种球蛋白。接种后的免疫力只能维持2～3周。但只要注意与反复可不被腮腺炎病毒感染。其预防的主要方法是尽可能不到人多的公共场所，注意环境和个人卫生，不与传染病人接触。

✿妊娠合并急性阑尾炎

急性阑尾炎是妊娠期较常见的外科并发症。因妊娠期病程发展快，易形成穿孔和腹膜炎，因而是一种严重的并发症，早期诊断和处理极为重要。

妊娠期间准妈妈盆腔器官充血，阑尾炎症发展迅速，故阑尾穿孔及坏死率较高。并且，准妈妈患了阑尾炎后炎症容易扩散，使胎儿缺氧，同时引起子宫收缩，造成早产或流产。

如果准妈妈出现右下或右侧腹痛且持续不缓解，有时难以忍受；同时伴有恶心呕吐、发热等症状；再加上按压右侧腹有明显疼痛，腹肌也较硬，则是急性阑尾炎的征象，应立即去医院检查。

医生通过详细的体格检查、化验白细胞等可以确定诊断。对早期急性阑尾炎可以应用大量抗生素治疗或中西医结合药物治疗。如观察期间炎症有加重趋势，应积极采取手术治疗，切不可轻视，贻误时机，否则，会使炎症扩散，甚至发生阑尾穿孔形成弥漫性腹膜炎。

第 8 周
胎儿像颗葡萄，准妈妈尽快进入角色

进入妊娠第8周，妊娠呕吐更加严重。闻到异常的气味就会呕吐，有时还会在进食后立即吐出。准妈妈应尽量避开自己敏感的气味和食物，以免失去食欲。如果呕吐严重的话，可在医生的指导下适量服用维生素B_6，它是常用的止吐药，能有效减轻妊娠呕吐。但是不能因此而依赖它，不宜长期服用维生素B_6。

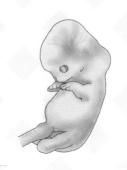

身体变化

你的腹部现在看上去与孕前没有两样，但你的子宫已有明显的变化。孕前子宫形态大小像个握紧的拳头；现在它不但增大了，而且变得非常柔软。阴道壁及子宫颈因为充血而变软，呈紫蓝色。当子宫生长时你的腹部会感到有些痉挛，有时会感到瞬间剧痛。

本周重要事项

第一次产检：一般在妊娠第8～12周时要进行第一次正式产检，此时医院会给每位孕妇建立一个档案，记录你整个孕期每次身体检查情况。所以第一次产检也俗称为"建档"。第一次产检的项目通常包括问诊、测量体重和血压、听胎心、验尿、验血、检查子宫大小等。尽管会因各医院产检安排和孕妇的具体情况而不同，但是基本项目大同小异。

子宫中的胎儿

胎宝宝的肢体开始长出来了，可以看到大腿、脚、手臂和手的模样，上肢和下肢大概能够在胎儿胸腹部相遇，身后拖着一条小尾巴。心脏和大脑已发育得非常复杂，手指和脚趾间看上去有少量的蹼状物。牙和腭开始发育，耳朵也在继续成形，胎儿的皮肤像纸一样薄，血管清晰可见。

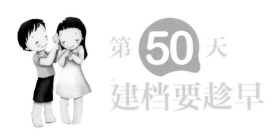

✿ 建档条件

正常情况下，只要第一次检查的结果符合要求，医院就会允许建病历。如果从其他医院转过来，虽然可以带着原来医院的化验单，但要以建档医院的检查项目为准，如果项目不全必须在新医院补做，合格后才可以建病历。

✿ 建档目的

医院为孕妇建个人病历，主要是为了能够更全面地了解准妈妈的身体状况及胎儿的发育情况，以便更好地应对孕期发生的状况，并且为以后的分娩做好准备。因此最好能够提前确定自己的分娩医院，并且在同一家医院进行产检。

✿ 如何建档

一般情况下，第一次产检的时候不会要求准妈妈马上建立孕妇保健手册，而是在妊娠3个月后，准妈妈确定了产检和分娩医院再办理相关事宜。

办理保健手册时，应带好身份证、户口本、生育服务证、结婚证，在户口所在地妇幼保健院（社区医院）办理。准妈妈在办理好孕妇保健手册后，可到选定的医院建立病例。

经过初诊检查之后，医生就会告知准妈妈下次应检查的事项。从这时起，准妈妈就要为自己和胎宝宝的健康，定期到医院接受检查和孕期保健指导。

2016年我国各地相继出台了一系列简化办理生育服务证的流程的相关规定。根据各地的具体情况，准妈妈可以到相关机构问询办理条件及流程。

✿ 如何选择建档医院

离家近： 每次检查都不用跑得太远，发生紧急状态分娩的时候也非常方便。

就医环境： 专科医院比综合医院人员相对简单，交叉感染的概率要小一些，环境也会更舒适。

产后病房条件： 是否能有家属陪护，申请单间是否容易。

医生的整体素质： 有经验的医生会让孕妇和家属更加放心，在检查的过程中也会更体贴一些。

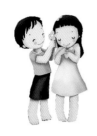

第51天
想象一下宝宝的模样

✽放松的状态

以舒服的姿势让整个身体放松下来，自由地深呼吸，想象你的整个身体都是新鲜的。慢慢地呼气，把紧张、压力与不快统统吐出去，你会进入更放松的状态。然后，想象最令人愉悦和安宁的场景，想象一下你的宝宝，在这时候，胎儿还只是小小的嫩芽儿。没关系，你照样可以想象他的模样。他长得像谁？他的性格是什么样的？你希望他将来成为一个什么样的人？当这些想象中的画面一一浮现在你的脑海中时，你身上的每一个细胞都会变得兴奋而充满活力。

✽夫妻共同设想

从受孕开始，夫妻就可以共同为将出生的孩子做形象设计：取各人相貌中最理想而具有特点的部位加以组合，想象成未来小宝宝的可爱形象；找一张最喜爱的婴儿画像挂在卧室里，经常看看。有些科学家认为在准妈妈怀孕期间，如果经常设想宝宝的形象，那么，会对宝宝的容貌产生一定程度的影响。因为准妈妈与胎儿具有心理与生理上的相通，从胎教的角度来看，准妈妈的想象是通过自己意念构成胎教的重要因素，并转化渗透在胎儿的身心感受之中。同时准妈妈在做胎儿形象构想的过程中，会使情绪达到最佳状态，促进体内具有美容作用的激素增多，使胎儿面部器官的结构搭配及皮肤的发育良好，从而塑造出自己理想中的胎儿。

千万不要小看"心理图像"的神奇力量，这些"心理图像"会给你带来更多美好的体验，让你在孕期轻松应对所遇到的一切困难。

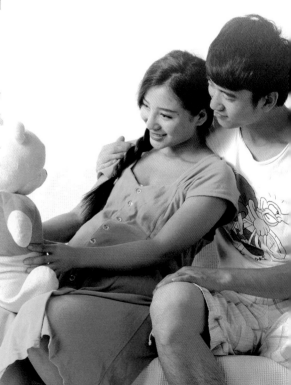

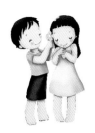

第 52 天

室内不宜摆放的花草

家中养花草，虽然气味芳香，但是有些花草却会使人产生一些不适症状，尤其是准妈妈，症状会更加明显。那么，哪些花草不适宜准妈妈在家中养植呢?

表3-2

禁忌花草	禁忌理由
洋绣球花（包括五色梅、天竺葵等）	所散发的微粒，如与人接触，会使人的皮肤过敏而引发瘙痒症。
松柏类花木	其芳香气味对人体的肠胃有刺激作用，不仅影响食欲，而且会使准妈妈感到心烦意乱、恶心呕吐、头晕目眩。
玉丁香、月季花	长期放在室内，散发出的气味会引起某些人气喘烦闷。
夜来香（包括丁香类）	在晚上会散发出大量刺激嗅觉的微粒，闻之过久会使高血压和心脏病患者感到头晕目眩、郁闷不适，甚至病情加重。
紫荆花	所散发出来的花粉如果与人接触过久，会诱发哮喘使咳嗽症状加重。
兰花、百合花	其香气会令人过度兴奋而引起失眠。
黄杜鹃	其植株和花内均含有毒素，一旦误食，轻者会引起中毒，重者会引起休克，严重危害身体健康。
郁金香	其花朵含有一种毒碱，接触过久，会加快毛发脱落。
一品红	其全株均有毒，白色汁液能刺激皮肤红肿，误食茎叶后有中毒死亡的危险。
夹竹桃	可以分泌出一种乳白色液体，接触时间一长，会使人中毒，出现昏昏欲睡、智力下降等症状。
水仙	其鳞茎被误食会引起肠炎、呕吐，叶和花的汁液能使皮肤红肿。
含羞草	其体内含有含羞草碱，过多接触会引起人的毛发脱落、眉毛稀疏。
万年青	其花和叶含有草酸和天门冬素，误食后会引起口腔肿痛、咽喉、食道肿痛、肠胃肿痛，甚至使嗓子变哑。

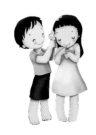

❀怀孕后警惕阴道出血

精子和卵子结合成受精卵，分裂发育成胚泡，于受精后第5~6天埋入子宫内膜，受精后11~12天完成着床。在黄体酮的作用下，卵巢卵细胞的发育受到抑制，排卵受到抑制，子宫内膜发育成蜕膜，月经周期停止。因此，怀孕后不应再有阴道流血，一旦出现阴道流血，应去医院进行检查。

孕期阴道出血的原因有先兆流产、宫颈糜烂、宫外孕或葡萄胎等，应引起重视。宫颈糜烂引起的出血和先兆流产的出血在出血量、时间、颜色上很难鉴别，所以要到医院检查。宫颈癌也可能引起孕期阴道流血，可通过孕早期宫颈涂片早期发现宫颈癌和癌前病变。

过度的性生活，吃巧克力过多，吃辣椒、桂圆等热性或刺激性食物都会加重出血症状。

❀不宜做X射线检查

X射线属于一种电磁波，因其波长短、能量高，若不在严格控制下使用，将会对人体产生损伤，尤其是怀孕头3个月的准妈妈。因为此时是胎儿重要器官形成的关键时期，X光可能使尚未发育定型的细胞组织产生突变，小头先天畸形的发生率也会增高。即使是明显低于正常人可以耐受的放射剂量，也会造成母体和胎儿的损害。所以，准妈妈应该避免进行放射检查。若确实需要进行放射检查，则应严格控制放射次数，并严格控制检查病变部位，身体的其余部分尤其是胚胎或胎儿等敏感部位，均应用防射线的物品遮盖。

❀不宜做CT检查

CT是利用电子计算机技术和横断层投照方式，通过发射C射线来实现的，要比普通X射线强100倍。所以，做一次CT检查受到的X射线照射量比X光检查大得多。如果准妈妈在怀孕的头3个月内做CT检查，可引起胎儿脑积水、胎儿头畸形或造血系统缺陷、颅骨缺损等严重后果。如果不是病情需要，准妈妈最好不要做CT检查。

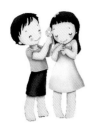

二胎家庭，让大宝参与整个孕程

根据杜恩和肯德里克对儿童如何接纳新生婴儿进行的研究表明，随着第二个婴儿的出生，母亲对第一个孩子的关注会减少，而第一个孩子如果已经超过2岁或者更大，往往能够很容易地感知到与父母间的亲密关系已经被弟弟妹妹的到来而破坏。因此，他们往往会变得更加对立和具有破坏性，同时，对父母的依恋程度也会降低。

对于已经怀有二胎的家庭来说，如何让大宝欣然接受即将到来的弟弟（妹妹），需要爸爸妈妈花费一些心思。

✱让大宝参与整个孕程

当你怀上二宝以后，可以把这件事自然地告诉大宝，并经常和大宝谈论肚子中弟弟（妹妹），告诉大宝，小宝住在妈妈的肚子里，他需要你的关爱。大宝吃东西的时候，妈妈可以说："哥哥（姐姐）给我们的弟弟（妹妹）也吃一点儿吧。"整理大宝的衣物时，可以对他（她）说"这件衣服太小了，留着给小宝穿"。此外，当你去产检的时候，可以带着大宝一起去，让他（她）从B超单上看看

妈妈肚子里的胎儿，增加他（她）的感官意识，让他（她）真实感受到弟弟（妹妹）的存在，他（她）会更珍爱妈妈肚子的小宝。时间长了，这些都会内化为大宝自己的感情，从内心真正地爱上妈妈肚子里的小宝贝，并期待他（她）的到来。

✱让大宝感受到父母的爱不会因为二宝的出生而变化

怀上二胎以后，跟大宝之间的情感沟通要更多，让他（她）知道，妈妈不会因为二宝的到来疏远他（她），冷落他（她）。告诉他（她）"不管妈妈有几个孩子，你永远是妈妈的宝贝大宝"。还要提前给他打"预防针"："如果有人对你说，妈妈有了小宝会不爱你，你可以理直气壮地告诉他们，不会的，妈妈会永远爱我！"这样，当遇到旁人有意无意地调侃时，大宝就不会受到别人的影响。

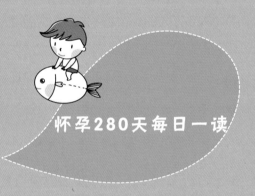

怀孕280天每日一读

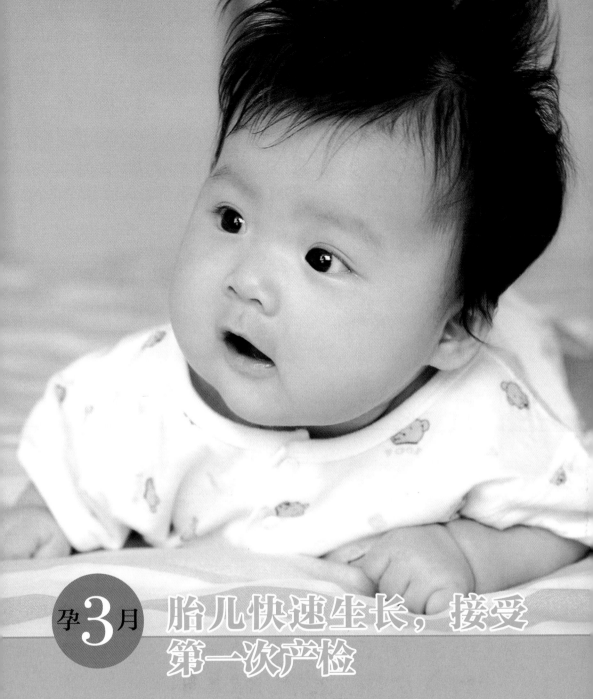

孕**3**月 胎儿快速生长，接受
第一次产检

第 9 周
度过萌芽期成为真正的"胎儿"

恭喜你！进入了第9周，从现在开始，胚胎可以称为"胎儿"了，也可以称之为"小宝宝"。这是一个临界点，是整个孕期的一个关键时期。

身体变化

随着胎儿的成长，准妈妈的子宫继续增大，增大的子宫压迫膀胱会造成尿频，阴道分泌物增加，容易便秘和腹泻。乳房更加胀大，乳晕和乳头颜色加深，这时候需要考虑更换大的胸衣和宽松的衣服。本周重要事项：

1.保证充足的睡眠：准妈妈每天最好能够保证9个小时的睡眠，如果有条件，最好每天能有1小时的午睡，只有休息好了，准妈妈才有可能保持愉快的心情，保障胎宝宝健康生长。

2.预防贫血：预防贫血是整个孕期都应该重视的事，准妈妈每天至少应该摄入15毫克的铁。国际卫生组织（WHO）推荐怀孕期间每天应补充60毫克铁。

子宫中的胎儿

第9周时，胎儿在胚胎期的小尾巴正在逐渐消失，胎儿约1.5毫米，胎儿的许多器官位置发生了变化。现在所有的神经肌肉器官都开始工作了。胎

宝宝的眼皮开始盖住眼睛，手部在手腕处有弯曲，两脚开始摆脱蹼状的外表，可以看到脚踝。手臂更加长了，臂弯处肘部已经形成。胎儿的生殖器官已经在发育了。

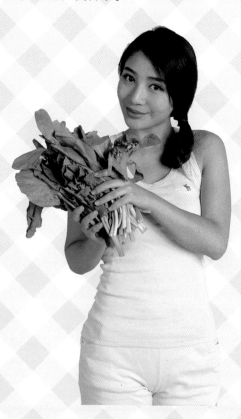

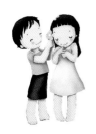

居家生活要有所回避

虽然你可能对胎宝宝的到来仍然不知情，但是在期待胎宝宝的过程中，生活细节千万不能马虎，有时候因为小小的疏忽往往造成不可逆转的悲剧。

❋避开热闹的聚会

聚会上往往烟雾缭绕，空气不新鲜，在这种环境中，准妈妈比较容易感染呼吸道疾病。而此时的胎宝宝正处在胚胎发育时期，一旦受到不良刺激就可能造成严重的后果。

❋不要使用电吹风

准妈妈用电吹风吹头发对胎宝宝和自己的健康都不利。电吹风吹出的热风含有可致畸的石棉纤维微粒，这些石棉纤维微粒被准妈妈的呼吸道及皮肤吸收进入血液后，又会通过血液循环和胎盘进入胎宝宝体内，从而导致胎宝宝畸形。

❋远离噪声

噪声与装修材料一样，都会威胁胎宝宝的健康。妊娠期间，理想的声音环境是10分贝~30分贝。一旦超出这个范围，可能会给准妈妈和胎宝宝造成非常不利的影响：准妈妈的妊娠反应会加重，情况严重时会导致胃溃疡；准妈妈会变得烦躁不安、紧张、易怒，种种不安的情绪会增加母体内有害化学成分及肾上腺素的分泌，从而影响胎宝宝上颌骨的融合，甚至出现腭裂；准妈妈长期处在噪声中还会出现耳鸣、失眠、头疼脑涨及全身乏力等症状。另外，胎宝宝受到噪声影响，会变得非常不稳定，容易流产。久受噪声影响，会阻碍胎宝宝的听觉发育，影响脑神经发育。

❋远离电脑

研究表明，当电脑开启时，显示器放出的电磁辐射对细胞分裂有破坏作用，在怀孕早期会损伤胚胎的微细结构。根据最新的研究报告，怀孕早期的女性，每周使用电脑20小时以上，流产率增加80%，比一般女性流产率高出两倍，生出畸形儿的概率也大大增加。

因此，在怀孕的前3个月，最好远离电脑，即使是别人使用的电脑，准妈妈也要与它保持距离。如果必须使用电脑的话，最好与屏幕保持一臂的距离。

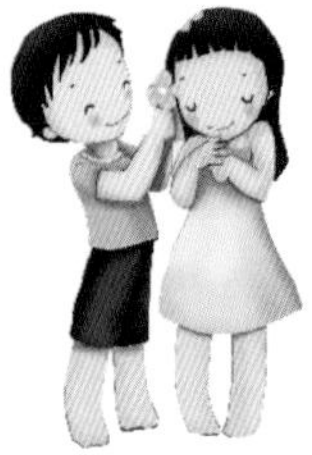

第58天 职场准妈妈要注意工作环境

在办公室工作的准妈妈不要整天坐着不动，每隔1个小时就要起来走动一下，或做一些简单的伸展动作。

❋注意工作中的饮食问题

如果公司食堂的菜不好吃或者是工作餐营养不均衡，准妈妈可以从家里带饭到公司吃，既卫生又营养，也能按照自己的口味准备午餐，有利于营养的均衡摄入和吸收。注意不要去卫生条件不好的地方吃饭。另外，吃点儿健康小零食补充体力没问题，但千万不要为了图方便而用速食、小吃和热量高的零食来代替正餐。

❋经常开窗透气

写字楼里一般因为有中央空调所以很少开窗户，准妈妈可以把座位调换到有窗户的位置，经常开窗透气。如果因天气等其他原因无法经常开窗透气也可以买个小型的空气净化器放在办公室里。

❋工作中的休息和调整

怀孕期间准妈妈会变得容易疲劳或失眠，尤其到了孕中期的时候，这种情况更明显。上班的时候昏昏欲睡、没有精神是很多职场准妈妈的烦恼，所以准妈妈可以利用午休的时间到会议室或是员工休息室休息一会儿，半小时到一小时左右就能恢复精神。

工作到一半如果很想睡觉，就起来到户外走动一下，呼吸一下新鲜的空气，或者和同事聊几句，让自己兴奋起来，但不要用咖啡、茶之类的刺激性饮料提神。试试嚼口香糖，也可以使用一些温润型的精油来提神，并且这个时期准妈妈最好调换一下工作内容。

❋上班舒适小窍门

可在办公桌底下放个鞋盒当作搁脚凳，准备一双拖鞋，需要时换上。

穿舒适的鞋，可以选择适合孕妇的衣服。

穿宽松舒适的连衣裙，方便坐下或站起。

在办公桌上准备一个大水杯，随时喝水。

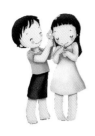

第59天

准妈妈用药准则

准妈妈在孕期如果用药不当，不仅对自己不利，而且还可能引起胎宝宝畸形。准妈妈在孕早期应尽量避免用药，可用可不用的药坚决不用。确实需要服用药物者应严格遵照医嘱。

1.用药必须有明确的指征，并且对治疗准妈妈的疾病有益，不宜滥用药物。

2.要选用已证明对胚胎无害的药物。

3.应清楚了解孕周，严格掌握用药剂量及持续时间，及时停药。

4.有些药物虽然可能对胎宝宝有不良影响，但可治疗危及准妈妈健康或生命的疾病，权衡利弊后仍需用药。

5.当两种以上的药物有同样疗效时，应选用对胎宝宝危害较小的药物。

6.孕早期能不服药或暂时可停用的药应不用或暂时停用。分娩时或哺乳期用药必须考虑到对新生儿的影响。

✳ 母体所用药物影响胎儿的方式

孕期用药须谨慎，因为母体所用药物可通过胎盘运转以三种方式影响胎宝宝：

1.直接作用于胚胎或胎宝宝。

2.影响胚胎或胎宝宝赖以生存的胎盘。

3.作用于母体，干扰内分泌营养物质代谢等，间接影响胎宝宝。

✳ 药物效应与剂量的关系

药物效应与剂量有很大关系，小剂量的药物可能只造成暂时的机体损害，而大剂量的药物则可造成永久的机体损害或胚胎死亡。

药物的剂量包括单次剂量和用药时间的长短。用药时间愈长和重复使用都会加重对胎宝宝的损害。

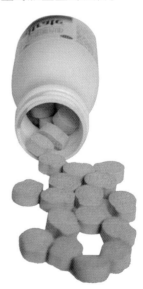

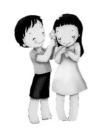

第60天
不同时期的用药对策

　　胎龄与药物致畸有着极大的关系。胎宝宝在不同的发育阶段对药物的敏感性不同，随着胎宝宝的发育，药物所造成的危害程度也不同。

✴ 第1阶段：从受精至两周的胎宝宝

　　用药对策：此期胎宝宝对药物高度敏感，极易受到药物的损害。胎宝宝发育以细胞分裂为主，分化程度不高，胎宝宝受损后可能造成两种后果：一是胎宝宝受损严重，造成胎宝宝死亡而发生早期流产；二是受损不严重，胎宝宝可部分修复，胎宝宝可以存活，但易留下先天疾病。

✴ 第2阶段：胎宝宝发育的3～12周

　　用药对策：此阶段是胎宝宝各器官高度分化、迅速发育和形成阶段，胎宝宝对药物的敏感性极高。药物的影响可使某些系统和器官发生严重畸形，所以此期用药应特别慎重。

✴ 第3阶段：胎宝宝发育12周后

　　用药对策：此阶段胎宝宝对药物的敏感性降低，胎宝宝器官已形成，以生长和功能发育为主，仍有部分器官在发育，如小脑、大脑皮层及泌尿系统继续分化，这些器官仍对药物敏感。

✴ 孕期禁用药物

　　氨基苷类药物可引起胎儿第八对脑神经受损和肾脏损害。

　　氯霉素可导致新生儿灰婴综合征、骨髓抑制而白细胞减少或再生障碍性贫血。

　　喹诺酮类药物对软骨发育有影响。

　　妊娠早期如果大量服用阿司匹林可致腭裂、唇裂、肾脏畸形、心血管畸形、神经系统畸形。

　　泻药易发生反射性子宫收缩，从而引起流产。

　　抗凝血药物如双香豆素等，可导致小头畸形，应在医生指导下应用。

　　甲状腺素和抗甲状腺药物如他巴唑、脲类等，均有致畸作用，应在医生指导下应用。

　　抗肿瘤药物可导致多发性先天性缺陷。

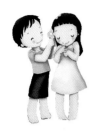

第61天

准妈妈要注意预防病毒感染

病毒感染多发生在冬春季节。孕期的病毒感染易发生在怀孕早期，怀孕早期病毒感染对胚胎发育影响非常大。准妈妈要注意预防病毒感染。

✳病毒致畸的机理

病毒致畸的机理在于，病原体通过呼吸道黏膜、口腔、生殖道及破损皮肤等，进入血液，造成病毒血症，并通过血液侵犯到胎盘及胎儿，形成宫内感染，影响胎儿的正常发育，导致胎儿畸形。

✳孕3月内最易致畸

胎儿先天性发育异常，与遗传因素、物理因素、化学因素及生物因素有关。其中生物因素主要是指病毒感染。准妈妈在怀孕的过程中，特别是怀孕前3个月内，如果感染了致畸病原体，那么胎儿发生畸形的可能性要比正常孕妇高得多。

可能导致胎儿畸形的病毒有以下几种：

风疹病毒： 孕妇孕早期感染风疹，可致胎儿心血管异常、先天性耳聋、先天性白内障、小头畸形、智力障碍等。

巨细胞病毒： 孕妇感染后常导致早产、流产或胎死宫内，出生后的新生儿有黄疸、肝脾肿大、肺炎，并常伴有中枢神经系统损害。

单纯疱疹病毒： 孕妇感染后易致胎儿小头症、智力障碍、脑内钙化、白内障、心脏畸形、视网膜形成异常。

水痘病毒： 水痘病毒可引起胎儿四肢发育不全、先天性白内障、小眼、视网膜炎、视神经萎缩、小头畸形、肌肉萎缩等。

流感病毒： 孕妇感染病毒后可致胎儿兔唇、无脑、脊柱裂等畸形。

✳如何预防病毒感染

为预防病毒感染，准妈妈应做到以下几点：

1. 加强锻炼，提高自身免疫力。
2. 孕前实行计划免疫。
3. 尽量不到公共场所。
4. 注意饮食卫生，增加营养。
5. 预防交叉感染。
6. 受孕期避开易感季节。

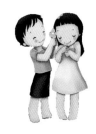

第62天

孕早期要预防风疹病毒感染

*什么是先天性风疹综合征

风疹病毒感染是目前发现最主要的导致先天性残疾的生物因素之一。由于受风疹病毒感染的胎儿常常有多个组织的损害，故被称为先天性风疹综合征。先天性风疹综合征最常见的为三联症（耳聋、白内障及先天性心脏病）。风疹病毒感染的危害主要发生在妊娠早期。

感染风疹病毒的孕妇在不同妊娠月份对胎儿的影响：

孕1月婴儿患先天性残疾的概率高达50%；孕2月婴儿患先天性残疾的概率为22%；孕3月婴儿患先天性残疾的概率为6%；孕4月以后导致婴儿患先天性残疾的机会将更小，但不能完全排除其可能性。

*先天性风疹综合征的预防

先天性风疹综合征无特殊的治疗方法。预防风疹病毒感染是预防先天性风疹综合征的重要措施。用灭活风疹病毒疫苗进行接种可产生免疫力。接种疫苗后至少应避孕3个月，以免疫苗在孕早期导致感染。如已经怀孕，就不应接种风疹疫苗，以免发生胎儿感染。

*先天性风疹综合征的症状

有些感染了风疹病毒的婴儿并不是出生后立即出现先天性风疹综合征症状，而是在出生后数周、数月，甚至数年才逐渐显现出来。

在妊娠早期感染了风疹病毒的孕妇应在妊娠中期进行产前诊断，如发现胎儿已经感染或畸形，应当考虑补救措施。

小贴士

孕早期一旦感染风疹病毒，病毒可通过胎盘和血液进入胎儿体内。由于此时胎儿正处于各器官的形成阶段，病毒的感染可使细胞分化受到抑制，如果胎儿器官发育受阻，有可能发生畸形，严重者可导致早产或死产。

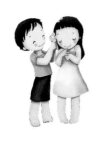

第 **63** 天

亲子时光：和大宝一起观看《子宫日记》

纪录片《子宫日记》（*In the Womb*）是一部关于生命之旅的影片。本片透过最新一代4-D动态立体扫描科技，逐一照亮子宫内的隐形世界，首度呈现子宫内从未被人知晓的世界，将生命的生长发育过程以图文并茂、立体互动的方式完整呈现在观众眼前。从人体最大的细胞"卵子"与"精子"相遇的那刻起，从新生命创造的第一天直到破茧而出的第38周，完整记录生命神奇的发展历程。通过影片，准妈妈可以看到胎儿心脏第一次跳动、肌肉如何抽搐、胎儿何时有感觉、何时张开双眼等画面，那种惊奇与兴奋是难以言表的。

全球每年有1.3亿名女性要走过这段怀孕、生产的道路，如果有更多女性了解这段过程，就能更加重视孕期保健，大幅降低风险。研究指出，看见胎宝宝在子宫内的脸庞与表情，是非常震撼的人生体验，早期建立情谊，有助于胎宝宝出生后的发育，以及形成宝宝与父母的长期关系。

选择适合的内容让大宝和你一起观看这部影片，对于母子二人都是奇妙的体验。在影片中，孩子可以直观地看到生命的诞生，可能他还不理解，但是这个经历对于孩子来说是宝贵的。告诉孩子，他就是这样走进妈妈的生命，而现在另一个小生命正在妈妈的肚子里孕育着，让孩子伴随着妈妈的整个孕期，开启一段"生命之旅"……

《子宫日记》

原名：*In the Womb*

拍摄：美国

影片类型：纪录

集数：7集

《子宫日记》分多集录制，为了不影响准妈妈休息，可以间隔时间观看，一次观看1~2集。

第10周
度过最危险的流产期

到本周末，准妈妈可以稍微松一口气了，因为现在已经度过了最危险的流产期。受孕激素的影响，这个阶段你的情绪变化会很剧烈，常会因一点小事而大动肝火，不要自责，这些都是正常现象。

身体变化

你的外形开始发生变化了，体重快速增加，腰更粗了，乳房更大了。

此时你的食欲可能突然改变，从前一直爱吃的东西却不爱吃了，一直不想吃的东西倒想尝一尝。嗅觉变得敏感，有时会对平时没有任何反应的食物或做饭的气味，感到一阵阵的恶心、想吐，尤其以晨起为重。唾液比以前增多，尿频依旧。

本周重要事项

出生缺陷筛查：如果你超过了35岁，或者有诸如囊性纤维化这样的家族遗传病史，你可能要考虑做遗传病筛查，或者在怀孕10~12周时进行绒毛活检（CVS），对某些出生缺陷及异常情况进行筛查。

子宫中的胎儿

到本周末，胎儿的身长大约有40毫米，体重达到10克。胎儿的眼皮开始黏合在一起，直到27周以后才能完全睁开。他的手腕已经成形，脚踝开始发育完成，手指和脚趾清晰可见，手臂更长而且肘部变得更加弯曲。现在，胎儿的耳朵的塑造工作已经完成，小尾巴完全消失，但是用B超还是分辨不清性别。

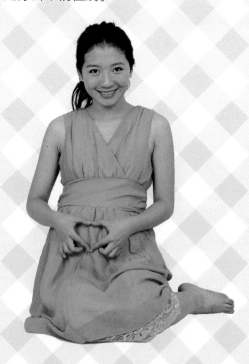

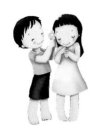

第 **64** 天

准妈妈营养不良危害多

准妈妈的营养全面与均衡是促进胎儿正常发育的基本保证。

✽准妈妈营养不良对胎儿的危害

体重不足：新生儿体重不足是准妈妈孕期营养不良最为直接的表现。据国外一项对300名准妈妈所做的营养状况调查显示，营养状况良好的准妈妈，其所生新生儿的平均体重为3860克，而营养状况不良者，其所生的新生儿的平均体重仅为2640克。

容易早产：准妈妈怀孕后期，胎儿对母体的营养需求日益增加，如果准妈妈营养不良，不能完全满足胎儿的需求，就容易出现早产。临床表明，早产儿由于身体各器官尚未发育成熟，需特殊护理，死亡率也相对较高。

智力低下：大脑是胎儿生长发育最早、最快的一个器官，在妊娠10个月里，胎儿的脑细胞发育基本成熟。在胎儿大脑及神经系统的发育过程中，准妈妈的营养好坏直接关系到胎儿大脑和神经的发育情况。

先天畸形：准妈妈在妊娠期间如果缺乏某种胎儿正常发育所必需的营养元素，就很容易导致胎儿先天畸形。

✽营养不良对准妈妈自身危害更严重

准妈妈孕期营养不良，容易诱发妊娠并发症，在分娩时易造成难产、产后出血等危险，还可能导致产后虚弱、易感染和母乳分泌不足等。

例如，准妈妈缺乏蛋白质，就不能适应子宫、胎盘、乳腺组织的变化，会因血浆蛋白降低而引起水肿，还会使抗体合成减少，对疾病的抵抗力降低而导致多病，准妈妈缺乏维生素B_1，会比较容易影响食欲和乳汁分泌，并有可能加剧下肢水肿症状，易致脚气病。

✽营养过剩也是一种营养不良

有些准妈妈每天大鱼大肉，再加上大量水果，其结果是导致营养不均衡——大量糖分、脂肪和蛋白质摄入过多，给身体造成了负担，而同时却忽视了维生素、微量元素的摄取，并有导致自身肥胖、妊娠期糖尿病及生出巨大儿的风险，这种营养过剩其实是另一种营养不良的表现。

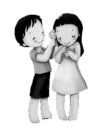

第 **65** 天

吃点儿坚果胎儿更聪明

专家指出，脑细胞是由60%的不饱和脂肪酸和35%的蛋白质构成，而坚果类食物中含有占15%～20%的优质蛋白质和十几种重要的氨基酸，这些氨基酸都是构成脑神经细胞的主要成分。因此，无论是对准妈妈还是对胎儿来说，坚果都是补脑、益智的佳品。准妈妈不要因为坚果中含有大量的脂肪就害怕食用后发胖，而对它望而却步，只要每天将摄入量控制在28克左右就不会发胖。

花生：花生的蛋白质可高达30%左右，其营养价值可与鸡蛋、牛奶、瘦肉等媲美，而且易被人体吸收。花生皮还有补血的功效。可以将花生与黄豆一起炖汤，但最好不要用油炒着吃。

核桃：补脑、健脑是核桃的第一大功效，另外，其含有的磷脂具有增加细胞活力的作用，能增强机体抵抗力，促进造血功能和加速伤口愈合。核桃仁还有镇咳平喘的作用。尤其是经历冬季的准妈妈，可以把核桃作为首选的零食。核桃可以生吃，也可以加入适量盐水，煮熟吃，还可以和栗子等一起煮粥吃。

腰果：腰果含有不饱和脂肪酸，并富含磷、铁、钾等矿物质，经常吃可以明目、健脑。

腰果鸡丁

【材料】鸡脯肉200克，腰果50克，姜2片，蒜2瓣，青椒、红椒各半个，鸡蛋1个，盐、淀粉、香油各适量，料酒少许。

【做法】

①将鸡脯肉切成方丁，加入蛋清、盐、淀粉、少许清水上浆入味，用手抓匀；姜切丝，蒜切片，青椒、红椒切块备用。

②锅里放少许油，然后放入腰果，小火慢慢加热炒熟后盛出。

③锅内留少许油，烧热后放入姜丝和蒜片爆香，下鸡丁滑散炒至变色，放入青、红椒块翻炒，然后入腰果翻炒均匀，最后加入盐，淋少许香油炒匀即可。

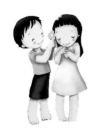

第 66 天

这些禁忌准妈妈要了解

❋孕期不宜过度滋补

孕期准妈妈体重应增加9千克～15千克，食量增加10%～20%。如果吃得过多，运动太少，就会导致超重。准妈妈超重带来的后果是不可轻视的，不仅在孕期易导致妊娠并发症，不利于胎儿成长，分娩时也会增加风险，产后难以恢复体形。超重的准妈妈应调整饮食结构，合理调配营养摄取。

❋孕期不宜全吃素食

荤食含有牛磺酸，素食中很少含有牛磺酸，准妈妈对牛磺酸的需要量比平时要多，本身合成牛磺酸的能力又有限，如果再全吃素食，久而久之，必然会造成牛磺酸缺乏。如果准妈妈缺乏牛磺酸，胎儿出生后易患视网膜退化症，个别严重者甚至会失明。

因此，从外界摄取一定数量的牛磺酸就十分必要。虽然准妈妈要经常吃一些素食，但应注意荤素搭配。

❋孕期吃水果不宜过量

水果中水分含量约占90%，还含有果糖、葡萄糖、蔗糖及维生素。果糖和葡萄糖可经代谢转化成中性脂肪，不但会使体重增加，而且易引起高脂血症及高血糖。一个中等大小的苹果能产生100千卡～120千卡的热量，相当于一碗米饭所产生的热量。所以，准妈妈每天水果食用量也应节制，以不超过300克为宜。

❋孕期不宜饥一顿饱一顿

有的孕妇一顿吃得过饱，血液会集中在胃部，造成胎儿供血不足，影响胎儿生长发育。长期饮食过量，还会使胎儿过大，导致难产。有的由于妊娠反应而进食过少，营养不良，对胎儿生长发育也不利。

❋不宜多吃零食

适量吃零食是可以的，但如果可能，应尽量多吃水果、坚果及葡萄干等食品，少吃热量较高的（含脂肪、糖类、盐较多）的零食，如炸土豆片、巧克力、薯条等。这些食物中还常常含有人工色素和添加剂，对人体健康有害，会影响胎儿的生长发育。

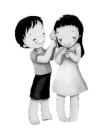

第 **67** 天

准爸爸，给准妈妈更多的爱

✳创造良好的家庭氛围

在整个妊娠过程，孕妇绝大多数的时间是在家庭中度过的，家庭气氛和谐与否对胎儿的生长发育影响很大。和谐的家庭气氛是造就身心健康的后代的基础。在和睦相处的氛围中，准妈妈得到的是温馨的心理感受，胎儿也能在如此良好的环境中获得最佳熏陶，从而促进身心的健康发育。要创造好的家庭氛围，夫妻双方的修养都有必要提高，夫妻之间要互敬、互爱、互勉、互慰、互谅、互让，经常交流感情，彼此相敬如宾。尤其是丈夫更要积极热忱地为妻子及腹内的胎儿提供良好的服务，不断地给准妈妈在精神与饮食上输入营养，给正在孕育着的这株"秧苗"以阳光雨露，扮演好未来父亲的荣耀角色，使妻子觉得称心，胎儿也感到惬意。在如此和谐的家庭氛围中生活，对母子的身心健康均大有裨益。

✳主动承担家务事

买菜、做饭、洗衣服、收拾屋子等家务劳动都需要投入一定的时间、精力和体力。对大多数家庭而言，大部分家务劳动都是准妈妈来承担的，准爸爸只做一些辅助性的工作，但如果准妈妈怀孕了，这种模式就需要改变：准爸爸承担主要家务，准妈妈做些辅助性的工作。

在主动承担家务劳动的过程中，可以使准妈妈得到充分的休息，减少准妈妈的疲劳，给准妈妈增加温馨的感觉，安心养胎；另外，准爸爸也可亲自体验平素准妈妈从事家务劳动的不易和辛苦，使夫妻之间的感情更加亲密。

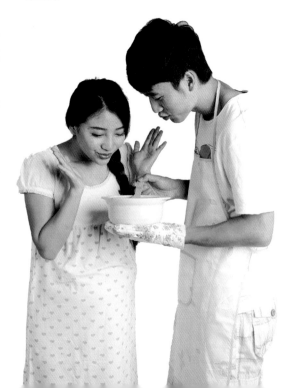

第 68 天
准妈妈补碘很重要

碘是人体必需的微量元素，是合成甲状腺激素最重要的原料，如果准妈妈缺碘，有可能会导致孩子出生后发育缓慢、身材矮小，甚至智力低下。

✽ 孕期补碘很必要

胎儿发育所需的甲状腺素，在妊娠的前3个月是由母体提供的，3个月后胎儿形成自主的甲状腺功能，此时母体内的甲状腺素已不能完全输送给胎盘，胎儿脑发育所需激素主要由胎儿自己合成。因此，缺碘时准妈妈不仅自己缺乏，而且会与胎儿争夺血碘，加剧胎儿的碘缺乏。

✽ 缺碘的危害

有研究显示，当孕期碘摄入低于每天25微克时，患儿可能出现智力低下、聋哑、性发育滞后、运动机能障碍、语言能力下降及其他不良生长发育现象为特征的克汀病。克汀病基本是不可逆的，不存在补救的机会，因此重要的是预防，按准妈妈的需要量补充碘是非常必要的。

✽ 有助补碘的食物

为了胎儿的健康发育，准妈妈必须注意补碘，平时要注意多吃含碘丰富的食物。如海带、紫菜、发菜、海参、海蜇、海鱼、蛤蜊等海产品都含有丰富的碘。甜薯、山药、大白菜、菠菜、鸡蛋等也含有碘，平时可适量多吃一些。患有甲状腺功能减退或缺碘的准妈妈，应在医生的指导下补碘。

海参白果粥

【材料】粳米100克，白果10颗，海参1只，盐（加碘盐）、胡椒粉各3克。

【做法】白果去壳，海参泡发后剪开肚子，去掉顶头的沙包，冲洗干净，切段。粳米淘洗干净，放入锅中加适量水煮沸，转小火煮15分钟后，加入白果、海参,中火煮15分钟，调入盐、胡椒粉即可。

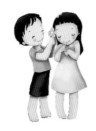

第 69 天
告别不健康的化妆品

许多准妈妈不管出于工作原因还是个人喜好，在怀孕前都有用化妆品的习惯，但现在准妈妈已经不是一个人了，还要多顾及一下腹中的胎宝宝，很多化妆品中的化学成分会影响到准妈妈自身健康和胎宝宝的生长发育，所以准妈妈要谨慎使用化妆品，没有特别需要时尽量不化妆，更要避免使用那些容易引起不良后果的美容、美发产品。

✳ 染发剂

据专家调查，染发剂不但会引起皮肤癌，而且还会引起乳腺癌，在孕期使用，容易导致胎儿畸形。

✳ 冷烫精

怀孕后最好不要进行拉发、烫发。由于冷烫精大多含有毒重金属，如汞、铅等，容易被头皮吸收并通过血液被胎儿吸收，对胎宝宝的发育有一定影响。此外，少数准妈妈还会对冷烫精产生过敏反应。因此，孕期和哺乳期最好不要烫发。

✳ 口红

口红由各种树脂、蜡质、颜料和香料等成分组成。其中油脂通常采用羊毛脂，羊毛脂除了会吸附空气中各种对人体有害的重金属微量元素，还可能吸附大肠杆菌进入体内，而且还有一定的渗透性。

准妈妈使用口红以后，空气中的一些有害物质就容易被吸附在嘴唇上，并随着唾液进入体内，使准妈妈腹中的胎儿受影响。因此，准妈妈最好不涂口红。当因工作需要化妆时，可少量涂抹口红，用餐时擦掉即可。

✳ 美白祛斑化妆品

在皮肤增白及祛斑类化妆品中，含有无机汞盐和氢醌等有毒的化学药品，易被正常皮肤吸收，这些有毒物质经胎盘转运给胎儿，使细胞生长和胚胎发育速度减慢，导致胚胎发育异常。

为了胎宝宝的健康，准妈妈最好不要使用美白祛斑类的化妆品，尤其是在孕期前3个月内。

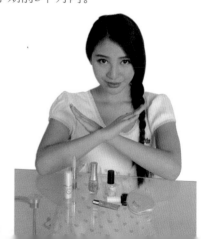

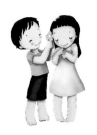

亲子时光：准妈妈必会儿歌

小青蛙

小青蛙，呱呱呱，

哭着喊着找妈妈。

燕子哄，蜻蜓劝，

一起说着悄悄话：

你的妈，我的妈，

田间捉虫护庄稼，

咱们一起来玩耍，

长大以后学妈妈。

数字歌

一二三，爬大山，

四五六，翻跟斗，

七八九，拍皮球，

伸出两只手，

十个手指头。

小老鼠上灯台

小老鼠，上灯台，

偷油吃，下不来，

喵喵喵，猫来了，

叽里咕噜滚下来。

我家有几口

我家有几口？

让我扳指头。

爸爸，妈妈，还有我。

再加一个布娃娃。

哟！有四口。

宝宝睡着了

摇啊摇，宝宝快睡觉。

摇啊摇，宝宝快睡觉。

我来亲亲你，乖乖睡睡好。

闭上小眼睛，长呀长得高。

……

宝宝睡着了。

小弟弟早早起

小弟弟，早早起，早呀早早起。

叠好被子穿好衣，穿好衣。

亚克西，亚克西，亚克西，亚克西！

牙齿刷得干干净，干呀干干净。

手儿脸儿自己洗，自己洗。

亚克西，亚克西，亚克西，亚克西！

第 **11** 周
胎儿进入快速生长期

现在你肚子里的小家伙已经完全成形了。到本周末，头部和身体的长度会基本相同，是个大脑袋、小身子的娃娃。借助多普勒仪器，可以听到胎儿心脏快速跳动的声音。

身体变化

你的子宫现在看起来像个柚子，子宫随胎儿生长逐渐增大，宫底可在耻骨联合之上触及，胎儿已经充满了整个子宫。体内的血液在增加。

本周重要事项

1. 不要错过产检"建档"期：准妈妈在孕早期要选择一家信赖的医院进行产检建档，之所以叫"建档"，是因为医院会给每位孕妇建立一个档案，记录你整个孕期每次身体检查情况。初次建档不要超过三个半月。

2. 可能会出现特别的食物喜好：这个时候有的准妈妈会出现特别渴望吃某种食物的状况。比如有的嗜酸，喜欢吃酸梅；有的嗜辣，喜欢吃辣椒酱、麻辣烫、辣火锅；有的喜欢吃臭豆腐、巧克力等。这并不是因为准妈妈体内缺乏某种营养成分，不用担心，很多过来人也都是如此。一般这

种现象在孕3个月之后就会消失。

子宫中的胎儿

此期开始，胎儿的增长速度加快，对营养的需求增大。怀孕第11周胎儿身长可达到4厘米~6厘米，体重达到14克。胎儿的一些重要器官，如大脑、肺、肝脏等，已经开始"工作"了。

胎儿的骨骼细胞发育加快，肢体慢慢变长，逐渐出现钙盐的沉积，骨骼变硬。11周的时候，胎宝宝整天忙着在准妈妈腹中做伸展运动，一会儿伸伸胳膊，一会儿踢踢腿，由于宝宝还很小，你也许需要再等大概1个月的时间，才能感觉到他在羊水中的运动或在子宫里打嗝。

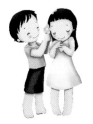

第 71 天
不宜盲目保胎

✳ 不宜盲目保胎的情况

随着优生学和遗传研究的发展，学者们通过大量的实验研究得出，流产是一种非常重要的、自然的生殖选择机能。经过这种自然选择，使95%的染色体异常儿在怀孕28周以前自然淘汰，避免了异常胎儿的出生，保证了优生。

如果流产是因为妊娠期患了急慢性疾病所造成的，如流感、肝炎、肺炎、心脏病、严重贫血等，此种情况能否保胎，也应根据准妈妈病情的恢复情况而定。若准妈妈病情较重，且在治疗过程中使用了大量对胎儿有影响的药物，也不应盲目保胎。

此外，有些准妈妈存在着影响胎儿生长发育的不良因素如生殖器官的疾病（子宫黏膜下肌瘤）和子宫严重畸形等，流产常常也是不可避免的。

✳ 不宜盲目使用黄体酮保胎

黄体酮可使妊娠子宫肌肉松弛，活动能力降低，对外界刺激的反应能力减弱，降低妊娠子宫对催产物质的敏感性，有利于胚胎在子宫内的生长发育。因此，黄体酮可用来治疗先兆流产，是妇产科常用的保胎药物之一。但临床观察表明，黄体酮并不是对所有先兆流产都有效。相反，在妊娠早期应用黄体酮还会增加致畸的危险。

因为，黄体酮保胎仅适于因自身孕激素分泌不足而出现流产征兆的准妈妈。然而，因黄体酮缺乏而致流产的大约只占流产者的30%，有50%以上的流产是由于胚胎发育不良或因异常情况引发的。

另外，黄体酮对子宫肌有抑制作用，使子宫收缩功能减弱，降低排出异物的能力，增加不完全流产的机会，由此引起出血增多，继发感染，以致严重影响准妈妈的健康。此外，因劳累、外伤等原因诱发的先兆流产，倘若盲目使用黄体酮或随意加大剂量有可能造成胎儿外阴发育障碍，导致女婴男性化。

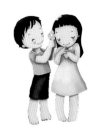

第 **72** 天

怀双胞胎的营养补充策略

❀应多喝水

怀双胞胎的准妈妈在怀孕期间，多喝水至关重要，如果准妈妈脱水的话，就会导致过早宫缩及增加早产的风险。一般怀双胞胎的准妈妈每天至少要喝2升水。

❀要吃得更多

怀双胞胎的准妈妈的饮食要尽量健康均衡，为自己和胎儿提供全面的营养，而且还要确保孕期增重足够，以便胎儿能够正常发育。大多数的双胞胎胎儿都会在预产期之前出生，所以，一定要让他们在子宫里获得足够的营养，从而降低出生体重低的风险。

❀食欲不好怎么办

怀双胞胎的准妈妈在孕期会出现消化不良、便秘，以及对某些的食物特别偏好会更加强烈等现象，这是由于准妈妈体内的孕激素分泌增加的缘故。准妈妈可以咨询医生，找到解决办法。随着怀孕月份的不断变大，准妈妈可能发现自己不想吃很多东西，吃完喝完马上会感觉很饱。所以，准

妈妈最好做到少食多餐。

❀每天需要增加多少热量

每天每个胎儿要额外补充300卡热量，如果怀的是双胞胎，准妈妈总共就要每天额外补充600卡热量。

❀孕期应该增加多少体重

怀双胞胎的准妈妈总共应该增重15千克～20千克。本身较瘦的准妈妈要努力增长到上限，而本身较胖的准妈妈则要尽量控制在下限。根据这个原则，如果准妈妈怀的是双胞胎，应该避免体重下降，在孕中期要争取每周增重约700克。

❀需要额外服用补充剂吗

在怀双胞胎时，准妈妈可能还需要额外补充铁剂，这有助于预防在孕期中的一个常见问题——孕期贫血。不过，吃富含铁的食物比吃补充剂要更好，因为含铁补充剂可能导致便秘。

准妈妈还可以考虑每天吃孕期复合维生素片及其他孕期补充剂，不过，事前一定要咨询医生。

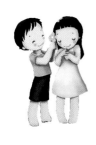

第**73**天

养植花草，在家也能亲近大自然

准妈妈应该选择适宜较长时期在室内栽培和欣赏的花草，并且应具备喜阴或较耐阴性、对室内环境具有较好的适应性及无毒、无不良气味、无粉尘和毛刺的特点。准妈妈要考虑到光照条件和花草的装饰需求。下面为准妈妈提供几种适宜放于室内的花草：

表1 最能吸收有毒化学物质的植物

最佳花草推荐	推荐理由
吊兰、芦荟	可消除一氧化碳、甲醛污染。
龟背竹	夜间吸收二氧化碳的能力强。
美人蕉	对二氧化硫有吸收作用。
石榴	能降低空气中的铅含量。
常青藤	能吸收室内的苯。
海桐	可吸收光化学烟雾，防尘隔音。
天南星	天南星的苞叶能吸收苯、三氯乙烯等有害物质。
虎尾兰、一叶兰	可以吸收室内80%以上的有害气体，且吸收甲醛的能力超强。
菊花、金橘、石榴、米兰、雏菊等	能有效地清除二氧化硫、氯、乙醚、乙烯、一氧化碳、过氧化氮等有害物。
桂花、蜡梅、花叶芋、红背桂等	天然的除尘器，其纤毛能截留并吸滞空气中的漂浮微粒及烟尘。

表2 能杀病菌的植物

最佳花草推荐	推荐理由
玫瑰、桂花、茉莉、石竹等	其所产生的挥发性油具有显著的杀菌作用。
紫薇、茉莉、柠檬等	5分钟内就可杀死白喉菌和痢疾菌等原生菌。
蔷薇、石竹、铃兰、紫罗兰、玫瑰、桂花等	这些花草散发的香味对结核杆菌、肺炎球菌、葡萄球菌的生长、繁殖具有明显的抑制作用。
虎皮兰、虎尾兰、龙舌兰等	能在夜间净化空气。

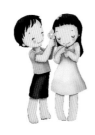

第74天
怀孕期间尽量不要粉刷房间

许多准妈妈在怀孕之后，一心欢喜地为胎儿的到来准备婴儿房间，或是装修整个房子来迎接新的生命降生。但是怀孕期间装修、粉刷房间安全吗？这是很多准妈妈都会担忧的问题。

✳粉刷房屋时的有害物质

在粉刷过程中，准妈妈不可避免地会接触到一些对人体健康有害的化学物质，并且油漆中的颜料可能还含有铅、锌、铝等有害金属物质，尤其是颜色越鲜亮的涂料，往往含铅值就越高。而这些化学物质和有害金属物质对准妈妈和胎儿的健康都很不利，长时间接触甚至会导致胎儿畸形，因此在装饰婴儿房时，对粉刷房间的时机要谨慎。

✳能采取哪些预防措施

如果是家里或是工作中，或是准妈妈生活的周围有人要粉刷墙壁，准妈妈不可避免地要与这些化学物质打交道的话，那么可以采取以下防护措施：

1. 如果要粉刷房间，应尽量选择品质好的涂料。准妈妈最好不要亲自动手打磨或刮任何漆料，因为当准妈妈刮含铅的漆料时，可能会吸入铅粉，这对准妈妈和胎儿都是有害的。

2. 最安全、最简单的做法就是等宝宝出生后长大一些再粉刷。

3. 如果有条件，应该请专业人员来处理这些工作，且安排他们在准妈妈不在家时进行施工。

4. 尽可能地缩短花在工程上的时间。

5. 打开窗户，保持通风。

6. 不要在有粉刷工作的地方吃东西或喝饮料，以免不小心吸入有害化学物质。

7. 最好不要在刚刚粉刷过的房间里停留，最好是在粉刷完较长时间后，等到房间里的有毒物质和潮气挥发后再住进去。

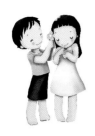

第 75 天
避免孕期肥胖

准妈妈孕期肥胖会造成巨大儿及胎儿宫内生长受限。因此准妈妈要控制饮食，多运动，避免孕期肥胖。

✱ 孕期肥胖的原因

孕期肥胖主要是由营养过剩、吃得太多和缺乏运动引起的。一般怀孕12周时早孕反应停止，准妈妈食欲开始增加，往往吃得太多，加上活动较少，热量无法消耗，脂肪便一天天堆积起来，体重就会增加很多。

✱ 妊娠高血压、糖尿病与肥胖有关

妊娠期高血压疾病及糖尿病是常见的妊娠并发症，对母子都有不良影响。

专家对未怀孕时的肥胖度与孕后并发妊娠高血压疾病及糖尿病的关系进行研究，发现肥胖度越高，并发妊娠期高血压疾病及糖尿病的机会愈大。比标准体重肥胖40%的人，发生妊娠期高血压疾病的机会增加3倍，孕期发生糖尿病的机会增加14倍。

孕期应避免肥胖，肥胖准妈妈应及时发现和治疗妊娠期高血压疾病及糖尿病。

✱ 孕妇体重增加正常范围

从怀孕到分娩前，准妈妈的体重一般增加8千克～12千克。体重增加的差异与孕前体重有关。调查得出以下准妈妈体重增加值范围。

40千克的孕妇体重增加12千克；

50千克的孕妇体重增加10千克；

60千克的孕妇体重增加8千克；

70千克的孕妇体重增加4千克。

以上体重增加主要分布到胎儿体重（3000克～3500克）、羊水量（500克）、胎盘重量（500克～600克）及孕妇体内水分潴留、脂肪储存量等。

孕期平均增加体重分配表

胎儿	3.4千克
胎盘	0.7千克
羊水	0.8千克
子宫	0.9千克
乳房	0.5千克
母体血液	1.2千克
母体体液	1.4千克
母体脂肪	3.1千克
增加总数	12.0千克

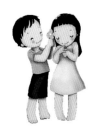

第 76 天

孕期肥胖的危害与预防

❋孕期肥胖易造成产后出血

过于肥胖的产妇，由于宫缩强度比较弱，容易发生产后出血，即产后出血量超过500毫升。

据统计，肥胖产妇产后出血率比正常产妇高出1倍，达到14.3%。另外，肥胖产妇容易发生胎膜早破及羊膜腔感染等。

❋孕期肥胖是难产之源

孕期肥胖导致体内脂肪过多、连子宫肌肉周围也充满了脂肪，造成子宫收缩时负担增加，不利于产程进展。如果胎儿过大的话，就更容易发生难产。

另外，由于宫缩强度减弱，可导致产程延长，发生胎儿宫内缺氧，严重时常需手术（包括胎吸、产钳或剖宫产等）助产。

❋限制营养摄入量

孕期肥胖是由摄取热量过多引起的。即使吃得很多，如果热量不高，也不会发生肥胖。能转变为热量的营养素是蛋白质、脂肪和糖，因此要合理摄入这三种营养素。

蛋白质是胎儿生长的营养来源，怀孕时准妈妈要相应增加蛋白质的摄取量，但切忌过量。脂肪在三种营养素中含热量最多。其中动物脂肪不易通过胎盘，多数储存在准妈妈体内，应少吃；植物油中的脂肪对胎儿发育有利，可多吃一些。富含糖的食品以米面为主，配上含其他营养素的食品，容易被准妈妈吸收，但是注意不要吃得过多。

准妈妈合理饮食的同时要加强运动，控制体重适当增加，防止肥胖发生。

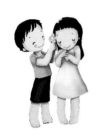

亲子时光：和大宝一起学画简笔画（鱼）

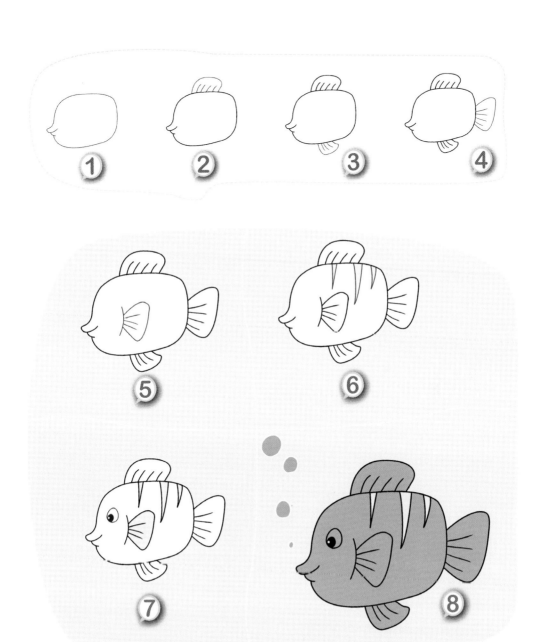

第 12 周
准妈妈第一次产前检查

可喜可贺，孕早期在本周就要结束了。仅仅70多天的时间，胎宝宝已经初具人形。透过子宫拍摄的"相片"显示，胎儿看起来已经非常像个小人儿了。

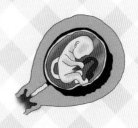

身体变化

明显感觉到腰变粗了，同时你的臀部正在变宽，这是为子宫的生长腾出更多的空间。现在你的皮肤可能有些变化，在脸和脖子上出现不同程度的黄褐斑，在肚脐到耻骨之间出现了一条垂直的黑褐色妊娠线。如果你白天基本上都是坐着，你会觉得尾骨有些疼痛。由于体内血液增多，你的心跳也会加快。

本周重要事项

1. 孕检档案： 还没有建立孕检档案的准妈妈，现在要准备建档了。孕检档案对整个孕期来说非常重要，医生在为每位准妈妈做各项产检时，会依据手册内记载的检查项目进行并做记录。一般来说，准妈妈大多会在建档的医院分娩，因此，要选择最适合自己的医院。

2. 头晕眼花： 如果经常感到头晕以至于晕倒或看到光晕，或者每天小睡超过2小时仍感到困倦，就要向医生咨询。引起孕期头晕的原因很多，如果感觉过度头晕和疲劳，可能是孕期贫血的征兆。

子宫中的胎儿

胎儿现在大约6.5厘米，手指和脚趾已经完全分开，一部分骨骼开始变得坚硬，并出现关节雏形。此时胎儿头部的增长速度开始放慢，而身体其他部位的增长速度则逐渐加快。

胎宝宝的脸正在起变化，从头两侧开始长出的两只眼睛现在更靠近了，耳朵则差不多就在正常的位置上。胎宝宝的肠子最近生长得非常快，他的肾正在向膀胱分泌尿液。胎宝宝现在的神经细胞不但迅速增加，而且神经突触（大脑中的神经线路）也在形成之中。

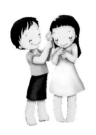

第 **78** 天
孕期规律生活有利于胎儿生长

✾ 胎儿已能感知外界光线的明暗

科学实验证明，人类与猴子腹中的胎儿对光线都有较敏感的反应，但是人类胎儿是经过准妈妈的大脑来感受外界的明暗，这点与猴子胎儿直接感受外来光线是不同的。

在黑暗子宫中生长的胎儿，是如何去感觉明暗的变化呢？事实上，胎儿和准妈妈的脑，可说是经过脐带而紧紧地联结在一起的。所以准妈妈所感觉的事，也能直接传给胎儿。因此，"看"在胎儿的脑机能中特别重要，它能感知明暗的程度。这种感觉明暗的能力是由于脑中"松果体"所制造出叫作"松果腺素"的激情素作用所造成的。它的特性是眼睛接触亮光，激情素会减少，接触到暗的就会增加。这种作用也会经由胎盘而传到胎儿脑中。也就是当觉得亮时，脑中松果腺素的激情素就会减少，这种状态会直接传至胎儿脑中。当准妈妈觉得暗时，脑中松果腺素的激情素就会增加，又会把这讯号传至胎儿脑中。所以胎儿虽无法直接感受到外来的光线，但由于激素或增或减的作用，胎儿能间接感觉到明暗的变化。而且由于有这种激情素作用的关系，胎儿会在脑中记忆下来，从而能分辨白昼和黑夜。

✾ 规律的生活有助于胎儿的生长

由于胎儿感知外界光线的明暗是通过准妈妈的大脑来实现的，所以作为准妈妈，必须特别注意自己的生活方式。

人类"日出而作，日落而息"的生物性规律被称为"生物时钟"。会把感觉明暗程度的信息传达至胎儿脑中，也就是会通知胎儿脑中的这种生物时钟。人类自诞生以来就有所谓"基因记忆"的规律性时钟变化。

要如何在胎儿脑中"种植"这种生物时钟，就要靠准妈妈在妊娠期间的规律生活。准妈妈在妊娠期间持续早睡早起的习惯，胎儿也能获得有规律的正常生活。相反的，若准妈妈持续昼寝夜不眠的夜行性生活，则会严重影响到胎儿脑部的生长，从而使胎儿的生物钟遭到先天性的破坏影响出生后的发育。

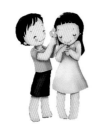

进行第一次产检

通常，第一次体检宜安排在怀孕的第3个月初，医生需要对你做一番全面的了解，同时建立孕期档案，以便随时跟踪胎儿的发育情况及你的身体情况。

✳ 如何选择医院

一般来说，大型综合性医院的产科和专业的妇幼保健医院都能保证准妈妈安全度过孕期，顺利生产。

自身情况： 根据自身怀孕情况选择医院，如果怀孕时伴有肺结核、病毒性肝炎、心脏病等严重疾病或出现严重并发症的，最好选择综合性医院产科做检查和分娩。

经济条件： 根据家庭经济的实际情况选择医院，妇幼保健医院和综合性医院的收费标准大致相同，但"私立医院"的收费往往要高出数十倍。

就近原则： 考虑居住位置以便就近接受检查。怀孕后，每月（后期为每周）都要做产前检查，如果路途遥远，会很不方便。

✳ 第一次问诊

第一次孕期检查，医生通常会问以下问题，去之前最好有个心理准备。

本次妊娠情况，包括月经周期、末月经的时间、停经后的情况（腹痛、阴道出血、妊娠反应等）。

既往妊娠生育史，包括妊娠次数、分娩次数、流产次数、人工流产方式等。

既往有无手术外伤史、药物过敏史等，有无心、肝、肺、肾等慢性疾病史。

丈夫的健康情况。

有无家族性遗传疾病史。

✳ 素颜应对体检

身体： 不要喷洒过浓的香水，身体要保持洁净，换上干净的内衣。

脸部： 医生会通过脸色来判断健康状态，尽量不要浓妆艳抹。

衣着： 为了方便接受内盆腔检查，最好穿宽大的裙子，不要穿裤子（按季节调整）。

不要戴腹带、穿长筒袜，尽量穿易于穿脱的鞋。

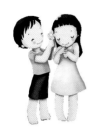

第80天
怀二胎时孕前检查有何不同

TORCH是由多个引起胎儿感染、畸形和功能异常的病毒的英文单词字头组成。

T指弓形虫比如乙型肝类病毒、梅毒螺旋体、HIV病毒等；

R指风疹病毒；

C指巨细胞病毒；

H指疱疹病毒。

怀二胎的准妈妈除了应当做上述检查外，还要注意以下问题：

加倍注意监测血压、血糖情况

随着年龄的增长，血管内皮损害程度进行性加重，经产妇重度子痫前期、前置胎盘、胎盘早剥、胎膜早破和产后出血等妊娠并发症的发生率显著高于初产妇，可导致妊娠期高血压疾病发生率增加，故在妊娠前，应注意监测血压、血糖情况，如有异常，应及早治疗，最好待病情好转后再进行妊娠。

检查是否有盆腔炎

多数经产妇在此次妊娠前有人工流产、引产、上环取环史，容易引发子宫内膜炎，进而导致前置胎盘、胎盘植入等问题。因此在计划妊娠前，应做相应的妇科检查及B超等辅助检查，排除盆腔炎等疾病。轻微的盆腔炎可以通过药物保守治疗，病情严重者，需进行手术治疗。

血型检查不可忽视

新生儿溶血症多见于经产妇或有流产史的女性，血型不合可导致流产、胎死宫内等。女性准备要二宝之前要注意自己的血型，若女方为Rh阴性血，或女方为O型血、男方为O型以外的其他血型，必须检查血型抗体。有了基础值，才能在孕期定期复查，监测胎儿的生长发育是否正常。

> **小贴士**
>
> 经产妇在进行上述检查时，需提供有效病史，如前次妊娠有无并发症（高血压、糖尿病、甲状腺疾病等），分娩方式（剖宫产还是自然分娩），分娩过程是否顺利，有无软产道损伤等。这样在进行孕前检查时，医生才能根据病史做进一步详细检查。

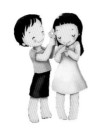

二胎妈妈对大宝的心理建设

很多妈妈会和大宝说："妈妈生了弟弟妹妹陪你玩。"结果，孩子对弟弟妹妹的预期就变成了和自己玩的玩伴。不知道弟弟妹妹出生后将给自己的生活带来怎样的变化。所以，我们要提前让大宝明白，小宝出生后，他的生活将会发生怎样实质性的变化。

比如，可以这样问问大宝："小宝宝出生后，你会爱他吗？你会帮妈妈给他喂奶吗？你会把你穿过的衣服给他穿吗？他哭了，你会哄他吗？"

此外，还要进一步告诉他，小宝宝出生后，他的生活会发生一些变化，不要让孩子没有一点儿思想准备就面对突然改变的生活状态。

你可以告诉他："如果小宝宝出生了，因为他是小婴儿，所以需要妈妈抱，需要妈妈喂奶，需要妈妈把屎把尿，需要妈妈每天晚上陪他睡觉，那你就不能和妈妈一起睡了。可能你要和爸爸一起睡，或者和外婆一起睡，你愿意吗？"

给大宝做心理建设是一场"持久战"。我们必须在日常生活当中渐渐渗透，让大宝明白，小宝真的出生后，当哥哥（姐姐）的是需要付出的。

除了要面对的一些改变，二宝的到来还会给大宝带来意想不到的好处，这一点也要慢慢渗透给孩子。可以这样对孩子说：等小宝宝长大以后，你们俩一起长大，将来可以互相关照，你还可以当弟弟（妹妹）的小老师，教他（她）唱歌、写字、跳舞、弹琴；你不是喜欢双层床吗？等小宝宝长大一点，我们就可以买个双层床。

还可以让大宝积极参与照顾小宝的工作，帮着妈妈给小宝喂奶、换尿布等，他在和小生命共同成长的过程中，会进一步加深情感。

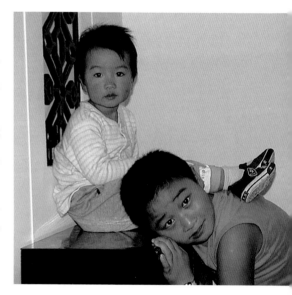

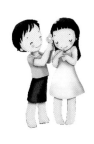

亲子时光：品读泰戈尔小诗《开始》

做母亲的感觉是怎么样的？是期盼，是幸福，还是有些激动或者是感到莫名的不安？也许你早已习惯了做妈妈的女儿，却没有想到自己有一天也成了母亲，那些复杂的情绪一起涌起，一时间也表达不清楚自己的心情。一起来分享一下印度著名诗人泰戈尔的一首诗吧，也许你能从中找到答案。

✳ 开始

"我是从哪儿来的，你，在哪儿把我捡起来的？"孩子问他的妈妈。

她把孩子紧紧地搂在胸前，含泪微笑着回答——"你曾被我当作心愿藏在心里，我的宝贝。"

"你曾存在于我孩童时代玩的泥娃娃身上；每天早晨我用泥土塑造我的神像，那时我反复地塑了又捏碎了的就是你。

"你曾活在我所有的希望和爱情里，活在我的生命里，我母亲的生命里。

"当我做女孩子的时候，我的心的花瓣儿张开，你就像一股花香似地散发出来。

"你的软软的温柔，在我的青春的肢体上开花了，像太阳出来之前的天空上的一片曙光。

"上天的第一宠儿，晨曦的孪生兄弟，你从世界的生命的溪流浮泛而下，终于停泊在我的心头。

"当我凝视你的脸蛋儿的时候，神秘之感淹没了我，你这属于一切人的，竟成了我的。

"为了怕失掉你，我把你紧紧地搂在胸前。是什么魔术把这世界的宝贝引到我的手臂里来呢？"

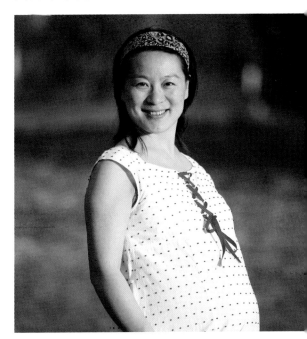

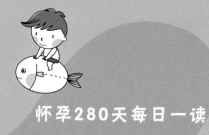

怀孕280天每日一读

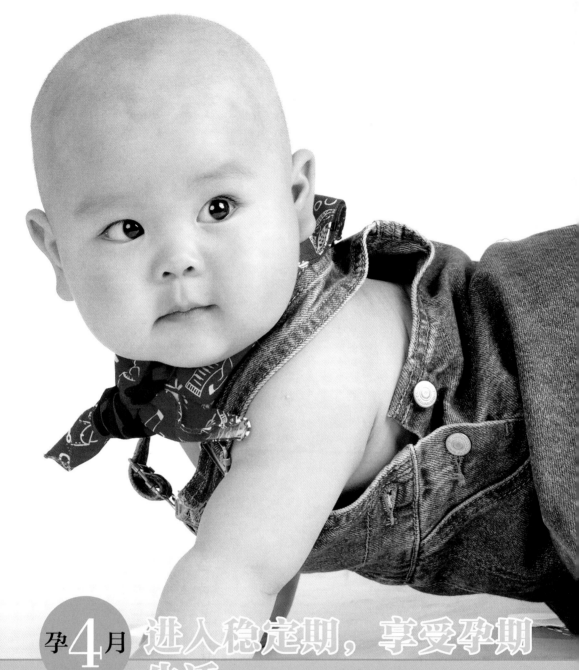

孕**4**月 进入稳定期，享受孕期生活

第 **13** 周
进入孕中期，更要注重生活细节

进入孕13周，准妈妈已经顺利度过了最危险的孕早期，胎宝宝在你的子宫里已经完全成形了，对外界的刺激，胎宝宝不再异常敏感，而是变得越来越皮实。

身体变化

痛苦的孕吐渐渐消失，这是由于胎盘替代了荷尔蒙的产生。乳房正迅速地增大，由于腹部和乳房的皮下弹力纤维断裂，在这些部位出现了暗红色的妊娠纹。有些准妈妈在臀部和腰部也出现了妊娠纹。

此时你的子宫底在脐与耻骨联合之间，下腹部轻微隆起，用手可摸到增大的子宫。现在，你看起来很像个孕妇了。

本周重要事项

1. 乳头会发生明显变化： 乳房会明显增大，乳头和乳晕颜色加深，如果这时乳头孔有少许淡黄色液体溢出，是正常现象，不用去挤、捏乳头，擦洗时也不要太用力。

2. 阴道分泌物增多： 在孕期，阴道的乳白色分泌物比平时增多是正常现象，这是由于循环在体内的雌激素和阴道周围血流增加造成的。你无须特别治疗，但可以垫上无香味的卫生护垫，以吸收过多分泌物，帮助你保持舒适和干爽。

3. 减少手机使用的时间： 尽管目前对手机是否会伤害胎儿的说法尚无定论，但还是尽量少用手机，并且通话时间要简短，使用免提或耳机也是措施之一。

子宫中的胎儿

第13周时，胎儿的脸看上去更像成人了，身长10厘米，体重比上周稍有增加。胎儿的神经元迅速增多，神经突触形成，胎儿的条件反射能力增强，手指开始能与手掌握紧，脚趾与脚底也可以弯曲，眼睑仍然紧紧地闭合。

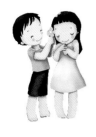

第 **85** 天

多多接触阳光，预防先天性佝偻病

佝偻病是一种小儿营养缺乏性疾病，一些宝宝出生时就患有此病，在医学上称为"先天性佝偻病"。准妈妈长期生活在密闭的空调环境中、户外活动少、缺乏日照等因素，是造成宝宝先天佝偻病的主要原因。预防先天性佝偻病，准妈妈在孕期需做到以下几点：

✽保证日照时间

孕期要经常与阳光亲密接触，特别是在冬季，更要多做户外运动，不要隔着玻璃晒太阳，应让皮肤直接接受阳光照射（因为紫外线不容易穿透玻璃）。

上班族准妈妈要保证你所在的位置有充足的光照，特别是在怀孕5个月以后，腹中胎儿进入快速生长期，从母体汲取的钙质和其他营养素越来越多，如果母体的供给跟不上，准妈妈很容易出现牙齿松动、指甲变薄变软、梦中盗汗和小腿抽筋等现象。

✽增加维生素D和维生素E的摄取量

维生素D和维生素E是保证钙质吸收的重要条件，一旦缺乏，摄入体内的钙将有90%会随尿液排出。保证充足的阳光照射是自身合成维生素D的重要条件，所以，准妈妈最好在向阳面的办公室并且要开窗放阳光进来。此外，需注意每天午休时走到阳台或者广场上进行不少于1小时的日光浴。

饮食习惯也要有所改变，不可偏食、挑食，食谱力求选材广泛、荤素搭配，切不可忽视富含维生素D的食物，如香菇等。

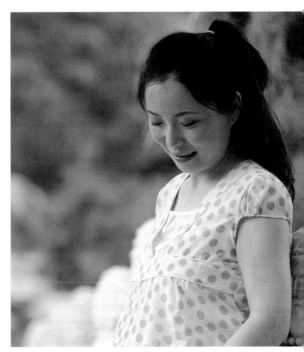

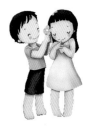

第 **86** 天
摄取充足的维生素C，有助于脑发育

❋摄取充分的维生素C，为胎儿的智力加分

这是胎儿的脑发育时期，需要摄取大量维生素C，以便通过血液输送新鲜的氧气。维生素C主要增加准妈妈对疾病的抵抗力，同时辅助治疗一些过敏性疾病、中毒性疾病、传染性疾病。此外，充足的维生素C还可以防止准妈妈牙龈萎缩、出血。所以，准妈妈要每天补充维生素C，给准妈妈和胎儿的健康保驾护航。

❋常见的富含维生素C的食物

富含维生素C的常见食物有橙子、柠檬、樱桃、番石榴、猕猴桃、红椒、黄椒、柿子、草莓、橘子、芥蓝、花椰菜等。

❋富含维生素C的食谱推荐

蔬菜沙拉

【材料】生菜、小番茄各100克，芦笋50克，青椒1个，盐、香油各少许。

【做法】生菜洗净，掰成小块；小番茄洗净，切两半；芦笋去除老根，洗净，切小段，用水烫熟；青椒洗净，切丝。把所有材料放在一个容器中，放入盐、香油拌匀即可。

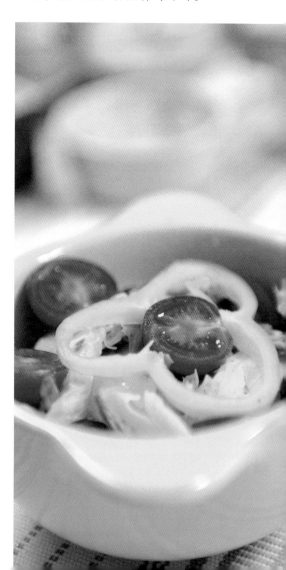

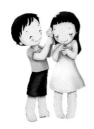

孕期应该做几次B超

❋孕期B超检查安全吗

超声应用于产科已经有40余年的历史了，调查表明临床常用的超声剂量对胎儿和孕妇尚未发现有不良影响。

研究发现，长时间持续的超声照射可以导致动物胚胎的组织变性、绒毛细胞内的生化代谢异常，使蜕膜组织的免疫反应减弱。但是在临床应用的超声仪器一般都设定了安全剂量，普通的超声检查都能在几分钟内完成，所以临床应用的超声检查基本上都是安全的。

❋孕早期不宜行B超检查

孕早期，特别是孕8周前，是胎儿各器官分化发育的关键时期，容易导致胎儿畸形，需要做B超的情况：

◇阴道出血及腹痛者，需排除异常妊娠，如异位妊娠、葡萄胎、先兆流产等。

◇孕前或早孕时有盆腔包块或子宫肌瘤的病人。需要B超检查协助诊断，为今后的治疗提供依据。

◇停经时间不清，根据症状、体征难以正确估计孕周者

❋孕期应该做几次B超检查

一般情况下，孕期做3次B超检查就足够了，但如果孕期出现腹痛、阴道流血、胎动频繁或减少、胎位不清等情况，还需根据医生检查情况酌情进行B超检查。

❋不要用B超给胎儿拍"写真"

很多准妈妈都想给腹中的胎宝宝拍"写真"留作纪念。如果为了拍"写真"而特地做B超，并且时间较长，就有可能损害胎儿的中枢神经。

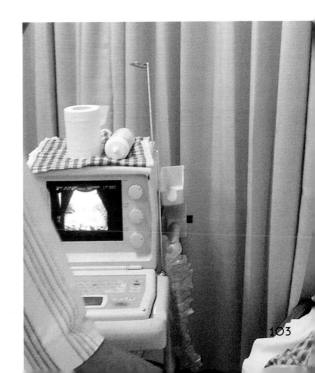

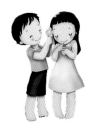

教准妈妈看懂B超检查单

医院超声检查报告单包括胎囊、胎头、胎心、胎动、胎盘、脐带、羊水、股骨、脊柱等指标。

❀ 胎囊

胎囊只在怀孕早期可见。在孕1.5个月时胎囊直径约2厘米，2.5个月时约5厘米为正常。

❀ 胎头

胎头轮廓完整属于正常情况，胎头轮廓缺损、变形为异常，脑中线无移位和无脑积水为正常。"BPD"代表胎头双顶径，怀孕到足月时应达到或超过9.3厘米。

❀ 胎动与胎心

有胎动、胎动强属于正常情况，无胎动、胎动弱可能表明胎儿在睡眠中，也可能为异常情况，要结合其他项目综合分析。有胎心、胎心强为正常，无胎心、胎心弱为异常。胎心频率正常为每分钟120~160次。

❀ 胎盘与脐带

通过B超检查胎盘在子宫壁的位置；胎盘的正常厚度应为2.5厘米~5厘米，钙化报告单上分为Ⅲ级，Ⅰ级为胎盘成熟的早期阶段，回声均匀，在怀孕30~32周可见到此种变化；Ⅱ级表示胎盘接近成熟；Ⅲ级提示胎盘已经成熟。越接近足月，胎盘越成熟，回声越不均匀。

❀ 羊水

羊水深度在3厘米~7厘米为正常，超过7厘米为羊水增多，少于3厘米为羊水减少。

❀ 脊柱与股骨长度

胎儿脊柱连续为正常，缺损为异常，可能存在脊柱畸形。

股骨长度是胎儿大腿骨的长度，它的正常值与相应的怀孕月份的胎儿双顶径值差为2厘米~3厘米，比如胎儿双顶径为9.3厘米，股骨长度应为7.3厘米；胎头双顶径为8.9厘米，股骨长度应为6.9厘米。

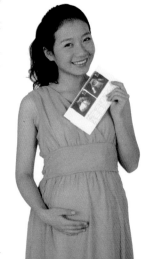

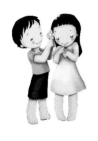

第 90 ~ 91 天
亲子时光：和大宝一起念儿歌

从这个月开始，准妈妈的早孕反应减轻了，胎儿也度过了易流产的时期，母子都处于比较稳定的阶段，所以，从这个月开始，我们设置了一个亲子时光的版块，第一次怀孕的准妈妈可以利用这里提供的一些素材和腹中的胎儿进行互动，怀有二胎的妈妈则可以带着大宝一起来玩，在这样的互动游戏中，既让大宝更深切地感受和妈妈在一起的快乐，又是对腹中胎儿最好的胎教，在游戏的同时，大宝也自然而然地会接受弟弟（妹妹）的到来，心中还会充满期待，在这样的时光中，两个宝宝共同愉快地成长。

（一）

一条虫，两条虫，小虫喜欢钻洞洞。

三只猪，四只猪，小猪睡觉打呼噜。

五匹马，六匹马，马儿一跑呱嗒嗒。

七只鸡，八只鸡，公鸡打鸣喔喔啼。

九只鸟，十只鸟，清早起来叽喳叫！

（二）

一只小猪肥又壮，一盆食儿全吃光。

两只蜜蜂采蜜忙，两朵鲜花把头昂。

三只小兔来吃饭，三个萝卜它们尝。

四只小猫做游戏，四个皮球拍得响。

五只母鸡咯咯嗒，五个鸡蛋大家尝。

六只青蛙捉害虫，六条虫子进肚囊。

七条春蚕吐丝忙，七个茧房亮堂堂。

八只蚂蚁在搬家，八粒白米搬进仓。

九只小鸭来游泳，九条小鱼水中藏。

十只小鸟爱劳动，十个小窝搭得棒！

第14周
胎儿听力开始发育

进入孕14周，孕早期的疲劳、恶心及尿频都已经减少，本周开始进入整个怀孕期间最舒服的阶段了。

身体变化

如果你是第一次做妈妈，你的肚子就要显露出来了，看上去已是明显的孕妇模样。如果你是怀二胎的准妈妈，那你可能已经显怀一段时间了。孕早期的疲劳、恶心以及尿频都已经减少。尽管现在距离分娩的时间还很长，但是你的乳头已经可以挤出一些乳汁了，看上去就像刚分娩后分泌出的初乳。如果你发现你的阴道分泌的"白带"增多了，不必担心，它是阴道和宫颈的分泌物，含有乳酸杆菌、阴道脱落的上皮细胞和白细胞等，是正常现象。你的头发变得乌黑发亮，很少有头屑，脱发也很少，面色红润，光彩照人。好好地享受这段美妙的时光吧。

本周重要事项

注意避免发生腹泻：孕期腹泻对孕妇健康有很大影响。腹泻使肠蠕动加快，刺激子宫收缩，严重者会导致流产、早产等不良后果。所以准妈妈应注意预防腹泻。

子宫中的胎儿

胎儿身长12毫米，体重达到28克。这个时候的胎儿生长速度很快。现在，他的皮肤上覆盖了一层细细的绒毛，这层绒毛在宝宝出生后会消失。此时胎宝宝的头发也开始迅速地生长，头发的密度和颜色在宝宝出生后也会发生改变。胎儿此时在准妈妈的肚子里已经可以做很多事情了，如皱眉、做鬼脸、斜着眼睛，此刻可能他正在吸吮自己的手指呢。科学证明这些动作可以促进大脑的发育。

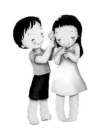

准妈妈要警惕会影响胎儿听力的疾病

4个月的胎儿开始有了听觉。到6个月时，胎儿已能听到外界的声音。8个月的胎儿能听出音调的高低、强弱，能分辨出是爸爸还是妈妈在说话。

刚出生几天的婴儿在哭闹时，如果妈妈把婴儿抱在左胸前，婴儿很快就能安静下来。这是因为他在子宫内时已经听习惯了带给他安全感的母亲的心跳声和血流声。出生后，当婴儿的耳朵贴近妈妈胸前时，妈妈的心跳声仿佛又把他带回到子宫里，便会安静下来。

凡是能传进子宫的声音，胎儿都能感知到。这是因为体液传递声波的能力比空气强得多。这些声音可以刺激胎儿的听觉器官，促进其听力发育。会影响胎儿听力的孕期疾病包括风疹、流行性感冒、性病等。准妈妈在孕期要加强自我保健，避免感染此类疾病。

❋ 风疹

风疹是由风疹病毒引起的一种急性呼吸道传染病。母体如果被风疹病毒感染，能通过胎盘传染给胎儿，出现先天性风疹。风疹病毒若侵犯胎儿耳蜗，有可能导致先天性耳聋。

在妊娠4个月内患了风疹病毒的感染者，如诊断明确，又没有有效的预防性免疫接种，应当终止妊娠。妊娠早期的孕妇切勿接触风疹患者。因为孕妇感染了风疹病毒，虽然可能不发病，但可导致流产，或感染胎儿，造成先天性的疾病，如心脏病、白内障、耳聋或智力低下等。

❋ 流行性感冒

流行性感冒是由感染感冒病毒引起的。病毒型流感可对准妈妈全身血管系统及神经系统产生损害，出现明显的全身症状，如高热、昏迷及抽搐等。这些严重的全身中毒反应可能使胎儿出现缺氧及微循环障碍，从而影响到听觉器官的发育。

❋ 梅毒

如果准妈妈患了梅毒，就会传给胎儿。胎儿感染神经性梅毒后，可能引起耳聋，有的病毒可以在身上潜伏几十年才发病。

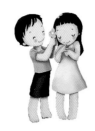

第 93 天
不可迷信胎梦

准妈妈在孕期有这样或那样的心理压力或思想负担是正常的。诸如：怀的是男孩还是女孩？也有的准妈妈担心胎儿是否健康，会不会有发育异常或畸形，特别是有的准妈妈在怀孕过程中，因得过感冒等疾病或服用过药物，更是怀疑药物对胎儿有影响，因此总会梦到胎儿不健康。也有的准妈妈在怀孕以后身体不适、体力欠佳，常常担心自己能否承受得了妊娠的负担，担心分娩时能否顺利，会不会发生难产或意外。各种各样的精神压力或心理障碍，使得孕妇思虑过多，造成了失眠、多梦甚至做噩梦。

✽不可迷信

其实，孕期做梦完全是正常的现象。它有个特别的名字叫"胎梦"，是指做与怀孕和宝宝出生有关的梦。据说胎梦能预知与怀孕和生产有关的事情。对胎梦的解析目前还没有任何科学依据，因此把胎梦的解读作为一种游戏就可以了，准妈妈不能过于迷信，以免对准妈妈的心理产生不好的影响。

✽日有所思，夜有所梦

人们常说"日有所思，夜有所梦"。梦境里的情景通常都比较容易解释——梦见你面对哭泣的宝宝手足无措，很可能反映出你担心自己不能很好地照顾刚出生的孩子。面对这些胎梦，准妈妈要明白这都是正常的，不妨把它们当作解读自己内心的一次机会。

✽准爸爸也会做胎梦

不是只有准妈妈会做胎梦，准爸爸也会做一些有趣的胎梦。内容往往是关于今后生活中将要面临的种种变化。这些有趣的胎梦也许会给你的孕期带来一些乐趣，也许会带来一些烦恼，不必放在心上，放松身心就好。

✽消除心理负担

如果准妈妈经常多梦，甚至做噩梦，导致白天精神不佳，并且由梦境而产生心理负担，就会对准妈妈和胎儿产生不好的影响。这时候，准妈妈要做的就是放松身心，消除不必要的精神负担，如果还有什么思想疑虑可以去找医生咨询或治疗，使身心处于健康状态，才能愉快地度过孕期。

✻ 怎样喝水科学又健康

准妈妈不要等渴了才喝水： 口渴是大脑中枢发出要求补水的紧急信号。这时身体内的水分已经失衡，脑细胞脱水已经到了一定的程度。科学的喝水方法是每隔2小时喝一次水，每天喝8次，大概保持日饮水量在1600毫升。

起床后先喝杯温开水： 研究证实，早饭前30分钟喝200毫升25℃～30℃的新鲜温开水，可以温润肠胃，促进消化液的分泌，以促进食欲，刺激肠胃蠕动，有利于定时排便，防止孕期发生痔疮、便秘。

✻ 喝什么水才健康

蜂蜜水： 每天清晨喝一杯淡蜂蜜水可以预防便秘的发生。蜂蜜含有维生素、钙、铁、铜、锰、钾、磷和多种无机盐，是最常用的滋补品之一。

淡茶水： 茶多酚有很好的抗细菌、病毒的作用，含有多种维生素和氨基酸，有很强的抗氧化功效，有助于补充皮肤和身体的营养。但最好喝冲第二次的茶水。

✻ 不能喝什么水

没有烧开的自来水： 自来水中的氯与水中残留的有机物会相互作用，产生致癌物质"三羟基"。另外，即使烧开，也不宜喝在热水瓶中贮存超过24小时的水。

反复煮开的水： 水在反复沸腾后，水中的亚硝酸银、亚硝酸根离子，以及砷等有害物质的浓度会相对增加。喝了久沸的开水以后，会导致血液中的低铁血红蛋白结合成不能携带氧的高铁血红蛋白，引起血液中毒。

冰水： 冰水可能会使准妈妈胃部痉挛，导致胎儿的免疫力低下。

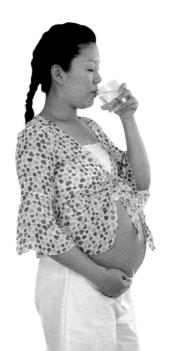

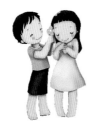

第 95~96 天
准妈妈不可做这些危险动作

有些准妈妈在怀孕后对自己已经成为孕妇的现状还不适应，尤其是那些平日里做惯了家务，或者性格要强的女性，在怀孕以后仍然像以前一样做家务、逛街、采买生活用品。但是现在是特殊时期，你的一举一动都会对腹中的胎儿造成影响，严重时他可能因为你的不小心而"丢掉"。所以准妈妈要记住你现在已经怀孕的事实，应加倍小心，不能有危险举动。

✱ 哪些危险动作不能做

长时间弯腰拖地板。

长时间弯腰熨衣服。

长时间蹲在地上择菜、擦皮鞋等。

长时间跪在地上擦地板。

长时间保持一个姿势，如一直站着或坐着。

长时间擦洗浴盆。

长时间擦洗家具。

长时间在厨房烹饪。

长时间逛街。

长时间骑自行车（特别是在高低不平的路上骑）。

双手拎着箱子等重物。

弯腰捡东西。

举起胳膊并拉伸上半身晾衣服（如图中模特）。

踩在椅子上拿高处的东西。

忽然改变自己的动作，如猛然起身、转身等。

上下楼梯时猫着腰或过于挺胸腆肚。

走过较窄的桥或小路。

用手摸猫、狗、兔子、仓鼠等小动物（小动物身上有大量的病菌，可能感染到胎儿，影响胎儿的健康）。

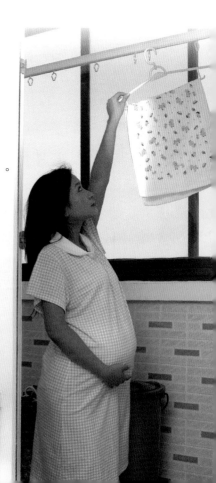

二胎妈妈也要多抽出时间陪大宝，让他不要感到被忽略。现在，就来和大宝一起做好玩的图形游戏吧！根据提示，给画面上色，你能找出画面里的图形吗？

a=黑　o=黄　e=蓝　y=绿

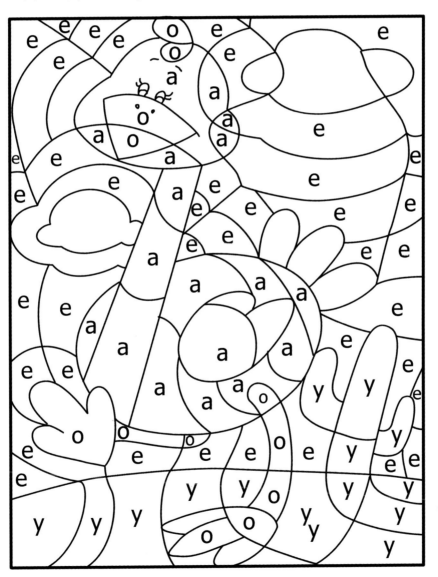

第 15 周
进入稳定期

准妈妈的腹部增大，越来越像个孕妇了。胎儿正在快速生长着，最特别的事情就是胎儿会在子宫中打嗝了，这是胎儿开始呼吸的前兆。

身体变化

准妈妈的子宫持续增大并长出骨盆，肚脐下会有明显的凸痕，准妈妈可以在肚脐下方7.6厘米～10厘米的位置摸到自己的子宫。由于怀孕时准妈妈体内的雌激素水平较高，盆腔及阴道充血，白带增多。有的准妈妈面部及躯体皮肤色素加深，出现色素沉着斑块，毛发增多，出现痤疮样皮炎，面部失去光泽，水肿。心、肺负荷增加，心率增速，呼吸加快、加深等有可能会加重原有的焦虑情绪。你可能仍会感到比怀孕前更脆弱、敏感和易怒。

本周重要事项

1.唐氏综合征筛查：唐氏综合征或称21三体，是最常见的严重出生缺陷病之一。虽然此病发生率不是很高，但还是建议每位准妈妈都要在15～20周做唐氏筛查，确保胎儿的健康。

2.部分特殊准妈妈需做产前诊断：在孕15～18周，你可能要根据医生建议做一次产前诊断，通过对胎儿进行特异性检查，以判断胎儿是否患有先天性或遗传性疾病。有以下情况的准妈妈需要做产前诊断：近亲结婚者；35岁以上者；分娩过染色体病患儿者；多次自然流产或死产者。

子宫中的胎儿

15周的胎儿身长14厘米，体重60多克。胎儿开始在子宫中打嗝了，这是胎儿开始呼吸的前兆。更令人惊喜的是，在胎儿15周的时候，医生可以通过B超分辨孩子的性别了。目前我国规定医院除确诊某些性别遗传疾病的原因以外，医生不可以做胎儿的性别鉴定。

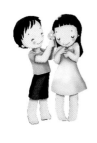

第99天
职场准妈妈巧妙应对四大难题

职场工作可以让准妈妈生活得更加规律、充实和快乐，身心能够得到锻炼，但是职场准妈妈肯定会遇到一些问题。下面介绍职场准妈妈面临的四大难题及应对方法。

难题一：上下班难

随着准妈妈肚子越来越大，身体越来越笨重，行动也愈发迟缓，上下班路上及外出时要格外小心，一般不要单独外出。上下班路上，要选择合适的交通工具，如果公交车和地铁太挤的话，就选择出租车。还要尽量错开上下班高峰期出行，如上班提前10分钟出发，下班延迟10分钟回家。不要小看这10分钟时间，它会让你的安全系数大增。

难题二：吃饭不固定

孕期的营养需求不容易得到保证。由于上班时间紧张，许多准妈妈通常是早餐胡乱吃些；中午在公司里吃食堂，营养当然谈不上；晚上到家里又吃得太好太饱。准妈妈一定要记得定时定量吃饭，也不要忘了在办公室里准备一些有营养的零食或水果充

饥。每天准备一些小食品可以让你更好地保证营养需求。

难题三：容易犯困

夜间睡眠质量不佳，这让很多职场准妈妈特别头疼。由于胎儿的胎动是不分白天黑夜的，让人不容易入睡，所以晚上一定要注意休息。因为白天的工作更容易让准妈妈犯困，所以一定要注意在公司里午休一下，不要小看短时间的午休，它对怀孕中的准妈妈和胎儿都是十分珍贵有益的。

难题四：工作负担重

由于有孕在身，准妈妈的身体要承受很大的压力和负重，所以不能适应高强度的工作，原先能够胜任和轻松完成的工作，现在就需要同事的帮助和照顾。在职场上，良好的人际关系很重要，通常在这个时候，周围的同事和领导都能对你非常关照。所以，为了你和腹中的胎儿，就安心地接受他们的好意吧！

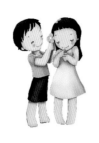

第 **100** 天

益生菌，准妈妈和胎儿健康的保障

✻ 益生菌的益处

益生菌是对人体有益的细菌。益生菌含有多重保健功效，孕期经常食用含益生菌的牛奶、酸奶、新鲜乳酪等对胎儿和准妈妈都大有裨益。

益生菌的整肠作用能够调整肠道，防止腹泻，预防胃溃疡。益生菌能够遏制肠道中部分巨噬细胞、T细胞及淋巴细胞的滋长，使免疫球蛋白增加，因而能强化人体免疫系统，增强人体抗病能力。

此外，益生菌还能预防阴道感染，它可以通过降低pH值来抑制有害细菌的生长，还可以通过与有害细菌竞争空间和资源而遏制它们。

✻ 益生菌怎么进食

当温度超过60℃时，益生菌会进入衰亡阶段。因此，准妈妈最好是在益生菌产品在冷藏状态下取出后直接食用，避免高温加热。益生菌产品最佳食用时间为饭后。

✻ 益生菌吃多少才有效

益生菌的摄取需要达到30亿～50亿个才有效，虽然市场上销售的酸奶及其他含益生菌饮品多标榜有高达数百亿的活菌，然而这并不表示其对人体完全有用。而一般益生菌饮品多含有砂糖，热量高，过度摄取将徒增身体的负担。

因此，建议准妈妈要注意益生菌饮品的摄入量，以每天一杯左右为宜，虽然可能无法立即达到改善胃肠功能的效果，然而长期饮用有助于胃肠道益生菌的生长。

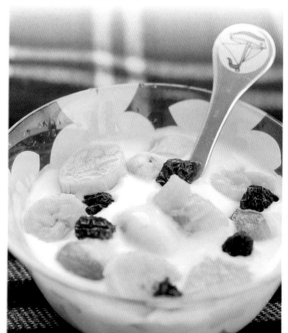

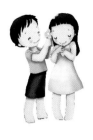

适合孕期饮用的纯天然自制饮品

茅根竹蔗水

【材料】

茅根100克，竹蔗200克，马蹄100克，梨（或胡萝卜）100克，水2升。

【做法】

将茅根剪成段，竹蔗洗净、劈开；马蹄洗净，切小块；梨洗净切小块。将以上材料放入布袋扎紧，放入砂锅，加水，大火煮沸，再小火煮40分钟，凉凉饮用。

【功效】

茅根和竹蔗都有清热除烦、利尿的作用，孕期饮用能够缓解和预防水肿。

冬瓜糖水

【材料】

无花果干4个，冬瓜糖100克，去皮绿豆（或薏米）100克，蕉叶2片，水2升。

【做法】

蕉叶洗净，放入砂锅，大火煮沸后放入无花果干、冬瓜糖、去皮绿豆（或薏米）小火煮30分钟。

【功效】

薏米和绿豆都有利水消肿、健脾去湿的作用，孕期经常饮用这道饮品能够缓解水肿、淡化妊娠斑。由于薏米有刺激子宫的作用，可将薏米换成去皮绿豆。但是如果有水肿、小便不利、脾虚泄泻等症状，准妈妈可以在有经验的中医师或中药师指导下食用薏米。

银耳百合汤

【材料】

银耳20克，赤豆20克，新鲜百合0克，海底椰10克，莲子15克，水2升。

【做法】

材料洗净，赤小豆、莲子放入锅中，小火煮沸，再加入银耳、海底椰、新鲜百合小火煮30分钟，过滤饮用。

【功效】

海底椰有滋阴补肾、润肺养颜、强壮身体机能的作用，能够清燥热、止咳；银耳、百合、莲子均为润肺佳品，孕期经常饮用，能够预防呼吸系统疾病，还能滋润肌肤，防止皮肤干燥。

第 102～103 天
孕期如何挑选内衣

❋ 如何挑选内衣

选择纯棉面料的内衣

纯棉面料的内衣柔软舒适、吸汗性强且易于清洗，比较适合孕期准妈妈的敏感皮肤，不易引起瘙痒、皮疹等。

选择袖口和下摆弹性好的内衣

内衣下摆和袖口过紧，会紧缚皮肤，阻碍血液循环，影响乳腺发育。弹性好的内衣能适应准妈妈在孕期的生理变化，没有上述担忧。

选择保暖性好的内衣

最好选择能盖过腹部的内衣。准妈妈的腹部一旦着凉，容易发生血液凝结，可能会导致胎儿流产、早产。

选择不含刺激性物质的内衣

内衣如果在加工时添加化学药剂或其他刺激性物质，准妈妈穿后，刺激性物质会通过皮肤进入血液，从而引起皮疹，且影响胎儿的健康。

❋ 如何挑选内裤

选择纯棉面料的内裤

进入孕期后，准妈妈的阴道分泌物会增多，而纯棉面料的内裤柔软舒适，吸水性和透气性好，有利于保持阴部清洁干爽。

选择薄厚、长短合适的内裤

内裤的薄厚，要根据季节、温度的变化来选择。而内裤的长度，以能包裹住腹部和臀部这样的长度为最佳，但具体也要以个人的舒适度为准。

选择松紧合适的内裤

如果内裤的束带过紧，会挤压腹部，减少胎盘的血流量，危及胎儿的正常生长发育。选择束带稍微宽松些的内裤，准妈妈会感觉比较舒适。

选择覆盖式内裤

覆盖式内裤的最大好处是可以自己调节松紧度，以满足怀孕时期不同阶段的体形变化。这种内裤采用强力弹性伸缩蕾丝腰围设计，裤腰能盖住肚脐以上的部分，不仅保暖而且舒适。

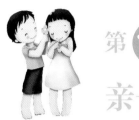

闲暇时光，陪着大宝涂涂画画吧！数字游戏，既能涂色，又能学习数字，真是一举两得！找出图中的数字0～6。

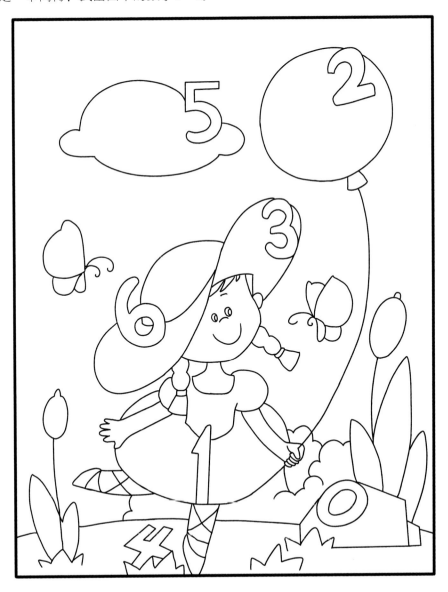

第 16 周

胎儿长出皮下脂肪，准妈妈感觉到胎动

16周，这是一个让所有准妈妈都非常期待的时刻。因为从现在起，到你能感觉到胎动的美妙时刻离你越来越近了。

身体变化

现在，你的体重可能已经增加了2千克～4.5千克。这期间准妈妈下腹部膨隆，感觉下坠，常常有心慌、气短的感觉，甚至便秘。

到第16周末，子宫底的高度，处在耻骨联合与肚脐之间。这时，阴道分泌物仍较多，腰部沉重感、便秘、尿频等现象依然存在。

本周重要事项

第一次胎动：有些准妈妈在本周能够感觉到第一次胎动了。这个时候的胎宝宝运动量不是很大，动作也不激烈，准妈妈通常觉得这个时候的胎动像鱼在游泳，或是"咕噜咕噜"吐泡泡，跟胀气、肠胃蠕动或饿肚子的感觉有点儿像，没有经验的准妈妈常常会分不清。如果感觉到第一次胎动，记得记录下时间哦，以便下次产检的时候告诉医生。

子宫中的胎儿

16周的胎儿身长大约有16厘米，体重增加到110克。胎儿在本周发生的最重要的事情就是他自己会在子宫中玩耍了。胎儿在子宫中最好的玩具就是脐带了，他有时会拉它，用手将脐带拉紧到只能有少量空气进入。不必太担心，16周的胎儿自己已有分寸，他不会让自己一点儿空气和养分都没有的。另外，循环系统和尿道在这时也完全进入了正常的工作状态。

这时候，胎儿的皮肤还是很薄很透明的，可以看到皮肤下面的血管。胎儿的肺在此时可以不断地吸入和呼出羊水了。

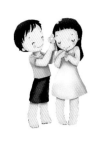

水果和蔬菜：最好的维生素来源

维生素在人体内起着类似润滑剂的作用，如果准妈妈缺乏维生素，其他的营养素将无法发挥应有的功效。准妈妈需要的维生素主要有维生素A和维生素C。

维生素A可以保持准妈妈皮肤的健康，能够增强膀胱、肾脏、肠、支气管及阴道的抗感染能力。另外，还可以促进胎宝宝的视力发育和骨骼的生长。

含有丰富维生素A的食物有牛奶、鸡蛋、鱼类、动物的肝脏等。含有丰富的维生素C的食物是各类水果和蔬菜，在常见的水果中以猕猴桃中的维生素C含量较高。

❋水果、蔬菜中维生素含量充足

水果、蔬菜中含有丰富的维生素C。维生素C是细胞之间的粘连物，它不仅可以修补伤口，还可以激活白细胞，使之吞噬细菌，增强抗病能力。水果中含有丰富的维生素，而且洗净或削皮后可以生吃，有益于维生素的保存、吸收和利用。因此，准妈妈一日三餐之外，还应适当增加水果的摄取，以满足自身及胎宝宝对维生素的需要。

❋水果蔬菜要均衡补充

虽然水果和蔬菜都含有丰富的维生素，但是两者还是有本质区别的。水果中的膳食纤维成分并不高，但是蔬菜里的膳食纤维成分却很高。过多地吃水果而不吃蔬菜，就直接减少了准妈妈膳食纤维的摄入量。并且有的水果中糖分含量很高，孕期饮食中糖分含量过高，还可能引发准妈妈患上妊娠期糖尿病等并发症。

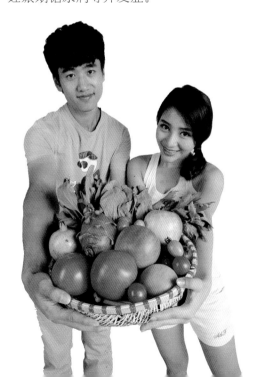

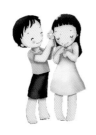

给宝宝补钙，要从孕期补起

胎儿骨骼形成所需要的钙完全来源于母体，准妈妈消耗的钙量要远远大于普通人，因而有些准妈妈光靠饮食中的钙是不够的。如果孕期钙摄取不足可造成肌肉痉挛、抽筋，还可导致孕妇骨质疏松，引起骨软化症。

✽孕期应该怎样补钙呢？

孕中期适宜补充含钙丰富的营养品。中国营养学会所推荐的孕中期钙的供给量标准为每天1000毫克，而我国传统的饮食习惯，人均日摄入钙量约为600毫克，与之相差甚远。因此，孕中期的准妈妈要注意多摄入富含钙的食物。如果在饮食上达不到要求，可以适当补充含钙丰富的营养品。

补钙应以饮食为主，补钙产品为辅。补钙首先应该从丰富食物种类、均衡饮食结构入手，尽量通过改善饮食结构，达到从天然食品中获取足量钙的目的，其次是选择补钙产品。

在中国营养学会推荐的食物中，含钙量较高的食品包括：

乳类与乳制品： 牛奶、羊奶及其奶粉、乳酪、酸奶、炼乳。

豆类与豆制品： 黄豆、毛豆、扁豆、蚕豆、豆腐、豆腐干、豆腐皮等。

水产品： 鲫鱼、鲤鱼、鲢鱼、泥鳅、虾、虾米、螃蟹、海带、紫菜、蛤蜊、海参、田螺等。

禽蛋： 肉、鸡蛋、鸭蛋、鹌鹑蛋等。

蔬菜类： 芹菜、油菜、萝卜缨、香菜、雪里蕻、黑木耳、蘑菇等。

水果与干果类： 柠檬、枇杷、苹果、黑枣、杏脯、橘饼、桃脯、葡萄干、核桃、西瓜子、南瓜子、桑葚干、花生、莲子等。在补钙的同时，还要补充足够的维生素D，以促进钙的吸收。

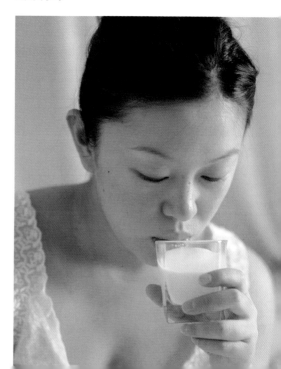

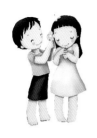
误区1：喝骨头汤是补钙最好的方法。其实，喝骨头汤补钙的效果并不理想。骨头汤中的钙不容易溶解到汤中，也不容易被人体的胃肠道吸收，反而会使准妈妈体重猛增。

误区2：选择补钙产品盲目跟风。在正常情况下，人体对钙的吸收率大致在30%。准妈妈可在医生的指导下补充钙质，不宜自己盲目选择补钙剂。

误区3：补钙吃钙片就可以了。对准妈妈来说，通过膳食调整补钙才是首选。准妈妈补钙的基本原则应是以食物为主，不足部分才可通过钙片补充。

误区4：钙片与饭菜同时服用。一般来说，植物性食物含有较多的鞣酸和草酸，二者与钙离子结合，会形成不溶性钙盐，不能被人体利用而直接排出体外；动物性的食物含有大量的脂肪，过多的脂肪酸可以与钙离子结合成钙皂，也不能被人体所利用。因此，在进餐时服用钙剂就会使人体对钙的吸收率下降而造成浪费。

误区5：植物钙源比动物钙源好。生物学中"相似相溶"的道理说明，最好的钙源是来自哺乳动物的骨骼。它与人的骨骼成分基本相同，且亲和力强，同时含有促进钙吸收和利用的各种活性因子，更利于人体对钙的吸收。

✳ 补钙食物首选牛奶

牛奶是动物性食品中含钙最高的食物之一，是钙最好的来源。牛奶中的钙既丰富，又好吸收，补充了植物性食品中钙吸收利用率较差的缺陷。每升牛奶约含有900毫克的钙，且容易为人体吸收利用，很少刺激胃肠道，能有效地维持人体酸碱平衡，是准妈妈的理想饮品。经常饮用牛奶可预防缺钙，让胎儿拥有健壮的骨骼。另外，牛奶还富含磷、钾、镁等多种矿物质，可提高机体免疫力。牛奶中有优质的蛋白质。蛋白质以酪蛋白为主，其次还有乳白蛋白和乳球蛋白，这三种蛋白质都是生理价值高、消化吸收率也很高的优质蛋白质，并且，含有丰富的赖氨酸和蛋氨酸，能补充谷类蛋白质的不足。

神奇的胎动

孕16～20周，大多数准妈妈都可以感受到胎动，夜间尤为明显。孕28～34周胎动最为频繁，接近足月时略微减少。妊娠过期胎动次数明显减少。

胎动一般每小时3～5次，12小时内胎动为30～40次。一天之中，早晨胎动次数较少，下午6点以后增多，晚上8～11点胎动最活跃。这说明胎儿有自己的生物钟。胎动的强弱和次数，个体之间差异很大，有的12小时多达100次以上，有的只有30～40次。巨大的声响、强光刺激、触压准妈妈腹壁均可使胎动次数增加。

✴学会数胎动

每个胎儿都有自己的胎动规律，准妈妈要把握自己宝宝的胎动规律，学会自己数胎动。

胎动变化能反映胎儿的安危状况，胎动突然增多或减少都可能是在向你发出警告：胎儿缺氧了！

胎动减少是胎儿高度危险或临近死亡的信号。所以，学会数胎动是监护胎儿安危的重要方法。孕28周后，准妈妈应每天数3次胎动，早、中、晚各1次，每次数1小时。取左侧卧位双手置于腹部，感觉胎动并计数。

每日将早、中、晚记录的3次胎动次数相加乘以4，即为12小时胎动次数。如果每小时胎动数少于2次，12小时胎动次数少于20次，应重新测定。如果每12小时胎动数少于10次，就提示胎儿宫内缺氧，需要立即去医院救治。

✴胎动的形式

全身性运动

胎儿在妈妈腹中会做整个躯干的运动，如翻身。这种运动力量比较强，而且每一下动作持续的时间比较长。

下肢运动

准妈妈常常会感觉到胎儿的踢腿运动。这种动作很快，力量比较弱，每次胎动持续时间一般在1秒以内。

肢体运动

胎儿还会伸伸胳膊，扭一下身体，每次动作持续时间一般为1～15秒。

胸壁运动

胎儿的胸壁运动比较短暂而微

弱，一般准妈妈不易察觉。

❋什么是不正常胎动

胎动减少或消失

多数情况下，胎儿在发生危险的前几天到1周内，往往先有胎动减少，然后胎动消失。从胎动完全停止到胎心消失的时间一般不超过48小时，多数在24小时左右。胎动减少或消失是胎儿宫内严重窒息、生命垂危的紧急信号。

胎动过频

胎动频繁，无间隙地躁动，常代表胎儿早期缺氧，是胎儿因缺氧而挣扎的信号。若不能及时改善缺氧情况，则胎动强度会逐渐减弱，次数逐渐减少，甚至停止，说明胎儿生命垂危。

强烈胎动

胎动有时还会反映出急性胎儿宫内窒息的情况。如脐带受压时，胎儿表现为突然发生强烈胎动。

若脐带受压不解除，随着胎动减少、消失，胎儿就会死亡。所以对此种胎动也应注意。此种胎动异常有时可通过改变体位而好转，例如改为左侧卧位、右侧卧位或膝胸卧位等。

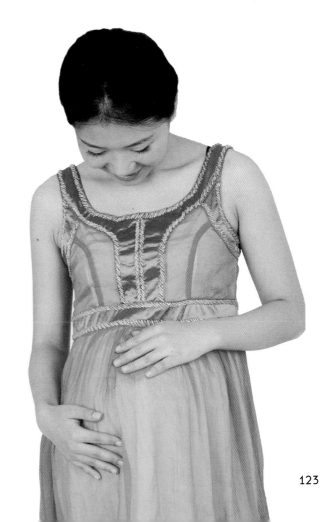

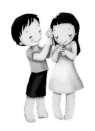

第111天
准妈妈孕期洗浴有讲究

准妈妈夏季应每天洗澡，春秋两季每周洗2~3次，冬季每周洗1次。空腹或饭后1小时内不宜洗澡。准妈妈在洗澡前要做好安全措施，以防滑倒摔伤或缺氧晕倒等意外发生。

✿孕期洗澡水温莫太高

无论春夏秋冬，洗浴的水温最好与体温接近，即35℃左右。过高的水温会使准妈妈的体温升高，从而使羊水温度升高，可能影响胎儿的脑细胞发育。

准妈妈每次洗澡的时间不要超过15分钟。洗澡时间过长，可能引起脑缺血，发生晕厥，还会造成胎儿缺氧，影响胎儿发育。

孕期不宜盆浴，宜淋浴

怀孕初期，准妈妈的腹部较小，可以用淋浴方式来清洁身体。孕期不宜盆浴，盆浴容易让准妈妈滑倒和引起感染。怀孕中后期，准妈妈的肚子变大了，可以坐在有靠背的椅子上淋浴，避免因重心不稳或地面太滑而摔倒。

✿要防止滑倒

在浴室里设置防滑垫，喷头四周要安上稳固的扶手，准妈妈最好穿上防滑拖鞋入浴。准妈妈在洗浴前应将所有的洗浴用品放在方便拿取的地方，以免滑倒。如果准妈妈的肚子已经很大了，为了安全起见，可请家人陪同入浴。

✿浴室应通风良好

浴室应保持良好的通风，以免浴室空气不好，引起准妈妈缺氧头晕。洗完澡后要赶紧擦干身体，洗完头发要马上将头发擦干。夏天洗浴后要穿好衣服再走进有空调的房间，避免着凉。洗澡时，最好不要锁上浴室门，这样万一摔倒或晕倒时，方便家人及时处理。若准妈妈进入浴室太久没有动静，家人应该随时问候一下，以免准妈妈出现不适及时进行照料。

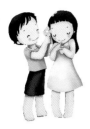

第 **112** 天

亲子时光：和大宝一起学画
简笔画（猴子）

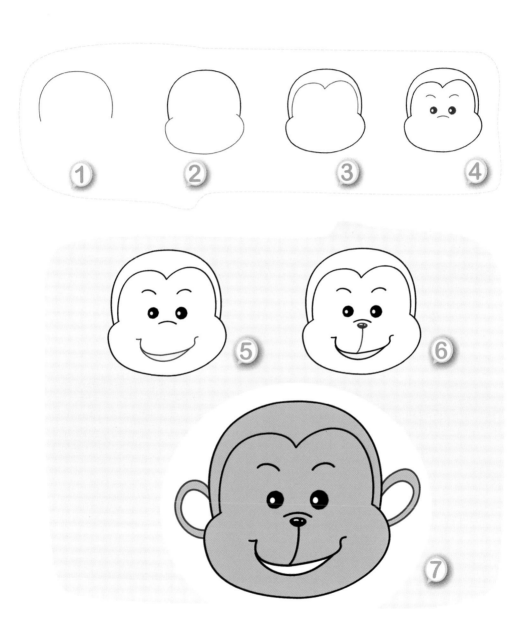

① ② ③ ④

⑤ ⑥

⑦

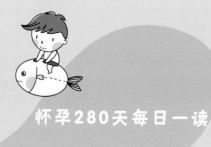

怀孕280天每日一读

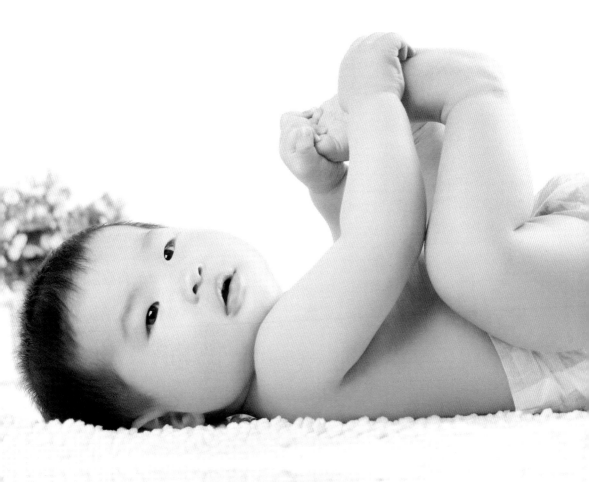

孕**5**月　营养、运动、胎教
皆不可少

第 17 周

胎儿发育更加完善，准妈妈要预防贫血

进入孕5月，是不是越来越有做妈妈的感觉了？腹部变大变重，走路也有了特别的"孕妇范儿"。现在是胎教的最佳时期，胎儿可以听到你的各种声音，胎儿最喜欢的就是听到妈妈温柔的说话声哦！

身体变化

本周，你的小腹更加突出，乳房变得更加敏感、柔软，甚至有些疼痛。有时你可能感到腹部一侧有轻微的触痛，这是因为子宫在迅速地增长。有时下腹像有一条小虫似的一下一下地蠕动，或者感觉像小鱼在腹中游动，这是胎儿在羊水中蠕动、挺身体、频繁活动手和脚、碰撞子宫壁而引起的胎动。

本周重要事项

1.羊水穿刺：如果孕检唐氏筛查结果为高危，或者夫妻双方有染色体异常，或曾经生育过先天性缺陷儿等情况，医生会要求准妈妈做羊水穿刺检查。最佳穿刺抽取羊水时间是妊娠16～20周。

2.B超检查：有些医生会在本周建议你做B超检查，以确定胎儿的器官是否发育正常并且能查出患有特定基因缺陷的迹象。

子宫中的胎儿

胎儿现在约有18厘米长，重150克～200克，看上去像一个梨。在今后的3周内，他将经历一个飞速发育的过程，重量和身长都将增加两倍以上。17周时胎儿的听觉能力开始健全了，他可以听到你说话哦。

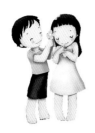

孕期感染性病怎么办

✲孕期感染淋病怎么办

淋病的病原体是淋病双球菌，主要由性接触传播，间接感染者极少。许多女性感染淋病后并无症状。

在有症状的淋病患者中，早期感染常常限于下生殖道及泌尿道，随后因病情的发展可以累及上生殖道。急性淋病患者常常出现尿痛、尿频、排尿困难等急性尿道炎的症状，同时出现黄色脓性白带增多，外阴部烧灼感。部分患者还可能出现前庭大腺炎表现。

妊娠早期，淋菌性宫颈炎可导致感染性流产。妊娠晚期，淋病可引起早产、胎膜早破、羊膜绒毛膜炎。胎儿在经过感染准妈妈的子宫颈时，易得淋菌性结合膜炎或败血症。

未发现淋病与胎儿畸形有关，故怀孕期间任何时期感染淋病不一定需要终止妊娠。准妈妈患淋病，首选头孢曲松钠治疗，再根据病情选择治疗方案。淋病治疗一周后，再做一次细菌培养，确定是否完全治愈。在妊娠末期与分娩前应复查，以便早发现感染。

✲孕期感染尖锐湿疣怎么办

尖锐湿疣由人乳头状瘤病毒感染引起，属性传播疾病。好发部位为会阴部、大小阴唇、阴蒂及肛门周围。

尖锐湿疣起初为小的乳头状疣，逐渐增大或互相融合成鸡冠状或菜花状团块，质地稍硬。尖锐湿疣可以发生在妊娠期、分娩期及产后，感染胎儿或婴幼儿，引起新生儿或婴幼儿咽喉乳头状瘤及肛门生殖器尖锐湿疣。

婴幼儿咽喉乳头状瘤及肛门生殖器尖锐湿疣的发生率极低。剖宫产分娩可减少婴幼儿及青少年发生咽喉乳头状瘤及肛门生殖器尖锐湿疣的机会。

孕期治疗尖锐湿疣可选用手术治疗、激光治疗及冷冻治疗，避免采用药物治疗。在孕26～32周治疗效果最好。

✲生殖道疱疹

生殖道疱疹是由单纯疱疹病毒所引起的疾病。孕期生殖道疱疹病毒感染可在宫内感染胎儿及分娩时感染新生儿。在孕早期感染生殖道疱疹病毒，可经胎盘感染胎儿，引起胎儿畸形，如小脑畸形、小眼球、视网膜发育不全及脑钙化等，也可引起早产或胎死宫内。存活的新生儿可出现围产期疾病或严重的神经系统后遗症。胎儿经阴道分娩时受母体生殖道疱疹感染后，可引起新生儿疱疹性结膜炎、角膜炎及全身感染。

患生殖道疱疹期间，应避免性生活，避孕套不能完全防止病毒的传播。患生殖道疱疹的女性如果到妊娠末期仍未治愈，最好行剖宫产终止妊娠，以免新生儿感染。

❋ 梅毒

梅毒是由梅毒螺旋体引起的性传播疾病，90%以上梅毒患者是由性接触而传染，在感染后1年内又未经治疗的患者最具传染性，此时若有性接触可使性伴侣感染此病。少数患者可因与梅毒患者皮肤黏膜发生非性接触的直接接触而受到传染，如普通的接吻、握手、器械检查、哺乳等。少数患者可因接触带有梅毒螺旋体的毛巾、剃刀、餐具、内衣、被褥、医疗器械、输血等间接被传染。

准妈妈患梅毒可通过胎盘传给胎儿导致先天性梅毒，但并不是所有的患梅毒的准妈妈生下的胎儿都患有先天性梅毒。梅毒通常在怀孕四五个月之后，才会通过胎盘传给胎儿，所以怀孕刚开始的四五个月之前，不必担心会传给胎儿，后期只要一发现就马上治疗（治疗准妈妈同时治疗胎儿），这样就能避免生出先天性梅毒儿。

❋ 艾滋病

艾滋病是由人类免疫缺陷病毒（英文缩写HIV）引起的。艾滋病可造成母婴传播。母亲是艾滋病患者或感染者，可通过血液或母乳将艾滋病病毒传播给胎儿或新生儿，已感染艾滋病病毒的女性生育的孩子有1/3可能会从母体感染艾滋病病毒。大部分带有艾滋病病毒的孩子会在3岁以前死亡。

目前，对艾滋病虽然可以控制感染，延缓发病，但尚无法治愈，所以建议女性在患病期间不要怀孕。如果是在怀孕中发现感染的，则最好能终止妊娠。

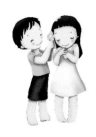

第 115 天
二胎准妈妈可以带上大宝一同出游

这个时期是准妈妈身体最为稳定的时期，准妈妈可以选择外出旅游，怀二胎的妈妈可以带上大宝一起出行，在愉快的旅行中，让大宝多多享受妈妈的关爱，也可以进一步培养他和腹中小宝宝的亲密关系。

❋ 做好旅行计划

准妈妈可以事先做一些功课，选择风景迷人、适合度假的岛屿、海滨城市作为目的地，这些地方旅游设施、医疗设施相对比较成熟、安全，准妈妈可以在沙滩漫步，大宝可以尽情地在海水里、沙滩上撒欢。出游的时间最好是避开节假日高峰期，选择客流量较少的工作日或淡季出门，相对来说价格也更实惠。

最好不要参加行程紧凑的旅行团。此外，准妈妈在出发前必须查明目的地的天气、交通、医疗与社会治安等状况，要根据当地的具体情况和准妈妈的身体状况，随时调整行程。

❋ 旅行途中要有人陪同

准妈妈不宜独自出游，也不要与陌生人出游。最好有亲朋好友在身边陪伴，这样不仅会使旅程较为愉快，而且当准妈妈疲劳或不舒服时，也能及时得到照顾。

❋ 注意旅途安全

准妈妈在出游时，要特别注意旅途的安全。如果在旅途中长时间空气不流通，就会导致准妈妈缺氧及子宫收缩，所以准妈妈连续坐车最好不要超过2个小时。火车比汽车更适合准妈妈乘坐。如果搭乘飞机，也有一些限制，怀孕18～32周可以搭乘短程飞机，尽量避免长途飞行。

旅行前，准妈妈应事先掌握目的地的医疗资源，在旅途中应注意休息，避免奔波劳累。如果存在出血、先兆早产及其他危险因素，就不宜出门旅行。

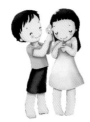
准妈妈外出旅行时要穿平底防滑的鞋子，穿宽松舒适的衣裤，同时还要考虑到早晚天凉、气候多变等因素，多备几件衣服；带好每日服用的维生素、适合孕妇的抗腹泻药、口服的肠胃药、小袋的奶粉、健康的小零食，以及个人洗漱用品等。另外，最好把孕期体检报告带上，以防准妈妈出现状况，能与医生及时沟通。

准妈妈在出游前应在进行产前检查的医院再就诊一次，向医生说明整个行程计划，征求医生意见。在得到医生许可后方可出行。在出行时，要注意以下几项内容。

❋衣

若旅行地区的气候较冷，准妈妈衣着以穿脱方便的保暖衣物为主，如帽子、外套、围巾等，以预防感冒。若旅行地区的气候比较热，帽子、防晒霜、润肤乳液则必不可少。准妈妈最好穿轻便的平底鞋，必要时可佩戴托腹带，以减轻不适。

❋食

准妈妈应尽量避免进食生冷、不卫生或难消化的食物，以免造成消化不良、腹泻等。奶类、海鲜等食物容易变质，若无法确定是否新鲜，应以不吃为宜。多吃蔬菜和水果，以防脱水与便秘。

❋住

准妈妈外出旅行时，应避免前往交通不便的地区，也不要去蚊蝇多、卫生条件差的地区，更不要去传染病正在流行或高发的地区。

❋行

准妈妈乘坐汽车、飞机时要系好安全带，不要憋尿。最好能每小时起身活动10分钟。不要搭坐摩托车或快艇，若登山要注意安全，量力而行。

❋玩

准妈妈旅行时运动量不要太大。运动量太大会使准妈妈体力损耗过多，易导致流产、早产或破水。准妈妈不宜参与过于刺激或危险性高的活动，如坐过山车、海盗船，玩自由落体、冲浪、滑冰等。

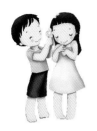

亲子时光：说说绕口令

绕口令是语言训练的好教材，认真练习绕口令可以使头脑反应灵活、运气自如、吐字清晰、口齿伶俐，可以避免口吃，更可作为休闲逗趣的语言游戏。绕口令的特点是将若干双声、叠韵词汇或者发音相同、相近的语词和容易混淆的字有意识地集中在一起，组合成简单、有趣的韵语，形成一种读起来很绕口，但又妙趣横生的语言艺术。其内容诙谐而活泼，节奏感较强，富有音乐感。

捉兔

一位爷爷他姓顾，
上街打醋又买布。
买了布，打了醋，
回头看见鹰抓兔。
放下布，搁下醋，
上前去追鹰和兔，
飞了鹰，跑了兔。
打翻醋，醋湿布。

涩柿子与石狮子

树上结了四十四个涩柿子，
树下蹲着四十四头石狮子；
树下四十四头石狮子，
要吃树上四十四个涩柿子；
涩柿子不让石狮子吃涩柿子；
石狮子偏要吃涩柿子。

颠倒歌

太阳从西往东落，
听我唱个颠倒歌。
天上打雷没有响，
地上石头滚上坡。
江里骆驼会下蛋，
山上鲤鱼搭成窝。
腊月炎热直流汗，
六月寒冷打哆嗦。
妹照镜子头梳手，
门外口袋把驴驮。

小柳和小妞

路东住着刘小柳，
路南住着牛小妞。
刘小柳拿着大皮球，
牛小妞抱着大石榴。
刘小柳把大皮球送给牛小妞，
牛小妞把大石榴送给刘小柳。
牛小妞脸儿乐得像红皮球，
刘小柳笑得像开花的大石榴。

第 18 周

胎儿双手更加协调，准妈妈更有"孕味"

到了这一周，准妈妈的腹部更加凸出，"孕味"越来越明显。在感受他人投来祝贺的目光时，为了腹中胎宝宝的健康成长，应该时刻警惕危险及潜在危险的发生。

身体变化

准妈妈的外形体征更为明显，腹部隆起，子宫继续增大，子宫底在肚脐下面两横指的位置上。由于体形的变化及身体负荷的增加，准妈妈变得容易疲倦，偶尔还会出现身体失去平衡的情况。同时，一些准妈妈还会受到痔疮的困扰。

本周重要事项

每天数胎动： 从现在开始，数胎动应该成为准妈妈每天必做的功课。时间最好固定在每天晚间8～9点，胎动一般1小时3～5次。坚持每天数胎动是监测胎宝宝是否一切正常的最佳途径。

子宫中的胎儿

18周的胎儿身长大约20厘米，体重约200克，胎儿此时小胸脯一鼓一鼓的，这是他在呼吸，但这时的胎儿吸入呼出的不是空气而是羊水。胎儿在子宫里会比较活跃，而大部分孕妇也是在孕18周左右第一次感觉到胎动的。

18周的时候，如果是女孩，她的阴道、子宫、输卵管都已经各就各位；如果是男孩，他的生殖器已经清晰可见，当然有时因胎宝宝的位置的不同，小小的生殖器也会被遮住。

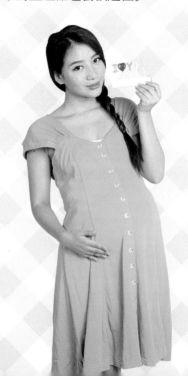

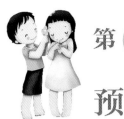

第 120 天
预防孕期便秘

女性怀孕后，内分泌激素会发生很大变化。胎盘分泌大量的人绒毛膜促性腺激素能使胃排空时间延长、肠蠕动减慢、胃肠道平滑肌张力下降及蠕动能力减弱。这样，就使吃进去的食物在胃肠道停留的时间加长，不能像孕前那样正常排出体外。另一方面，孕期随着子宫的日益膨大，肠管会被挤向一侧或推向上腹部，导致残渣食物在肠道停留时间加长，其中的水分又被肠壁细胞重新吸收，致使粪便变得又干又硬，难以排出体外。

因此，准妈妈很容易患上便秘。患便秘的准妈妈，轻者食欲减低，因而更加重肠道功能失调；严重者可诱发腹痛、腹胀，甚至可能导致肠梗阻，并引发早产，危及母婴安危。那么，怎样才能有效预防孕期便秘呢？

✳ 调整饮食习惯

过于精细的饮食会造成排便困难，所以准妈妈要适当吃些富含膳食纤维的蔬菜、水果和粗杂粮。

饮食要有规律，切勿暴饮暴食。每天晨起坚持喝一杯温开水。这样能刺激肠道蠕动，使大便变软易于排出体外。

✳ 讲究饮水技巧

每天注意多饮水，但要掌握饮水的技巧，否则即使喝了水也不一定有什么效果。比如，每天在固定的时间饮水，要大口大口地喝，但不是牛饮，使水尽快到达结肠，而不是很快被肠道吸收到血液。这样，就可使粪便变得松软，容易排出体外。

✳ 注意定时排便

坚持定时排便，并在每天晨起或早餐后如厕。

不要忽视便意。不能强忍着不排便，如厕时间也不能过长，否则不仅会使腹压升高，还会给下肢血液回流带来困难。

✳ 坚持每天运动

准妈妈应该适当运动，比如散步、做些简单家务等。适当的运动可以改善腹部血液循环，提高肠蠕动功能，使排便通畅。

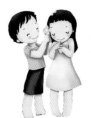

第 121 天

准妈妈补钙不要过量

这个月胎儿开始形成骨骼、牙齿、五官和四肢，大脑也开始形成和发育。除了保证蛋白质、维生素、碳水化合物、矿物质的基本供给外，还要特别注意补充含钙食物。钙是构成牙齿和骨骼的重要材料，胎儿所需的钙通过母体获得，因此，必须注意多食含钙丰富的食物，及时补钙。从怀孕第5个月起，准妈妈就要增加钙的摄入量，每天1000毫克左右即可。

✽ 食物补钙

为了配合胎儿骨骼发育的需要，应当吃含钙量多且易吸收的食物，如小鱼、虾皮、牛奶、芝麻酱、鸡蛋、豆腐、海带等。其中，牛奶中含有大量的钙。另外，还要多晒太阳，促进钙的吸收。如果严重缺钙，就需要服用钙片来增加，但不宜盲目补钙，更非多多益善。补钙过量也会产生许多危害。

✽ 整个孕期不宜一直服用钙片

对于一些缺钙的准妈妈来说不需在整个孕期都服用钙片来补钙，只需在孕24～28周服用，然后在孕32周再开始吃钙片，直到分娩即可。平时只需通过饮食来补钙。

✽ 补钙不宜过量

孕妇长期采用高钙饮食，过量加服钙片、维生素D等，对胎儿有害无益。胎儿有可能患高血钙症，出生后婴儿囟门过早闭合、颚骨变宽而突出、鼻梁前倾、主动脉窄缩，既不利于婴儿的生长发育，又有碍美观。孕妇血中钙浓度过高，会出现软弱无力、呕吐和心律失常等。因此，孕妇不要随意大量服用钙制剂和鱼肝油。孕妇在妊娠期间大量服用钙剂、高钙食品或维生素D，可使胎儿的牙滤泡在宫内过早钙化而萌出。

第 122 天

准妈妈常见的皮肤问题

准妈妈的皮肤在孕期会发生一些变化，一般分娩后即能恢复。

❋ 色素沉着

色素沉着会在产后改善。准妈妈在孕期应注意防晒，补充富含蛋白质、维生素B₁、维生素C的食品，控制色素加深。

❋ 皮肤血管扩张

孕期由于休内雌激素水平增高，会引起微血管扩张，准妈妈的皮肤易出现红色或蓝色的血管网。要注意避免日晒、摩擦、化学药品、花粉等刺激。血管扩张通常在产后7周内消失。

❋ 黄褐斑

一些准妈妈会出现黄褐斑，即使出现黄褐斑，也会在分娩后自然淡化。日晒后黄褐斑会加重，要注意防晒。不要滥用祛斑类化妆品，否则会适得其反。

❋ 皮肤肿瘤

孕期出现的表皮肉垂部分会在产后自然脱落。

❋ 蝴蝶斑

蝴蝶斑是由于怀孕期间准妈妈体内孕激素和雌激素分泌的增加，使局部色素沉着，或者是由于脑垂体前叶分泌较多的黑色素细胞刺激素引起的。妊娠期间阳光照射较久、饮食不当、精神状态不佳和遗传因素等也可引起蝴蝶斑。一般在分娩后半年左右可自然消退。但也有少数准妈妈的蝴蝶斑在分娩后不消退，影响面容。

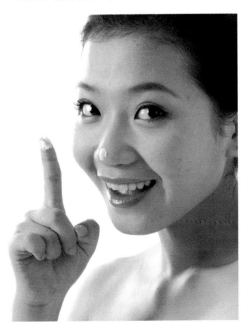

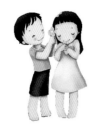

第 123~124 天
孕期最安全的美容方案

妊娠期间，由于激素的作用，有些准妈妈的皮肤会失去光泽，稍不注意还会变得非常粗糙。准妈妈该如何保养皮肤呢？

❋ 洗脸

妊娠期的美容重点就是洗脸。至少早晚洗脸各1次，使用平时常用的洗面奶，将洗面奶倒入手中，双手搓揉出泡沫后在脸上画圆，然后用清水冲洗干净，洗净后用柔软的毛巾轻轻沾去脸上的水，抹上柔和的护肤品。夏天容易出汗，可以在午睡后再洗一次脸，不仅可以去掉油垢，还可为皮肤增加水分，使皮肤湿润光滑，富有弹性。

❋ 防晒

由于激素的作用，准妈妈脸上容易长雀斑，同时受紫外线照射也容易长雀斑，所以不要让强烈的阳光直射脸和其他无遮挡的皮肤。阳光强烈时，外出做好防晒措施，如穿防晒服、打防紫外线伞、戴遮阳帽等，脸上和露出的胳膊、腿上还可抹些防晒霜，以保护皮肤。

❋ 按摩

妊娠期间，准妈妈每天都应进行脸部按摩。按摩既可加快皮肤的血液循环，增进皮肤的新陈代谢，保护皮肤的细嫩，还可使皮肤的机能在产后早日恢复。

按摩前先将脸部洗净，可根据自己皮肤的特性，适量使用一些按摩膏、营养霜和营养乳液等。按摩时从下至上，顺着面部的纹理轻柔地抚摩，或者用手指在面部轻轻地画小圆圈。向上按摩时手指稍微用力，向下画圈时不要太用力。按摩后用纸巾将面部的油脂擦净，用热毛巾敷大约30秒，然后用凉水拍洗脸部。每周按摩2~3次效果最佳。

准妈妈在整个孕期应避免阳光直接照射面部，不吃辛辣等刺激性强的食物，动物脂肪也应少吃。用优质天然洁肤品，不要化彩妆。保持轻松、愉快、平静的心情，睡眠充足，生活有规律，参加适于孕期进行的文体活动。

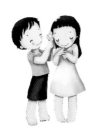

第 125～126 天

亲子时光：数独游戏

准妈妈要保持旺盛的求知欲，使胎儿不断接受良性刺激，这有利于胎儿脑神经和脑细胞的发育。可以说，准妈妈的思想活动对胎儿大脑发育影响极大。

✿ 迷人的数独游戏

数独游戏是一个"$n \times n$"的数字方阵，每一行和每一列都是由不重复的n个数字或者字母组成。1984年，一家日本游戏杂志提出了"独立的数字"的概念，意思就是"这个数字只能出现一次"或者"这个数字必须是唯一的"，并将这个游戏命名为"数独"。从此，这个游戏开始风靡全球。

✿ 游戏规则

1. 数独游戏在"9×9"的方格内进行，"3×3"的小方格，被称为"区"。

2. 数独游戏首先从已经填入数字的格子开始。

3. 每个格子只允许有1个数字，最后保证每一区、每一列、每一行，都是"$1 \sim 9$"这9个数字，且不能重复，即每个数字在每一行、每一列和每一区中都只能出现一次。（答案见147页）

数独游戏1

	7							1
9					6	2	8	
6		2			5	9		
								5
			8	1				
	7		5		3			
	9			6				
2			4			8	6	
	4			3				

数独游戏2

9				2		4		1
		5		9			2	
	4		1				9	7
5				1				
							2	
4			5	7		3		9
	5	3			2	1	8	
			2	8				3

第19周

胎儿感觉器官继续发育

现在你处于比较舒服的阶段，而且还能感到胎儿的运动，你一定很有成就感吧。最可喜的是，胎儿发育畸形的风险降低，流产的威胁也减少，准妈妈该为此庆贺哦！

身体变化

到了妊娠中期，准妈妈的子宫逐渐增大、体重增加、腹部开始隆起。体重增加了3千克～7千克。有些准妈妈的皮肤可能会有一些变化，如上唇、面颊上方和前额周围可能出现暗色斑块。

本周重要事项

1.自测胎儿情况：现在准妈妈应该坚持有规律地数胎动了，时间最好固定在每天晚间8～9点，胎动一般平均每小时3～5次。

2.注意远离吸烟环境：现在的准妈妈应绝对禁止吸烟、喝酒，准爸爸也应避免让你吸到"二手烟"，因为过量的烟被你吸入体内会使胎盘供血不足，影响胎儿身体和智力的发育。

子宫中的胎儿

你的胎宝宝现在大概22厘米长，重200克～250克。他在本周最大的变化就是感觉器官开始按照区域迅速的发展。在脑部，分管触觉、味觉、嗅觉、视觉和听觉等的神经细胞正在分化。胎儿的肾脏已经能够制造尿液。为了防止长期浸泡在羊水中皮肤被腐蚀，胎宝宝的腺体分泌出了一种黏稠的白色油脂状物质，这就是胎儿的皮脂。

胎宝宝的胳膊和腿现在已经与身体的其他部分成比例了。他在子宫中远比你想象的要活跃很多。他的动作不但灵活，而且越发协调，如交叉腿、后仰、踢腿、屈体、伸腰、滚动。胎宝宝现在也许能够听到周围发出的声音，他回应的方式就是变得更加活跃。

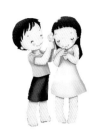

准妈妈驾车，安全第一

❋ 开车不宜穿高跟鞋

准妈妈平时走路都不建议穿高跟鞋，开车更不能穿。拖鞋、塑料底鞋也不要穿，最好是穿运动鞋或者布鞋，这样踩离合或刹车才能更到位，也不会打滑。

❋ 长发要梳起

开车时，准妈妈的长发应该梳起来，尤其是在开着车窗的情况下更应该梳起来，因为车窗外的风很容易把头发吹乱，导致头发挡住视线。

仪表台上不要放硬物、利器、香水瓶等。很多人都喜欢在车前方的仪表台上放很多东西，香水瓶、纸巾盒、钥匙等，这样容易影响察看仪表台上的数据，最关键的是一旦紧急刹车，很容易伤到坐在前排的人；或者一不小心东西掉到准妈妈脚下，影响了汽车的制动，后果不堪设想。而香水中的酒精成分也比较多，对准妈妈的健康不利，所以尽量不要放在车厢里。

❋ 不宜开新车

新购置车的车厢内皮革等气味很重，车内空气污染严重，不利于准妈妈和胎儿健康。新车买回来后应该先打开车门、车窗，放掉一部分化学气味，还可以放些竹炭、菠萝等可以吸收异味的东西。准妈妈最好也不要乘坐新车。

❋ 其他细节

开车时，时速不要超过60千米，准妈妈应避免紧急制动、紧急转向，因为这样冲撞力过大，会使腹中的胎儿受到惊吓。

应尽可能避开交通堵塞的高峰时段，事先要做好路况调查。为防止长时间疲劳开车，可以准备一些舒适的头枕、靠垫等。每天只开熟悉的路线，而且连续驾车尽量不超过1小时。

系安全带时，安全带的肩带置于肩胛骨的地方，而不是紧贴脖子；肩带部分应该以穿过胸部中央为宜，腰带应置于腹部下方，不要压迫到隆起的肚子。身体姿势要尽量坐正，以免安全带滑落，压到胎儿。

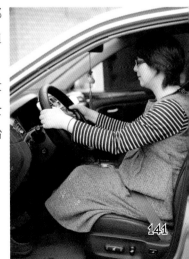

悉心呵护胎宝宝的"天然粮仓"

✽乳房保健方案

坚持穿戴胸罩

乳房日益增大，此时不能为了舒服和方便就不戴胸罩了。因为胸罩的作用就是维持丰满而又美观的乳房外形，所以一定要选购合适的胸罩，并且坚持每天穿戴，包括哺乳期。注意胸罩要松紧适当，太紧了不舒服且压迫乳房，太松了则起不到支撑的作用。

坚持清洁

清洁乳房不仅可以保持乳腺管的通畅，还有助于增加乳头的韧性、减少哺乳期乳头皲裂等并发症的发生。

坚持护理

如果乳房胀得难受，可以每天进行轻柔的按摩，以促进乳腺的发育。也可以采用热敷的方法来缓解疼痛。

✽矫正乳头

乳头内陷的准妈妈，需要进行乳头矫正。准妈妈一只手托起乳房，使乳房耸起，另一只手的食指、中指和拇指拉住乳晕部，从深处向外牵拉乳头，并轻轻在纵横方向上牵引，每次几分钟即可。这种矫正内陷乳头的方法在每天入睡前、起床后及洗浴时都可以进行。

✽乳房按摩方法

由乳房根部向乳头旋转按摩，至乳房皮肤微红时止，最后提拉乳头5～10次。每天早晨起床后和晚上睡觉前，分别用双手按摩5～10分钟，不仅可缓解孕期乳房的不适和为哺乳期做准备，还能促进产后乳房日趋丰满而有弹性。

按摩方法1：由外向里

用右手覆盖在左侧腋窝附近，然后从左向右按摩乳房，另一侧乳房按摩方向相反。

按摩方法2：由下向上

用右手由下向上轻轻按摩左侧乳房；再用左手由下向上轻轻按摩右侧乳房。

> **小贴士**
>
> 乳房较小的准妈妈，孕期切不可使用丰乳霜；乳房较大的准妈妈，也绝不可以使用减肥霜，否则会影响乳腺的正常发育。

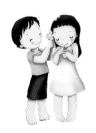

第 **129** 天

准妈妈感染阴道炎怎么办

准妈妈怀孕后，卵巢的黄体便会分泌大量雌激素和孕激素，使白带增多。这是正常现象，但是由于阴道内的分泌物增多，准妈妈非常容易感染阴道炎。

症状

如果阴道分泌物呈乳白色或者稀薄的雪花膏的颜色，气味不强烈，则属于生理性变化，不是疾病，不用担心。

如果白带呈脓样，或带有红色，或有难闻气味，或呈豆腐渣样，并伴有外阴瘙痒时，可能是阴道炎，应立即就医。

预防

内裤、浴巾应保持清洁，必要时放入沸水中消毒5～10分钟。最好每天将换下的内裤用60℃以上的热水浸泡或煮沸消毒。

孕期性爱使用安全套，防止夫妻交叉感染、反复感染。必要时，准爸爸也需要到医院做检查，积极配合治疗。加强锻炼，提高自身免疫力。

少吃甜食： 吃糖较多会导致血糖或尿糖偏高，阴道内糖原增加，酸度增高，酵母菌大量繁殖，容易引发阴道炎。

拒绝过度清洗： 使用碱性香皂、浴液，甚至高锰酸钾、酒精等药品进行私处清洁会破坏女性身体作为天然屏障的弱酸性环境，还会引起病菌逆行感染，引发阴道炎。没有病症的情况下用清水清洁即可。

不用卫生护垫： 阴道细菌都是厌氧菌，在没有氧气的情况下就会泛滥。长期使用卫生护垫，加之湿润的阴道环境，更加剧了细菌的繁殖速度。准妈妈应选择棉质内裤，有利私处的"通风透气"。

不要光顾不正规的游泳场所、洗浴场所，不去非正规的医疗单位做使用器械的检查，避免发生间接感染。

治疗

甲硝唑是治疗滴虫性阴道炎的首选药物，但在怀孕20周之前不宜使用。怀孕20周后，可在医生的指导下口服甲硝唑，每次200毫克，每天3次，7天为一个疗程，以阴道分泌物显微镜下检查3次未见滴虫为治愈。

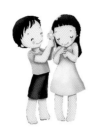

第 130 天

准妈妈要注意孕中期饮食

✳饮食定时

饮食定时就是要求准妈妈养成准时吃饭的习惯。因为人的各个器官基本上是按时间顺序有规律地工作的，就如同人们到了时间要上下班一样。各种食物在人体胃肠内停留的时间也在一个大致的范围内，所以到了一定时间人就会出现饥饿感。这时，血糖下降到较低的程度，可使人心慌意乱甚至四肢发抖。如果准妈妈经常出现类似情况，无疑会出现胎儿营养供给不及时的情况。准妈妈担负着向胎儿提供营养物质的任务，所以，必须按时就餐，遵循代谢规律。

✳饮食定量

对于准妈妈来说，定量饮食更为重要。如果一个准妈妈吃饭不知道控制，饥一顿、饱一顿，对胎儿的营养供给也会随之出现不稳定状况，这会影响胎儿的正常发育。

增加营养应从饮食多样性上下功夫。当然，有些准妈妈担心胎儿太大或担心自己太胖影响美观，而不敢吃够应吃的饭量，这对胎儿和准妈妈本身更是不利的。为了不使自己超标，可以适当增加一些运动来增加消耗，这对母婴都是有益的。

✳多吃富含铁的食物

本阶段对铁的需求量较高，每日应保证摄入25毫克的铁。动物肝脏、动物血、瘦肉是铁的良好来源，含量丰富、吸收好。此外，蛋黄、豆类及某些蔬菜，如油菜、芥菜、雪里蕻、菠菜、莴笋叶等也能提供部分铁。水果和蔬菜不仅能够补铁，所含的维生素C还能促进铁在肠道内的吸收。因此，在吃富铁食物的同时，最好多吃一些水果和蔬菜，也有很好的补铁作用。

✳服用补铁口服液

通过正常进餐摄取铁非常重要，但如果准妈妈有贫血现象，最好遵从医生建议服用补铁口服液。服用补铁口服液时饮用适量橙汁会提高铁的吸收率，但牛奶、咖啡、红茶等会妨碍铁的吸收，要避免同时饮用。

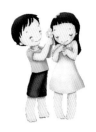

孕期穿着内衣宜与忌

时尚准妈妈可以参考以下建议，选择适合孕期穿着的内衣。

✳ 内裤

孕27周后，准妈妈应穿着能有效保暖腹部和臀部的内裤。孕38周后，白带增多，准妈妈要选择吸湿性强且能覆盖到肚脐的内裤。

✳ 胸罩

适合准妈妈穿着的胸罩主要有产前舒适型胸罩、产前机能型胸罩和产后哺乳胸罩。

✳ 托腹带

托腹带可以支持腹部，托住子宫，固定胎位，保护胎儿。除此之外，使用托腹带还能减少准妈妈的腰部和脊柱承受的重量，有利于下肢的血流畅通，从而减轻疲劳，预防腰酸背痛。托腹带应系得稍低一些，将下腹向上托起，注意不要系得过紧。

✳ 准妈妈不宜穿化纤内衣

有些人穿上化纤内衣后，在身体直接与内衣接触的地方，如胸部、腋窝、后背、臀部、会阴等处，皮肤会出现散在的小颗粒状丘疹，周围还有大小不等的片状红斑，并伴有瘙痒和不适的感觉。为控制瘙痒和防止抓破感染，医生常会让患者服用一些脱敏、消炎药。但是准妈妈如果服用这些药物，就会影响胎儿的发育，甚至会造成胎儿畸形。因此，准妈妈不宜穿化纤类内衣。

✳ 准妈妈不宜穿三角内裤

女性平时大多喜欢穿三角内裤，因为其舒适贴身，还可显示女性的体形美。但是怀孕后，准妈妈腹部逐渐增大，就不宜继续穿三角内裤。为避免腹部着凉，最好选用能把腹部全部遮住的肥大的短裤。

此外，女性妊娠期容易出汗，阴道分泌物增多，穿三角紧身内裤不利于透气和吸湿，容易引起妇科炎症，所以最好换成孕期专用的孕妇内裤。

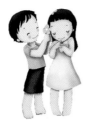

孕期如何着装

❋ 上衣

怀孕4个月后，腹中的胎宝宝发育较快，准妈妈的腹部逐渐外凸，穿着宽大的衣服既适合准妈妈的体形特点，又有利于全身血液循环和胎儿的生长发育。可选择前衣襟长于后衣襟的款式，最好是小碎花、小方格或直条的纯棉布料，一来可以遮盖准妈妈隆起的腹部，二来更显得美观大方。

❋ 裤子

裤子的选料要柔软、透气，穿着合体、贴身、舒适。不要穿牛仔裤、紧身裤，可以选择纯棉质地的运动裤。

❋ 围巾

围巾既保暖又美观，准妈妈应选择颜色明快的围巾，与上衣搭配和谐。选购围巾时尽量不要选择化纤的，以免引起过敏反应。最好选择棉线、丝绸、羊绒制成的围巾。

❋ 袜子

准妈妈的袜子不要穿得太紧，太紧会压迫血管，影响血液循环。休息时可以脱下袜子，以利于静脉回流。

目前市场上有专为孕妇设计的弹性裤袜对于防止下肢静脉曲张有一定帮助。

❋ 准妈妈不宜穿高跟鞋

女性怀孕后，腹部一天天隆起，体重增加，身体的重心前移，站立或行走时腰背部肌肉和双脚的负担加重，如果再穿高跟鞋，就会使身体站立不稳，容易摔倒。准妈妈的下肢静脉回流常常会受到一定影响，站立过久或行走较远时，双脚常有不同程度的水肿，此时穿高跟鞋不利于下肢血液循环。

❋ 最好穿软底布鞋或运动鞋

准妈妈最好穿软底布鞋或运动鞋，这类鞋的柔韧性和弹性都很好，可随脚的形状进行变化，所以穿着舒服，行走轻巧，可减轻准妈妈的身体负担，并且可以防止摔倒等不安全因素的发生。到了孕晚期，准妈妈的腿脚会水肿，要穿比平时稍大一些的鞋子。此外，准妈妈不宜穿凉鞋或拖鞋外出，因为这类鞋容易脱落，稍有不慎，容易摔倒。

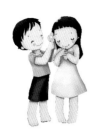

亲子时光：大家一起动动脑

思维训练游戏一：猜猜家乡和职业

一列北京至福州的列车里坐着6位旅客即A、B、C、D、E、F，分别来自北京、天津、上海、扬州、南京和杭州。已知：

① A和北京人是医生，E和天津人是教师，C和上海人是工程师。

② A、B、F和扬州人参过军，而上海人从未参军。

③ 南京人比A岁数大，杭州人比B岁数大，F最年轻。

④ B和北京人一起去杭州，C和南京人一起去广州。

试根据已知条件确定每个旅客的家乡和职业。

答案：A是医生，来自杭州；B是教师，来自天津；C是工程师，来自扬州；D是工程师，来自上海；E是教师，来自南京；F是医生，来自北京。

思维训练游戏二：找零难题

某国的货币只有1元、3元、5元、7元和9元五种面值，为了直接付清1元、2元、3元……98元、100元各种物品的整数元，至少要准备几张什么样面值的货币？

答案：至少准备、2张1元币、1张3元币、1张5元币、10张9元币。

第139页数独游戏答案

数独游戏1

5	8	7	9	2	6	4	3	1
9	1	4	3	5	7	6	2	8
6	3	2	8	1	4	5	9	7
3	2	6	7	8	1	9	4	5
4	7	8	5	9	3	1	6	2
1	9	5	4	6	2	8	7	3
8	6	9	2	7	5	3	1	4
2	5	3	1	4	9	7	8	6
7	4	1	6	3	8	2	5	9

数独游戏2

9	8	7	6	2	5	4	3	1
3	1	5	4	9	7	6	2	8
2	4	6	3	1	8	5	9	7
5	3	9	2	8	1	7	4	6
6	7	1	3	4	9	8	5	2
4	2	8	5	7	6	3	1	9
7	5	3	9	6	2	1	8	4
8	9	4	7	1	3	2	6	5
1	6	2	8	5	4	9	7	3

第 20 周
胎儿神经细胞全面发展

孕程过半，对很多准妈妈来说，孕期在这个阶段是最轻松、最有精力的。你的心情是不是也好了很多呢？

身体变化

现在，子宫日渐增大，子宫底现在已经达到了肚脐的位置，将腹部向外挤，致使肚子向外鼓出。由于子宫增大，压迫盆腔静脉，会使孕妇下肢静脉血液回流不畅，可引起双腿足背及内外踝部水肿，下午和晚上水肿加重，晨起减轻。由于子宫挤压胃肠，影响胃肠排空，你可能常常感到饱胀，甚至引起便秘。

本周重要事项

1.关注宫高的变化： 宫高是指从下腹耻骨联合上缘中点至子宫底间的长度，从现在开始你每周的宫高都应增加1厘米，若持续2周没有变化就应做进一步检查。从孕20周起，测量宫高和腹围是每次孕检必须做的项目。

2.纠正乳头扁平或者凹陷： 乳头扁平或者凹陷的准妈妈，现在可以每天用手向外牵拉乳头，也可以使用乳头校正工具进行矫治。了解哺乳妈妈乳头的特殊问题及护理方法。

子宫中的胎儿

20周时的胎儿生长趋于平稳，身长已达22厘米，体重达到300克左右。胎儿的感觉器官进入成长的关键时期，大脑开始划分专门的区域进行嗅觉、味觉、听觉、视觉和触觉的发育。胎儿的视网膜形成了，开始对光线有感应，这时你可以用手电照射腹部进行胎教，他对强光的反应会很明显。他经常吞咽羊水，在羊水里练习呼吸和尿尿。

羊水及其作用

❋什么是羊水

充满在羊膜腔内的液体称为羊水。在妊娠的不同时期，羊水的来源、容量及成分均不同。

早期妊娠时，羊水主要来自母体血清，经胎膜进入羊膜腔。胎儿血液循环形成后，水分可通过胎儿皮肤排出，成为羊水的来源之一。

中期妊娠时，胎儿尿液排入羊膜腔，胎儿会吞咽羊水，使羊水量平衡。此时胎儿皮肤已角化，不再是羊水的通道。

晚期妊娠时，羊水的运转除胎尿的排泄及羊水的吞咽外，又增加了肺部吸收羊水这一途径。

❋羊水的作用

羊水是胎儿赖以生长发育的恒温环境，可以保护胎儿，使胎儿与外界环境隔离，以免感染。胎儿在羊水中可做肢体活动。

调节胎儿体液平衡：当胎儿体内液体较多时，可随尿液排至羊水内；当体内液体减少时，胎儿可吞咽羊水作为补充。

缓冲外来压力：羊水可以缓冲外界压力，以减少胎儿的直接损伤，同时可以保护脐带，避免受压，以防止胎儿缺氧。

促进产程：临产时，子宫开始收缩，宫腔内的压力由羊水传到子宫颈，以扩张子宫颈口及阴道，可避免胎儿头部直接压迫母体组织，引起母体软组织损伤。

不同孕周的羊水量

孕周	羊水量
孕8周	5毫升~10毫升
孕20周	400毫升
孕34~38周	1000毫升
足月	800毫升
过期妊娠	羊水量明显减少
羊水过少	小于300毫升
羊水过多	大于2000毫升

❋什么是羊水过多

正常妊娠羊水量随孕周的增加而变化，妊娠期羊水量超过2000毫升，称为羊水过多。

羊水过多的原因常常与胎儿消化道畸形、无脑、脑脊膜膨出及多胎妊娠、胎盘血管吻合枝增多、准妈妈并发症等因素有关。一般来说，羊水量超过3000毫升时才出现压迫症状，羊水量愈多，症状愈明显。在多数情况下，羊水缓慢增多，压迫症状不明显，准妈妈能逐渐适应。产前检查时，胎位常常摸不清，胎心音遥远或听不清。

如果羊水过多，应及早行B超检查，看胎儿有无畸形，如果有胎儿畸形，就应及早终止妊娠。如果存在其他病因，则应在医生指导下配合治疗。

✳什么是羊水过少

孕足月时羊水量少于300毫升，称为羊水过少。

准妈妈羊水过少常无自觉症状。只有在医生做了腹部触诊，行B超检查后才能确诊。羊水过少有以下原因：

1. 过期妊娠时胎盘缺血、缺氧、功能减退。

2. 胎膜本身病变。

3. 胎儿异常。

羊水过少若发生在孕早期，胎膜和胎体发生粘连，可影响胎儿发育；若发生在孕中期，子宫四周压力作用于胎体，易引起胎儿斜颈、曲背、手足畸形、发育不全；若发生在孕晚期，会导致胎儿宫内窘迫、新生儿窒息或围产儿死亡。

✳什么是羊膜腔穿刺

通过羊膜腔穿刺来采集羊水进行细胞遗传学检查。先行B超检查确定胎盘位置，再选择穿刺点，然后抽吸羊水。

羊膜腔穿刺是一种侵入性产前诊断方法，一般在妊娠16~20周进行。羊膜腔穿刺的主要危险是自然流产，与未做羊膜腔穿刺的病例对比，羊膜腔穿刺使自然流产率增加1%。另外还可能发生其他少见的并发症，包括胎儿损伤、感染、出血及穿刺失败等。

不过在B超的监测下由有经验的专职医生操作，羊膜腔穿刺不失为一种安全、可靠、简便的产前诊断方法。

✳警惕脐带绕颈

脐带绕颈是常见现象，包括绕在胎儿的颈部或肢体上，以缠绕1~2周居多，3圈以上者少见。

脐带缠绕对妊娠的影响取决于缠绕的松紧与脐带的长短。在妊娠期，脐带缠绕少于2周者很少会引起胎儿缺氧，准妈妈只要注意胎动情况，就可以了解胎儿情况。缠绕过紧可影响脐血流通，从而造成胎儿缺氧，甚至死亡，此种情况多发生于临产开始后，随着胎头的下降而脐带越来越紧。因此，临产时要加强对胎心的监测，及时发现胎儿缺氧，可行剖宫产抢救胎儿。

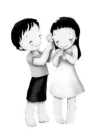

第136天
预防唐氏综合征

一般年龄在35岁以上的准妈妈需要进行产前筛查（一般在孕21周之前进行），目的是在产前检查的基础上进一步对高危人群确诊，预防减少出生缺陷。目前产前筛查的两种主要疾病是唐氏综合征（又称21三体综合征）和先天性神经管畸形。

唐氏综合征又称先天愚型。据统计，大于35岁的产妇唐氏综合征的发生率较高，人群中每650~750例新生儿中，就有1例这样的孩子。先天愚型是所有染色体畸形中发病率最高的。唐氏综合征是由于第21号染色体异常造成的，胎儿可能很快就会流产或是早产。如果侥幸存活，智商可能也会比同龄儿童低，容貌也和正常宝宝有很大不同，寿命也比较短。所以，一旦确诊，通常医生会建议准妈妈进行选择性流产，但是最终的选择还是由准妈妈自己决定。

神经管指的是胎儿的中枢神经系统。在胚胎形成的过程中神经管应该完全闭合，如果在闭合过程中出现任何异常，宝宝就会出现各种各样的先天畸形，如无脑儿、脑膨出、脑脊髓膜膨出、隐性脊柱裂、唇裂及腭裂等。产前筛查不是诊断某一种疾病，而是筛选出患某一种疾病可能性较大的人。通过了解准妈妈的年龄、体重、血液和激素水平，并结合其他的一些情况，如是否吸烟或酗酒等，计算出胎儿分别患有唐氏综合征和先天性神经管畸形的风险值，依据风险值的高低得到一个阳性（高危）或阴性（低危）的结果。通常把区别唐氏综合征高危和低危的风险值设定为1/270，如果唐氏综合征风险值低于该水平（如1/1000），那么就是筛查低危，但是筛查低危并不能等同于零风险。如果准妈妈年龄较大（大于35岁），或者以前曾经孕育过畸形儿的病史，往往医生会推荐进行羊水穿刺和染色体测定以进一步进行诊断。

第153页答案

梅花心速算1答案：1
5×5−1×1=24
2×7+9+1=24
（10+1−3）×3=24
（10−5）×5−1=24
6÷（1−6÷8）=24

梅花心速算2答案：3
（3+3+2）×3=24
5×6−2×3=24
3×7+6÷2=24
（10+1）×3−9=24
（5−3）×7+10=24

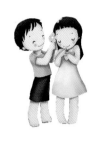

运动最佳时期，准妈妈要掌握运动强度

怀孕4～7个月，胎儿的发育处于稳定期，准妈妈应参加适量运动，这对于增强体质、顺利分娩大有益处。运动时要保持良好的情绪，把快乐和健康带给胎宝宝。

✻ 准妈妈运动原则

要根据自己的身体情况，运动时间不宜过长，动作要轻柔。最好选择宁静整洁的环境，并能随时休息和补充水分。

准妈妈在孕期可进行多种体育活动，但强度不宜过大，如果感到疲乏时一定要休息。准妈妈不要以未怀孕时的标准来要求自己，也不要让自己感到呼吸困难，因为在喘不过来气的时候，也有可能使腹中的胎儿出现缺氧，这是很危险的。

准妈妈进行身体锻炼不仅可增强体质，减少疾病的发生，而且可积蓄力量，有利于顺利分娩。锻炼时要控制运动量和运动强度，以轻微活动为宜，不要剧烈活动，避免劳累。

✻ 准妈妈运动要注意

运动时要穿宽松透气的衣服与合脚的平底鞋。

运动后忌马上洗浴，先休息片刻，等体力恢复后再洗。

如果有心脏病、肾脏泌尿系统疾病或是曾经有过流产史，就不适合做孕期运动。妊娠高血压疾病患者血压不稳定，不宜过度运动。如果有前置胎盘、阴道出血、提前宫缩，则绝不能运动，应卧床休息。

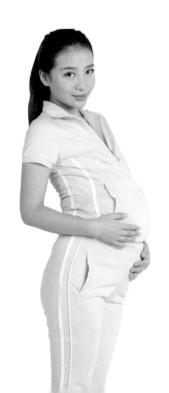

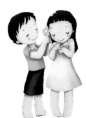

亲子时光：准妈妈动动脑

人的大脑细胞分裂增殖主要是在胎儿期完成的，有两个高峰期。第一个高峰期是怀孕2～3个月时，第二个高峰期是怀孕7～8个月时。如果在脑细胞分裂增殖的高峰期，适时地供给胎儿丰富的物质和精神营养，便可为宝宝拥有高智商奠定基础。因此，准妈妈一定要多动脑啊。

❋梅花心速算

在梅花的花心填入1～10中的一个数，能和周围花瓣中的3个数一起，用加减乘除四则运算计算出24。

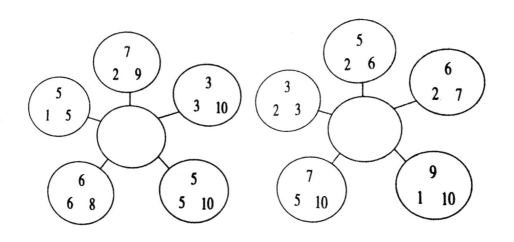

梅花心速算1   梅花心速算2

（答案见151页）

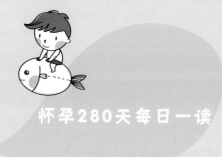

怀孕280天每日一读

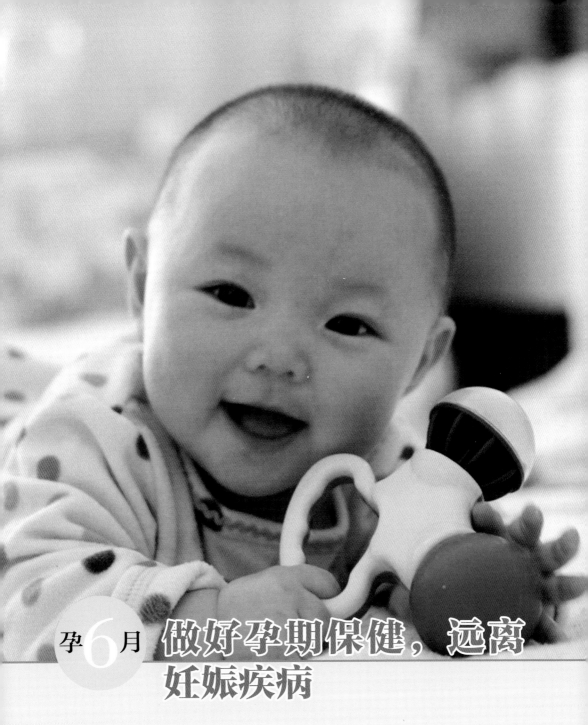

孕**6**月 做好孕期保健，远离
妊娠疾病

第21周
胎儿的意识更加明显

进入孕中期的第21周左右，准妈妈除保证充足营养及注意体重控制之外，还有一个最重要的任务，那就是保护好自己的乳房。妊娠期乳房的护理很关键，可以为分娩后的母乳喂养打下良好的基础。

身体变化

准妈妈的体重增加了约5千克。子宫在平脐的位置，从耻骨联合上缘中点算起约22厘米。你是不是感觉到最近有些气短、呼吸急促呢？尤其是在爬楼梯或一些不太剧烈的运动后，这是因为日益增大的子宫压迫了你的肺部，而且随着子宫的增大，这种状况也会更加明显。

由于孕激素的作用，你的手指、脚趾和全身关节韧带变得松弛，也会令你觉得不舒服，行动有点儿迟缓和笨重，这是正常的，不必担心。双腿水肿可能会加重，要避免长时间地站立。

本周重要事项

1. 孕期检查：准妈妈除要进行常规检查外，还应根据自己的情况和医生的建议进行以下检查：贫血、尿糖、定期检查尿蛋白。

2. 控制糖的摄入量：这段时间注意不要摄入过多的糖分，注意能量平衡，否则易引发妊娠期糖尿病。

子宫中的胎儿

怀孕21周时胎儿从头部到臀部的长度为25厘米，从头到脚的长度大约为26厘米，胎重为300克～350克。这时候胎儿在肚子里非常活跃，胎动也会非常明显，不过胎儿已经形成了固定的活动和睡眠周期，他很懂得"劳逸结合"哦，如果感觉不到胎动，那么他多半是在睡觉。胎宝宝的眉毛和眼睑清晰可见，手指和脚趾也开始长出指甲。

怀孕是两个人的事情，准爸爸的作用举足轻重，不仅要在生活中对准妈妈照顾有加，还要承担起准妈妈孕期保健的重任。

❋ 保健辅助检查

看：丈夫应细心观察妻子孕期身体及情绪变化，如腹部增大情况、有无水肿、休息后水肿能否缓解、饮食情况、情绪状况等，以便尽早发现异常，尽早处理。

算：算算孕周及应进行检查的日期，以便督促妻子按时进行检查。

听：应从孕32周开始，每日听胎心1次，正常胎心每分钟120～160次，胎动时胎心可加快。通过听胎心可增进夫妻感情，同时也增加了丈夫对胎儿的责任感，有利于丈夫与胎儿的交流，有利于胎教的实施。

测：测量内容包括体重、胎动次数、宫高等。

准妈妈在孕期体重应增长10千克～15千克，若增长过多，则易出现巨大儿；若增长过少，则易发生胎儿生长迟缓。

胎动次数是反映胎儿宫内安危的重要指标，孕32周后，丈夫应协助妻子测胎动，每日早、中、晚各测1小时，每天尽可能在相同时间观察其变化，及时发现胎动异常。

测量宫高应在孕晚期进行。宫底高度随胎儿生长而增长，可反映胎儿大小。测量时，孕妇应先排尿，平卧床上，医生用软尺测量耻骨联合中点上缘到宫底的长度。

❋ 搀扶

孕晚期准妈妈走路的时候看不到自己的脚尖儿，身体重心也发生了变化，在下楼梯的时候极有可能踩空，发生危险；由于子宫的增大，有可能压迫到坐骨神经，坐下起来对于准妈妈来说有时会变得非常困难，尤其是在久坐的情况下，而丈夫有力的臂膀此时能给妻子最大的帮助。

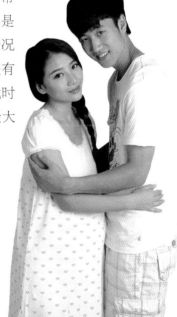

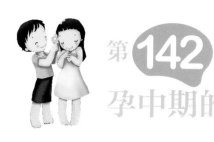

孕中期的"性"福秘籍

在孕中期，由于准妈妈流产的危险已经大大降低，被冷落许久的准爸爸终于可以享受一下夫妻生活的甜蜜了。

✲ 性生活要有节制

怀孕中期（4~7个月）胎盘已经形成，妊娠较稳定，准妈妈的早孕反应也过去了，心情开始变得舒畅。阴道分泌物也增多了，是性欲强的时期，可以适当地过性生活。但是准爸爸要注意，这个阶段的性生活要节制，如果性生活次数过多，用力比较大，一旦压迫准妈妈腹部，胎膜就会早破。这种情况势必会影响胎儿的营养和氧气，容易引起早产甚至会造成胎儿死亡。此外，准爸爸也应注意不要刺激准妈妈的乳头。有些准妈妈会由于乳头过度刺激而引发腹部肿胀，特别是当发生乳头留出液体的现象时，最好不要再进一步刺激乳房。

✲ 性生活要注意体位

一般来说，此时性生活的体位以交叉位、正常位和伸张位为佳，应该避免运动较多的女性上位。另外由于怀孕期间易受细菌感染，最好避免过于强烈的刺激，同房前后注意清洁身体。以下仅为建议体位，并不适宜所有女性，请酌情参考。

交叉位： 男性的身体稍微倾斜，这样插入不会太深，刺激也不会太强烈。

正常位： 男性以双手和膝盖支撑身体，这样不会压迫女性腹部，插入也不会过深。

伸张位： 男性、女性都伸直身体结合。这样男性的身体活动不灵便，避免了强烈的刺激。虽然插入不深，但是性器官的刺激强烈。

怀孕之后，除去易流产的孕早期和易早产的孕晚期，怀孕期间没有必要绝对避免同房。孕早期需要注意的事项很多，对于流产可能性较大的准妈妈来说，在子宫内的胎儿尚未稳定之前，建议不要同房。

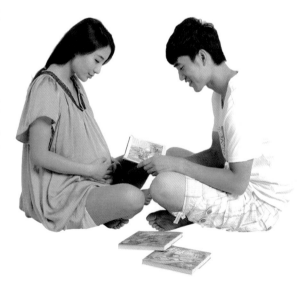

准妈妈可以适当做些家务

准妈妈在妊娠期间坚持适宜的家务劳动，对母子健康都有益。因为，适宜的家务劳动可增加准妈妈的活动量，防治孕期最容易出现的便秘；既能增加准妈妈的食欲，吃得更香甜，又可改善准妈妈的睡眠。同时，还有助于预防准妈妈体重过快增长。此外，适度的家务劳动还能增强准妈妈体质，提高免疫力，有效地防止多种疾病的发生。这不仅有利于准妈妈的健康，对体内胎儿的发育也是非常必要的。但是，也有不少准妈妈由于孕期做一些不该做的家务活儿，或在家务劳动中不慎重，因而危害了健康，甚至导致流产或早产，危及胎儿安全。因此，准妈妈在孕期做家务时要掌握住度。

✱ 打扫卫生时的注意事项

准妈妈可以从事一般的擦家具和扫地、拖地等劳作，切记不可登高打扫天花板，不可上窗台擦玻璃，不要搬、抬笨重家具，更不可让家具压迫腹部。擦家具时，应尽量不弯腰。妊娠晚期更不可弯腰干活儿，拖地板不可用力过猛。

✱ 做饭时的注意事项

准妈妈可以做饭，但一定要注意，淘米、洗菜时尽量不要把手直接浸入冷水中，尤其是在冬春季节更应注意，因着凉受寒有诱发流产的危险。因油烟对准妈妈尤为不利，可危害腹中的胎儿，厨房最好安装吸力好的抽油烟机，并注意及时清洗。建议准妈妈不要长时间待在厨房里。

✱ 洗衣服时的注意事项

准妈妈除了在妊娠晚期之外，是可以洗衣服的，但应注意以下几点：

1.在搓洗衣服时，不可用搓板顶着腹部，以免胎儿受压。

2.准妈妈最好不要用洗衣粉，最好使用无磷洗衣液。

3.在拧衣服时不要用力过猛。

4.冬春季节忌用冷水手洗衣物。

5.准妈妈洗衣服时一次不要太多。

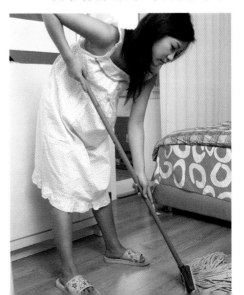

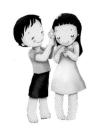

第144天
准妈妈需要注意的不良习惯

✾ 准妈妈不要开着灯睡觉

灯光会对人体产生一种光压，长时间被灯光照射会导致神经功能失调，使人烦躁不安。

日光灯缺少红光波，且以每秒钟50次的速度抖动，当室内门窗紧闭时，可与污浊的空气产生含有臭氧的光烟雾，对居室内的空气造成污染。

白炽灯灯光中只有自然光线中的红、黄、橙三色，缺少阳光中的紫外线，不符合人体的生理需要。

荧光灯发出的光线带有看不见的紫外线，短距离强烈的光波能引起人体细胞发生遗传变异，可诱发畸胎或皮肤病。室内或室外空气的污染与早孕的胚胎致畸有显著的相关性。

因此，准妈妈在睡觉前关灯的同时，应将窗户打开10~15分钟，以便让有害气体排出窗外，白天在各种灯光下工作的准妈妈，要注意去室外晒太阳。

✾ 孕期不宜熬夜

有些准妈妈在怀孕前常常在夜半时分才上床睡觉，以致怀上宝宝后还难以改掉这个坏习惯。睡觉太晚既损害准妈妈的健康，又对腹中的胎宝宝产生不良影响。

如果准妈妈经常半夜才睡觉，会打乱人体生物钟的节奏，使只有在夜间才分泌生长激素的垂体前叶发生功能紊乱，从而影响胎儿的生长发育，严重时会导致胎儿生长发育停滞。准妈妈也会因为大脑休息不足而引起脑组织过劳，使脑血管长时间处于紧张状态，从而出现头痛、失眠、烦躁等不适症状，还有可能诱发妊娠期高血压疾病。

准妈妈应在每天晚上10点左右上床就寝，睡前洗个温水澡，喝一杯热牛奶，以便尽快入睡，改掉半夜入睡的不良习惯，建立起正常的生物钟节律。

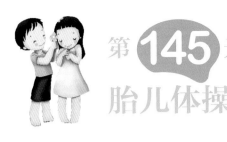

胎儿体操，锻炼胎儿体格

准妈妈从感受到胎动时起，就可以每日定时地与胎儿互动一下，可以做胎儿体操，或是抚摩胎儿，或是和胎儿做互动游戏。许多这样做过的准妈妈，会发现这对胎儿有很大的帮助，出生后宝宝的体格会非常健康。

✼ 点按操

准妈妈做胎儿点按操的具体方法是：准妈妈平躺在床上，全身尽量放松，在腹部松弛的情况下，用一个手指轻轻按一下胎儿所在的腹部再抬起，此时胎儿会立即有轻微胎动以示反应；有时则要过一阵子，甚至做了几天后才有反应。准妈妈最好是在早晨和晚上做为宜，每次时间不要太长，五六分钟即可。胎儿体操开始时只做1～2下即可，到怀孕8个月以后，可延长10分钟。

✼ 晚间爱抚

准妈妈在睡前，可以和准爸爸一起抚摩一下腹内的胎儿，这样可以激发胎儿运动的积极性，并且可以感觉到胎儿在腹内活动作为应答发回给准妈妈的信号。具体操作方法是：准妈妈仰卧在床上，头不要垫得太高，全身放松，呼吸平稳，心平气和，面带微笑，双手轻放在靠近胎儿的位置上，也可将上身垫高，采用半仰姿势。每次2～5分钟。双手从上至下，从左至右，轻柔缓慢地抚摩胎儿。

✼ 拍击游戏

当胎儿踢肚子时，准妈妈可轻轻拍击被踢部位，然后再等第2次踢肚。一般在1～2分钟后，胎儿会再踢，这时再拍几下，接着停下来。如果你拍的地方改变了，胎儿会向你改变的地方再踢，注意改变拍的位置离原来踢的位置不要太远。准妈妈可以每天早晚共进行两次，每次3～5分钟，其姿势与爱抚法相同。

此外，准妈妈还可以做一个拍击游戏。首先，找一个舒服坐姿或卧姿，然后准妈妈有节奏地轻轻拍击肚子，感觉胎儿的反应，通常反复几次下来，胎儿会有反射动作。也可以用二、三拍的节奏轻拍肚子，如果你轻拍肚子两下，胎儿会在你拍的地方回踢两下，如果轻拍三下，胎儿可能会回踢三下。

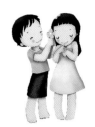

亲子时光：和大宝做亲子游戏（手指兄弟）

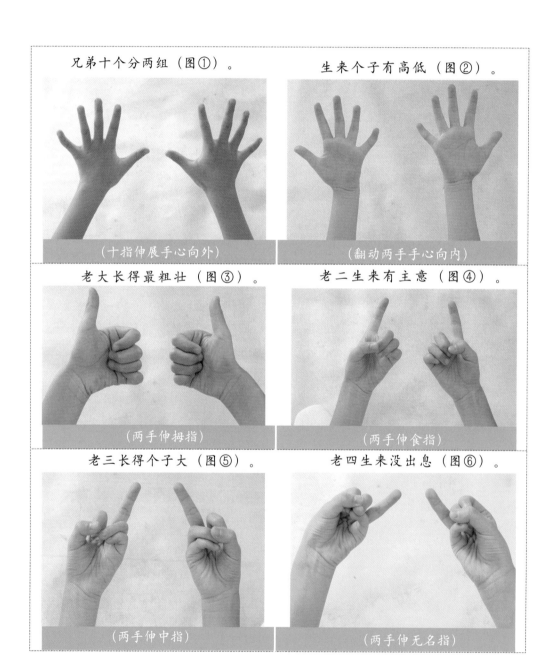

兄弟十个分两组（图①）。

（十指伸展手心向外）

生来个子有高低（图②）。

（翻动两手手心向内）

老大长得最粗壮（图③）。

（两手伸拇指）

老二生来有主意（图④）。

（两手伸食指）

老三长得个子大（图⑤）。

（两手伸中指）

老四生来没出息（图⑥）。

（两手伸无名指）

老五别看个子小（图⑦）。

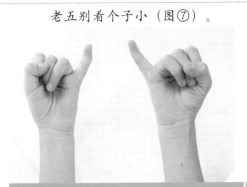

（两手伸小指）

拉起钩来有本事（图⑧）。

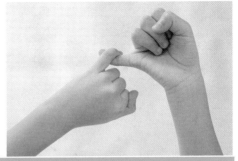

（两手小指互勾）

老大碰碰头（图⑨）。

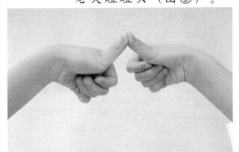

（两手大拇指相碰）

老二碰碰脸（图⑩）。

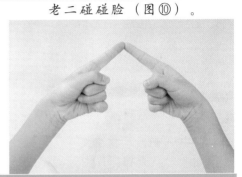

（两手食指相碰）

老三弯弯腰（图⑪）。

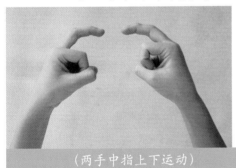

（两手中指上下运动）

老五伸伸腿（图⑫）。

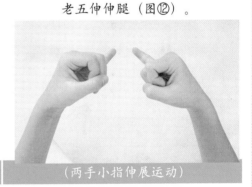

（两手小指伸展运动）

大家拍手把歌唱（图⑬）。

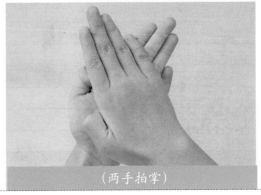

（两手拍掌）

第 22 周

胎儿骨骼完全长成，
准妈妈要小心贫血

现在，准妈妈由于快速增加的体重和增大的子宫，使得身体重心发生改变，由于保持身体平衡变得困难，为安全考虑，准妈妈应该穿宽松轻便的衣服和低跟的鞋子。

身体变化

22周，准妈妈体重大约以每周增加250克的速度在迅速增长。子宫底也日益增高，压迫肺部，由于骤然增加的体重和增大的子宫，使准妈妈的体重越来越重。同时，孕激素的分泌会导致手指、脚趾和其他关节部位变得松弛。

本周重要事项

1. 发生肌肉痉挛：孕中期，准妈妈腿抽筋是很常见的现象，特别是在夜间。这可能是缺乏钙或镁的结果。准妈妈要确保每天喝至少1升的牛奶或其替代品。

2. 可以享受性生活：孕中期由于激素作用准妈妈性欲会增强，由于胎盘和羊水的屏障作用，可缓冲外界刺激，使胎儿得到一定保护，现在可适度进行性生活。

子宫中的胎儿

怀孕22周时胎儿从头到臀的长度（也就是坐高）大约为19厘米，从头到脚的长度为27厘米~28厘米，体重为350克~400克，在这个时候的胎儿体重开始大幅度地增加，看上去已经很像小宝宝的样子了。胎儿由于体重依然偏低，这时候胎儿全身红红的，头发和胎毛也开始显现出来，皮肤皱皱的，样子像个小老头，当然这些褶皱也是为皮下脂肪的生长留足空间。

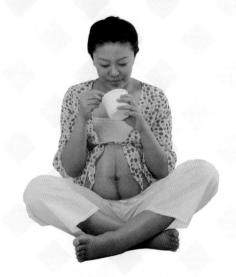

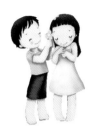

职场妈妈，减压有方法

❋减轻负荷

作为一个还在坚持工作的准妈妈，需要转变一下观念，不要给自己太大压力，要尽量多休息，以免过度疲劳。而在情绪上，如果总是像孕前那样满负荷工作，会把自己弄得很紧张，甚至身心俱疲，对自己和胎儿都没有好处。

调适生活

准妈妈需要慢慢调适新的生活，不要因为暂时性的身体不适和不便而不快。应该学会放松，学会保护和爱惜自己与腹中的胎儿。

尽早调职

应尽早和单位商讨怀孕后的工作安排，如果可能，跟单位提出暂时调整工作岗位的要求。

不要加班

应量力而行，不要加班、熬夜，要尽量减少工作量并且善用上班时间完成工作，避免将工作带回家中。

购物减压

准妈妈可以利用下班时间逛逛街，购买一些自己喜欢的物品，让疲惫的心放松一下。也可以周末时与准爸爸一起去购物中心，购买一些家庭用品、母婴用品等，为宝宝的到来做好准备。

❋给坚持工作的准妈妈的建议

1.不要参与任何给自身或胎宝宝带来危险的工作。

2.不要长时间站立。

3.办公时坐直身子。

4.在办公室放一张小板凳以便把脚搁在上面，以减轻下肢的压力，预防静脉曲张。

5.在茶歇时或午餐后好好休息。

6.每过30分钟站起来走动一会儿，到窗前往远处望一望，休息一下眼睛。

7.不要穿紧身衣。

8.多喝水。

9.如果可能，听一些舒缓的音乐。

10.自带健康的午餐和小点心，以保证能量的摄入，尽量不要吃快餐。

11.尽量保持放松，就算遇到再紧急的突发事件也不要精神过于紧张。

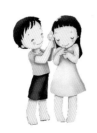

❋孕晚期为何关节松弛

准妈妈受胎盘激素影响，准妈妈全身关节均发生不同程度的松弛，其中以骨盆关节松弛最为明显。

经X射线照射发现，准妈妈耻骨联合处在妊娠前半期就开始松弛，在妊娠最后3个月最明显，一般在产后3～5个月可完全恢复。

在妊娠足月时，由于骶髂关节向上滑动，使骨盆各关节活动性增大，其中在膀胱截石位时骨盆各关节间的移动性最大，可使骨盆出口直径增加1.5厘米～2厘米。许多准妈妈在孕30周时测骨盆为漏斗骨盆，在孕足月时复查即为正常骨盆。另外，骨盆关节过度松弛同样会给准妈妈带来不便。

❋孕晚期腹部为何硬邦邦的

孕晚期腹部硬邦邦的现象通常称为希克收缩。这种子宫收缩的作用在于可以为胎儿娩出后子宫能迅速收缩做准备。

希克收缩通常为无痛性的，极少数准妈妈会有不适感。希克收缩开始于子宫顶部，一直向下延续，一般持续30秒，也有持续两分钟者。怀孕9个月时，随着妊娠接近尾声，希克收缩越来越多，有时甚至出现疼痛。

希克收缩的力量虽然不能娩出胎儿，但这种子宫收缩有助于引起子宫颈变短及扩张，在临产前为分娩助一臂之力。

在希克收缩期间，为缓解不适，可试着躺下来并放松，或站起来四处走动，变换姿势会使宫缩停止。

希克收缩并不是真正的阵痛，准妈妈不容易分辨希克收缩和引起早产的子宫收缩，应在就诊时向医生描述这种子宫收缩的情形。如果属于早产高危孕妇，子宫收缩过频（每小时达4次或更多）、子宫收缩伴阴道分泌物增多或下腹部疼痛，就应及时就诊。

❋孕晚期如何缓解尿频

尿频是孕晚期的常见症状，是由于子宫增大或胎头入盆后压迫膀胱所致，如果没有出现尿痛及烧灼感，就不必担心。

为缓解尿频，可采取下面的做法：

1.尽可能控制盐分摄入。

2.感到有尿意时不要憋尿，要及时排出。

3.如果排尿时有疼痛感，且尿液浑浊，可能患了膀胱炎或尿道炎，需要去医院检查。

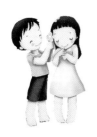

下肢静脉曲张怎么办

很多准妈妈到了孕中期、孕晚期会出现静脉曲张的症状，这主要是由于准妈妈体内分泌的激素的作用，使体内各处静脉发生变化，静脉瓣膜的功能与血管周围肌肉的保护作用受到破坏。伴随子宫的增大，流向子宫的血流量增加，静脉压力增高，使下肢静脉的压力相应升高，导致静脉壁扩张而扭曲，形成静脉曲张。

✻ 缓解下肢静脉曲张的方法

做蹬自行车运动。仰卧在床上，抬高双腿，使两腿交替屈伸，像骑自行车一样运动。子宫增大后不便仰卧时，可以侧卧，活动一侧下肢，然后翻身，改为另一侧侧卧，活动另一条腿。这样可以降低下肢静脉的压力，有利于下肢静脉血的回流，使静脉瓣膜得到适当的休息。

✻ 缓解下肢静脉曲张的注意事项

不要提重物： 重物会加重身体对下肢的压力，不利于症状的缓解。

不要穿紧身的衣服： 腰带、鞋子都不可过紧，并且最好穿低跟鞋。

不要长时间站或躺着： 如果总是躺着，对静脉曲张症状的缓解也是很不利的。尤其是在孕中期和孕晚期，要减轻工作量且避免长期保持一个姿势。坐时两腿避免交叠，以免阻碍血液的回流。建议睡觉时脚部垫一个枕头。

✻ 准爸爸为准妈妈进行按摩

把手并拢： 轻轻地有节奏地拍打脚掌和脚背。

用手指按压脚踝内侧： 把手搭在准妈妈的双脚踝上，用大拇指按压从脚踝内侧到脚后跟之间的凹陷部位。

从脚趾到脚背： 双脚稍稍发热后，用握拳的手法或手掌轻轻按摩从脚趾到脚背的部位。有节奏地轻轻地敲击从脚趾到脚背之间的部位，可以促进双脚的水分代谢。

放松脚腕： 将准妈妈的双脚脚尖部分叠在一起，再将双手交叠放在脚上。轻轻地晃动双脚，可使双脚得到放松。

向前拉伸： 将手放在准妈妈脚腕稍偏上的位置，另一只手向前依次拉伸每个脚趾。

什么是宫内胎儿生长受限

怀孕期间，孕妇宫高会逐渐增高，腹围逐渐增大，胎儿身长与体重会成比例地增加。若未在正常范围内增加，就属于胎儿宫内生长受限。

✳胎儿生长为什么受限

孕妇本身的一些疾病可直接影响胎盘供血、供氧，从而影响胎儿的生长；偏食、挑食的孕妇由于营养的缺乏，也会导致胎儿生长受限；胎儿本身的疾病或先天缺陷也是一个重要原因。

✳如何预防胎儿生长受限

胎儿生长受限的预防方法除了积极治疗准妈妈的并发症外，还应提高饮食营养水平增加饮食中蛋白质的摄入量。

因为动物肉、鱼肉、蛋类、牛羊奶中所含氨基酸的种类及数量不同，准妈妈应摄取多种食物，合理搭配荤素，才能改善营养状态。多食用新鲜和多品种的蔬菜及水果保证维生素的足够补充。

✳体重增加不多，胎儿能发育好吗

一般来说，只要不是因为疾病引起的体重不增，胎儿都可以正常发育。孕期体内营养分配遵循优先原则，即准妈妈在营养相对不足时，可通过调节营养在准妈妈体内的分布，优先将营养供给胎儿。胎儿在营养相对不足时，通过调节营养在胎儿体内血液中的分配，优先供应给胎儿的主要器官，如脑、肾等。

✳警惕子宫增长过缓

宫高达不到孕周应有的高度，这是胎儿宫内发育迟缓的信号。很多胎儿宫内发育迟缓的原因不明，一般认为与遗传因素、阴道与血管因素、妊娠并发症等有关。

准妈妈的体重从孕13周起至足月，体重以平均每周增加350克的速度增长。从孕13周起，准妈妈体重的增加是以自身重量增加为主，孕28周以后则以胎儿的体重增加为主。孕28周后，如产前检查发现准妈妈的宫高低于该孕周宫高的第10百分位数，就有胎儿发育迟缓的可能。最后要由有经验的医师根据宫高测量和B超检查结果来综合判断。如果确诊为胎儿宫内发育迟缓，应遵照医生的建议进行合理的治疗。

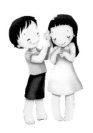
亲子时光：自己动手变废为宝
（小鹿笔筒）

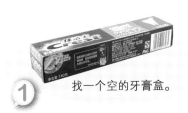

1 找一个空的牙膏盒。

2 把牙膏盒从1/3处剪成两段，如图用
双面胶粘在一起。

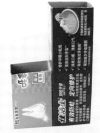

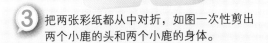

3 把两张彩纸都从中对折，如图一次性剪出
两个小鹿的头和两个小鹿的身体。

4 把剪好的小鹿彩纸粘在牙膏盒
两侧。

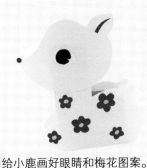

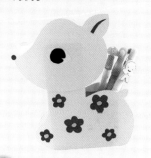

5 给小鹿画好眼睛和梅花图案。

6 小鹿笔筒完工了，可以放笔了。

第 **23** 周
宝宝看起来像个小人儿了

现在，有些准妈妈会失眠或在睡觉时做噩梦，这是因为准妈妈潜意识里对即将成为妈妈这一事实深感压力，或对腹中胎儿的健康问题深感忧虑。睡个好觉现在已成为准妈妈最大的愿望。其实，如果保持稳定情绪和积极乐观的心态，这些问题就迎刃而解了。

身体变化

进入第23周，准妈妈的子宫底已经到脐上约3.8厘米的位置，宫高约23厘米。这时的胎动更加明显，在医院做检查时可以听到强有力的胎心音。也许有些准妈妈会发现不只是乳房、腹部的妊娠纹增多了，大腿上也出现了淡红色的纹络，甚至耳朵、额头或嘴周围也长出小斑点，下腹及外阴皮肤的颜色似乎也比以往加深了。

本周重要事项

1. 胎儿过小：胎儿在母体内的生长速度在孕期的不同阶段略有不同。在孕中晚期增长速度快。导致胎儿过小的原因很多，如准妈妈吸烟、喜酒、营养不良等。

2. 警惕腹泻刺激子宫收缩：准妈妈腹泻对健康有很大影响，腹泻导致肠蠕动加快，甚至出现肠痉挛，这些改变会影响子宫，刺激子宫收缩导致流产或早产等不良后果。所以做好孕期预防腹泻工作非常重要。

3. 产前抑郁症：有些女性在怀孕时会患有抑郁症，病情严重的话甚至会做出伤害自己的行为。"产前抑郁"更加青睐白领女性。孕期心情有所起伏是正常现象，准妈妈要注意自我调适，放宽心。要是情绪持续低落，甚至感到厌世，则要尽早向医生求助。

子宫中的胎儿

胎儿的骨骼、肌肉已经长成，身材也很匀称，身长27厘米，重500克左右。现在，胎儿肺部的组织及血管正在发育中，肺是胎儿最后发育完善的器官，还需要再过几个月他的肺才能发育完全。胎儿的嘴唇、眉毛和眼睫毛都已经长好了，并且非常清晰。视网膜也已形成，具备了微弱的视觉。

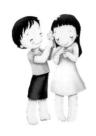

第155天
警惕妊娠期糖尿病

一项报告数据显示，妊娠糖尿病发病率为1%～14%。据专家估计，目前我国妊娠糖尿病的发病率为6%～7%，在高龄准妈妈中，这一比例更大。按照国家统计局近两年的新生儿统计，我国每年约有2000万新生儿。据此推算，每年至少新增120万～140万"糖妈妈"。

❋妊娠糖尿病对母子的影响

妊娠糖尿病对母子影响重大，容易引起准妈妈自然流产、早产、并发妊娠高血压综合征、感染、羊水过多等症状。如不接受治疗，可能会发生酸中毒，导致胎宝宝死亡或脑神经纤维受损。糖尿病患者的胎宝宝发生畸形的比率很高，新生儿成活率也较正常人低；胎宝宝常伴有高胰岛素血症，出生后常会发生低血糖反应。

患有妊娠糖尿病的准妈妈妊娠期内分泌失调，导致血糖偏高，这些糖通过胎盘进入胎宝宝体内，胎宝宝正常胰腺组织分泌的胰岛素将这些糖转化为多余的脂肪和蛋白质，导致胎宝宝体重过重，往往产生巨大胎儿，增加难产的发生概率。

❋哪些人可能患上孕期糖尿病

有些糖尿病患者在怀孕期间会表现出明显的症状，出现"三多""一少"，即多饮、多食、多尿及体重下降。但是，有些准妈妈没有明显的糖尿病症状。以下列出与糖尿病有关的高危因素，以引起准妈妈与家属的注意。

1.孕早期随意检查尿糖呈阳性，或空腹尿糖呈阳性。

2.有糖尿病家族史，如父母或同胞兄弟姐妹患有糖尿病。

3.分娩过巨大儿或本次妊娠胎儿巨大或羊水过多者。

4.曾有过原因不明的死胎、死产或新生儿死亡史。

孕期是个特殊的时期，胎盘所分泌的胎盘泌乳素、催乳素、糖皮质激素、孕激素等对胰岛素有拮抗作用。随着孕周的增加，即使摄入的碳水化合物没有太大的变化，也会因为孕期抗胰岛素分泌的增加和一系列的改变而引发糖尿病的一些症状。正是因为孕期的这些特殊和复杂的原因，才导致了妊娠糖尿病的发生。

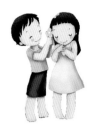

准妈妈如何防治妊娠期糖尿病

❋准妈妈的饮食要求

准妈妈如果血糖高，不仅易导致巨大儿，而且易发生难产。孕期应注意预防糖尿病。糖尿病是有一种有基因遗传倾向的疾病，妊娠期由于糖原利用率增加，加之胎盘分泌泌乳素对胰岛素的抑制作用，使葡萄糖的代谢发生障碍，导致妊娠期发生糖尿病的概率明显增加。要预防妊娠期糖尿病，饮食方面应注意以下方面：

1.严格控制进食量，限制米、面、薯类的摄入量，控制高糖食物的摄入量。

2.蛋白质要充足，蛋白质占每日总热量的25%，主要由肉、蛋、奶及豆制品提供。

3.控制脂肪摄入量，油类要以植物油为主，限制盐的摄入量，尽量吃口味清淡的食品。

4.维生素和矿物质的补充主要来自蔬菜、牛奶、虾皮、海带及果仁等。

5.少食多餐，使24小时的血糖浓度维持在一个相对平稳的水平。

❋如何正确摄取糖类

摄取糖类的目的是为身体提供能量，维持正常代谢。切不可误以为不吃淀粉类食物就可以控制血糖或控制体重，完全不吃主食就可控制血糖，而应该尽量控制含糖饮料或甜食的摄取量。

准妈妈也不要用水果替代主食。虽然水果的营养丰富，口感好，但是长期大量地摄入高糖分水果，加上准妈妈的运动量减少和孕期生理变化等，往往会导致机体的糖代谢紊乱，极易引发妊娠期糖尿病。

小贴士

妊娠期糖尿病和糖尿病合并妊娠不是一回事。妊娠期糖尿病是仅限于妊娠期发生的糖尿病，多发生在孕3月后，分娩后大部分恢复正常，只有小部分于产后数年发展成真性糖尿病。糖尿病合并妊娠是指妊娠前已经患有糖尿病，或原有糖尿病未被发现，妊娠后进展为糖尿病。

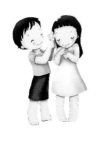

患糖尿病的准妈妈要注意餐次分配

为维持血糖值平稳及避免酮血症的发生，餐次的分配非常重要。因为一次进食大量食物会造成血糖快速上升，且母体空腹太久时，容易产生酮体，所以建议少食多餐，将每天应摄取的食物分成5～6餐。特别要避免晚餐与隔天早餐的时间相距过长，所以睡前要适时补充点心。

❋摄取健康主食

不要误以为不吃淀粉类食物就可控制血糖或体重，因此就完全不吃主食，而是应该尽量避免多吃加有砂糖、冰糖、蜂蜜、麦芽糖的含糖饮料及甜食，避免餐后血糖快速增加。

建议准妈妈尽量选择膳食纤维含量较高的未精加工的主食，可更有利于血糖的控制。患有妊娠期糖尿病的准妈妈早晨的血糖值较高，因此早餐少吃含淀粉类的食物。

❋注重蛋白质摄取

如果在孕前已摄取充足的营养，则孕早期需补血，以增加蛋白质摄取量，孕中晚期每天需适度增加蛋白质摄入量，其中主要来自高蛋白食物，

如蛋类、奶类、深红色肉类、鱼类及豆浆、豆腐等豆制品。

科学实验证实，含蛋白质多的食物的血糖生成指数会降低。普通小麦面条血糖生成指数为81.6%，加鸡蛋的小麦面条为55%，强化了蛋白质的意大利细面条仅为37%，比普通小麦面条低44.6%。

❋多摄取高膳食纤维食物

在可摄取的份量范围内，多摄取高膳食纤维食物，如以糙米或五谷米饭取代白米饭，增加蔬菜的摄取量；吃新鲜水果，不喝果汁；等等；可延缓血糖的升高，帮助血糖的控制，但千万不可不限制地吃水果。

❋适当加醋会降低升糖指数

食物经发酵后会产生酸性物质，可以使食物的血糖生成指数降低，在食品制造过程中适当地加点醋或柠檬汁，也是降低血糖生成指数简便易行的办法。糖尿病患者进餐时吃些醋，也有防止餐后高血糖的作用。

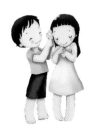

适合患糖尿病的准妈妈食用的菜品

里脊炒芦笋

【材料】

里脊肉150克，芦笋3根，黑木耳2朵，大蒜4瓣。

【调料】

盐、胡椒粉各少许，水淀粉1汤匙。

【做法】

黑木耳泡软、洗净、切丝；里脊肉切成细条状，粗细和芦笋相当，里脊肉和芦笋都切成3厘米左右的小段；大蒜切片，备用。锅烧热，先把蒜片爆香，再放入里脊肉、芦笋和黑木耳炒匀。放入盐和胡椒粉炒熟，用水淀粉勾芡即可出锅。

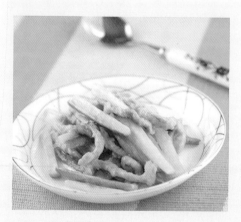

荞麦蛋汤面

【材料】

荞麦面条100克，鸡蛋1个，小白菜50克，葱花、姜丝各5克。

【调料】

花椒粉、盐、香油各少许。

【做法】

小白菜洗净，切段。炒锅中放油，下葱花、姜丝、花椒粉爆香，加入清水，烧开后下入荞麦面条。面条快熟时放入鸡蛋和小白菜段，加盐、香油调味即可。

南瓜烩豆腐

【材料】

南瓜200克，嫩豆腐100克，豌豆仁20克，姜片3片。

【调料】

酱油、盐、胡椒粉、香油各少许。

【做法】

南瓜去皮、去子、切块；嫩豆腐切块备用。锅中倒入香油加热，爆香姜片，再放入南瓜以小火煎至微熟后压成泥，加入酱油及适量水煮开。加入嫩豆腐块、豌豆仁及盐、胡椒粉调味即可。

测量宫高和腹围

现在胎儿在准妈妈肚子里是怎样的状况呢？这是每个准妈妈都十分关心的问题。测量宫高和腹围，是最直接地获得胎儿生长数据的方式。宫高和腹围的增长是有一定规律和标准的，基本上从怀孕20周开始，每次产检都要测量宫高及腹围以估计胎儿的发育情况。孕晚期通过测量宫高和腹围，还可以估计胎儿的体重。

自己在家测量宫高和腹围，再对照下面的表格，也能够估算胎儿的发育情况是否在正常范围内。

宫高的测量： 从下腹耻骨联合处至子宫底间的长度为宫高。

腹围的测量： 通过测量平脐部环腰腹部的长度即可得到。

注意： 如果连续2周宫高没有变化，准妈妈需立即去医院检查。

✱宫高和腹围的标准

宫高（宫高正常标准表 单位/厘米）

妊娠周数	下限	上限	标准
满20周	15.3	21.4	18
满24周	22.0	25.1	24
满28周	22.4	29.0	26
满32周	25.3	32.0	29
满36周	29.8	34.5	32
满40周			33

腹围（腹围正常标准表 单位/厘米）

妊娠周数	下限	上限	标准
满20周	76	89	82
满24周	80	91	85
满28周	82	94	87
满32周	84	95	89
满36周	86	98	92
满40周	89	100	94

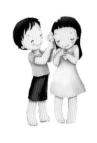

第160天
孕中晚期要定时进行B超检查

孕中晚期胎儿各器官已经形成，B超检查相对比较安全。从孕20周期就应定期进行B超检查。

✤孕20周左右

孕20周左右进行B超检查，可观察胎头、脊柱、心脏、肺、胃肠、双肾、膀胱、外生殖器、四肢，此时胎儿四肢舒展，是检查畸形的最佳时机。

✤孕24~32周

孕24～32周进行B超检查，可发现鼻唇部、心脏的畸形情况。

✤足月妊娠

足月妊娠（孕37～41周）进行B超检查，观察胎位、脐带、羊水、胎盘分期，估计胎儿大小，通过脐血流了解胎儿安危。

✤高危孕妇须行胎儿超声心动检查

有下列高危因素的准妈妈更有必要在24～28周进行胎儿超声心动检查：

1.有先天性心脏病史者。

2.母体患糖尿病或结缔组织疾病。

3.妊娠期母体接触过特殊药物或受到感染。

4.母体酒精中毒。

5.高龄孕妇既往有不正常孕史者。

6.胎儿心律失常、水肿、染色体异常。

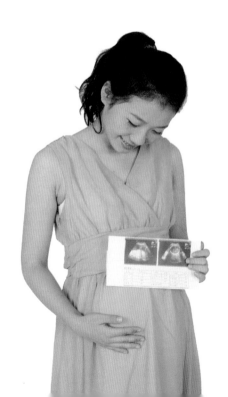

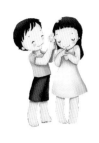

亲子时光：和大宝一起唱《蜜蜂做工》

在怀孕期间，准妈妈应该多听一些欢快动听的乐曲或者活泼有趣的儿歌童谣，并且随着乐曲轻轻哼唱。生物学家认为，有节奏的乐曲可以刺激生物体内细胞分子发生共振，使原来处于静止和休眠状态下的分子和谐地运动起来，促进细胞的新陈代谢。心理学家认为，音乐能深入人的心灵，激起人们无意识的超境界幻觉，并能唤起平时被抑制的记忆。

唱《蜜蜂做工》这首歌时不需要特别大的气息，应该感觉到气息的轻盈，有种跳动的感觉。要注意感受这首歌明快的节奏，可以用踏脚的方式来帮助你唱好这首歌的节奏。让大宝也跟着你一起唱吧。

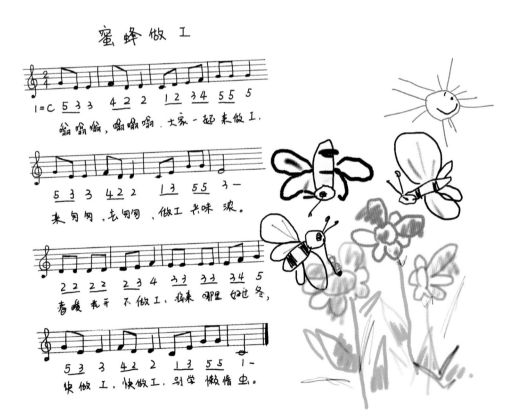

蜜蜂做工

1=C

5 3 3 4 2 2 1 2 3 4 5 5 5
嗡嗡嗡，嗡嗡嗡，大家一起来做工，

5 3 3 4 2 2 1 3 5 5 3 -
来匆匆，去匆匆，做工兴味浓。

2 2 2 2 2 3 4 3 3 3 3 3 4 5
春暖花开不做工，将来哪里好过冬，

5 3 3 4 2 2 1 3 5 5 1 -
快做工，快做工，别学懒惰虫。

第 24 周
保护好隆起的腹部

进入孕24周，随着胎儿一天天地成长，准妈妈的腹部一天天地增大，日渐隆起的腹部给准妈妈的生活带来了诸多不便，在这个时候要更加细心地保护好自己的腹部，以便给胎儿一个安全的生长环境。

身体变化

进入孕24周，准妈妈的体重明显增加，"大肚便便"，子宫底已达到肚脐往上5厘米的地方。乳房也明显增大、隆起，接近了典型的孕妇体形。从这时起，是准妈妈非常容易疲劳的阶段。由于长大的子宫压迫各个部位，使下半身的血液循环不畅，因而格外容易疲劳，而且疲劳感很难消除。同时，由于支撑身体的双腿肌肉疲劳加重，隆起的腹部压迫大腿的静脉，会使腿部出现抽筋或麻木。

本周重要事项

1. 提高警惕，预防早产：如果出现以下几种情况，你要想到早产的可能性，尽快看医生。阴道分泌物改变，出现粉红色、褐色、血色或水样；小腹一阵阵的疼痛，或像痛经，或像拉肚子，或总有便意；腰骶部疼痛。

2. 妊娠期糖期尿病筛检：大多数的准妈妈在24～28周会接受一次糖尿病筛检。这项筛检是用来筛查妊娠期糖尿病（一种怀孕期间具有高血糖症状的疾病）的。

子宫中的胎儿

第24周的胎儿现在身长大约28厘米，胎重600多克。胎儿这时候在妈妈的子宫中占据了相当大的空间，开始充满了整个空间。胎儿在此时身体的比例开始匀称。这时候的胎儿皮肤薄而且有很多的小皱纹，浑身覆盖了细细的绒毛。当色素沉着时，胎儿的皮肤就变得不那么透明了。因为他的身体皮肤形成的速度比制造脂肪衬垫皮肤的速度更快，因此他看起来还是皱皱的。

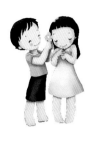

骨盆区疼痛，巧妙应对

到了孕中期、孕晚期的时候，有些准妈妈常常会感觉到臀部周围有一些不适，甚至疼痛。这是什么原因呢？是不是孕期的正常现象？又该怎么应对呢？

✿ 骨盆区骨关节疼痛

这种疼痛并不是很厉害，一般只是感觉到腰酸。这种疼痛与怀孕后韧带松弛有关，是孕激素分泌导致的。

✿ 坐骨神经痛

这种疼痛是由于炎症或脊骨错位时坐骨神经受到压迫而造成的，一般发生在孕中期，孕晚期可能会好转。一般从臀部向腿部延伸，有时伴有刺痛感。

✿ 耻骨联合分离

这种疼痛较剧烈，甚至有时疼得不能动。一般发生在孕晚期，发生这种疼痛时，准妈妈应及时就医。

✿ 异常妊娠导致的疼痛

异常妊娠有时也会伴有疼痛，如流产、妊娠并发消化道疾病、阑尾炎等。发生这种疼痛时，准妈妈需要立即就医。

✿ 炎症引发的疼痛

这种疼痛不多见，一般发生在那些患有慢性盆腔炎或有过手术史的准妈妈身上。因为手术的伤口在怀孕后受到牵拉，导致粘连，所以会出现疼痛。

✿ 减轻骨盆区痛的方法

不要挤压、揉搓任何疼痛的部位，尽可能不碰它。要坚持运动，但运动量不宜过大。

卧床休息或睡觉时应侧躺。坐时要尽量坐直，尤其不要让腿伸直，如坐在沙发里将腿抬起放在椅子上。要经常变换姿势，不管是工作还是看电视，都不要长时间保持一个姿势不动，应该每隔45分钟就起来活动活动。

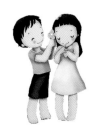

十二星座的宝宝各有特色，对各种呈现在他们眼前的事物也表现出不同的兴趣。准妈妈可以根据自己的预产期，大致估计一下宝宝的星座，看看他们有什么性格特点。

白羊座宝宝（3/21~4/19）

主宰星：火星 属性：火象星座

白羊座宝宝精力旺盛，逆反情绪严重，发起脾气来会闹得天翻地覆，不达目的绝不罢休。爸爸妈妈要重视白羊座宝宝对事物无穷无尽的好奇心及天生的领袖意识，通过体育运动、社会活动和野营等户外活动培养他的体格、毅力及魄力。

金牛座宝宝（4/20~5/20）

主宰星：金星 属性：土象星座

金牛座宝宝天生慢性子，需要做父母的用极大耐心去引导他。金牛座宝宝是内心很敏感的人，他的动手能力很强，可以让他多动手实践，比如制作模型、刺绣、园艺等。

双子座宝宝（5/21~6/21）

主宰星：水星 属性：风象星座

双子座的宝宝有着灵活的头脑和四肢，非常聪明，兴趣爱好非常广泛。双子座的宝宝反应灵敏、口才一流，多才多艺，擅长沟通，适应力强，充满生命活力，懂得随机应变，风趣幽默、乐观。爸爸妈妈可以多多观察孩子，培养孩子的专注力和自制力。

巨蟹座宝宝（6/22~7/22）

主宰星：月亮 属性：水象星座

巨蟹座宝宝心地善良、易受感动，特别敏感，对待宝宝因敏感而反复无常的性格，父母切记不能粗暴，而要鼓励他说出影响他情绪的事物，良好的沟通是治愈宝宝敏感天性的良药。

狮子座宝宝（7/23~8/22）

主宰星：太阳 属性：火象星座

狮子座宝宝傲慢倔强，天生就有王者气概，具有强烈正义感。对待狮子座宝宝，父母既要维护他那股子傲气，又要引导他考虑别人的感受。只要教育得法，狮子座宝宝会表现得非常出色。

处女座宝宝（8/23~9/22）

主宰星：水星 属性：土象星座

处女座宝宝娇弱纤细，性格上追求完美又谨小慎微。可鼓励处女座宝宝多参与适当的体育锻炼和群体活动。并不合群的处女座宝宝喜欢观察和思考，给他更多的观察对象和机会对他来说是一种快乐。

天秤座宝宝（9/23～10/23）

主宰星：金星 属性：风象星座

天秤座宝宝通常都很漂亮、聪明，天生具有艺术家气质，特别讨人喜欢。做父母的要多鼓励天秤座宝宝与各种不同类型的人交往，学会懂得尊重他人。对他懒散的天性不可纵容，否则很难有大的成就。

天蝎座宝宝（10/24～11/22）

主宰星：火星和冥王星 属性：水象星座

内心深处富于激情的天蝎宝宝外表却常常表现得木讷呆板，自我意识很强。

射手座宝宝(11/23～12/21)

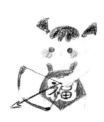

主宰星：木星 属性：火象星座

射手座宝宝是父母的开心果，从小就善解人意，具有很强的独立精神，幻想旅行和探险。倾听和忠诚是射手座宝宝的优点。

摩羯座宝宝（12/23～1/19）

主宰星：土星 属性：土象星座

摩羯座宝宝有时会表现得比较早熟，常像个小大人一样说话办事，显得比较孤独，对待事物认真严肃。

水瓶座宝宝（1/20～2/18）

主宰星：天王星 属性：风象星座

水瓶座宝宝充满好奇心，喜欢追寻新鲜事物，水瓶座宝宝总有与众不同的见解和观点。

双鱼座宝宝（2/19～3/20）

主宰星：海王星 属性：水象星座

双鱼座是十二宫最后一个星座，他集合了所有星座的优缺点于一身，同时受水象星座的情绪化影响，使他们原来复杂的性格又添加了更复杂的一笔。双鱼座宝宝的一生是充满想象和富有强烈精神追求的一生。

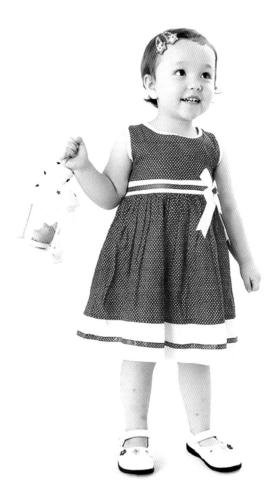

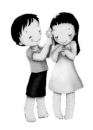

做一做缓解身体疼痛的健身球操

准妈妈出现身体疼痛时，不要一味地躺着、坐着，可以试一试做下面的健身球体操，做操时要根据自己的身体状况和自身承受能力进行，做操时间不宜过长，半小时即可。健身球体操比较有趣味，相信每一位准妈妈都会喜欢。

❋ 肋下伸展运动

盘腿而坐，两腿不要重叠，用鼻子深吸气，然后分八拍呼气还原。同时将健身球向旁边推出，另一侧胳膊向上伸展。

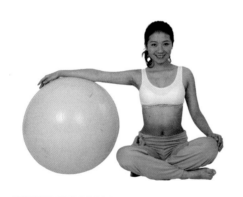

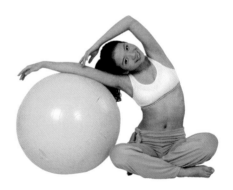

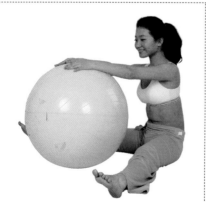

❋ 伸展肩部运动

最大限度地打开双腿，双手放在健身球上，在呼气的同时将球向前方推出。

✽腰部运动

坐在健身球上，双腿最大限度地分开，双手自然放在膝盖上，左右转动腰部，画圆圈。

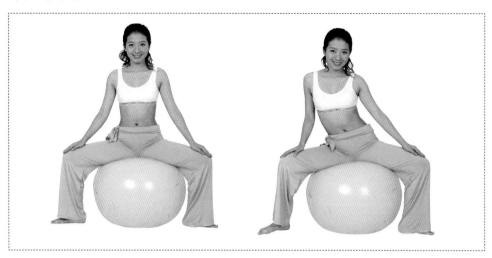

✽背部伸展运动

将健身球置于背的上部，靠着皮球坐下。在呼气的同时，倚着皮球将身体向后倾。伸直膝盖，最大限度地挺直整个身躯。

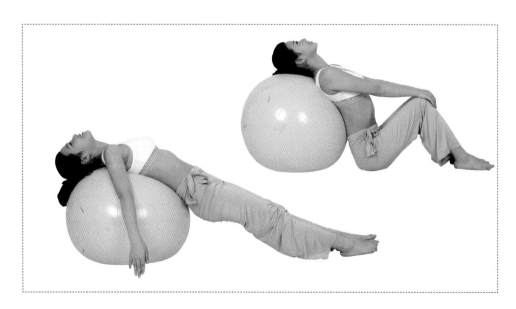

妊娠瘙痒症是怎么回事

✳ 认知妊娠瘙痒症

妊娠瘙痒症又叫妊娠期肝内胆汁淤积症。发生此病时，胆汁不能正常排出体外，淤积在末梢血管的胆汁刺激神经末梢，引起痒感。妊娠瘙痒症对胎儿有潜在危险。胆汁淤积在胎盘中，使胎盘的绒毛间隙变窄，胎盘血流量减少，准妈妈与胎儿间物质交换和氧供应受到影响，容易引发早产、胎儿宫内生长受限、胎儿窘迫，甚至胎儿死亡。

准妈妈出现皮肤瘙痒时，若同时存在下列情况，就可能为妊娠瘙痒症，须及时就医。

1.瘙痒持续3天以上。在没有治疗的情况下，妊娠瘙痒症通常持续到分娩。所以当瘙痒持续3天仍没有消失时，必须去医院检查。

2.瘙痒处无皮肤损害。患皮肤病时，一般局部有小疹子出现，妊娠瘙痒症没有。

3.角膜有轻微的黄染或小便微黄，妊娠瘙痒症引起肝功能轻微损害，产生黄疸。不过一般黄疸程度很轻，所以不容易察觉。

4.初次怀孕发生过皮肤瘙痒，然后不明原因地胎儿死亡。据医学统计，上次怀孕发生了妊娠瘙痒症，以后怀孕发生此病的概率很高。

✳ 妊娠瘙痒症的治疗原则

妊娠期瘙痒症的治疗原则是降低准妈妈胆汁酸的水平，改善准妈妈的症状，防止胎儿发生意外。

在孕期，尤其是孕晚期，出现皮肤瘙痒症状的准妈妈要及时检查肝功能，发现患有妊娠期胆汁肝内胆汁淤积症后应及时治疗。

在医生指导下口服消胆胺、地塞米松、苯巴比妥等降低胆汁酸水平的药物，可减轻症状。

找一找哪一条线能来帮小猴子拿到树上的椰子。

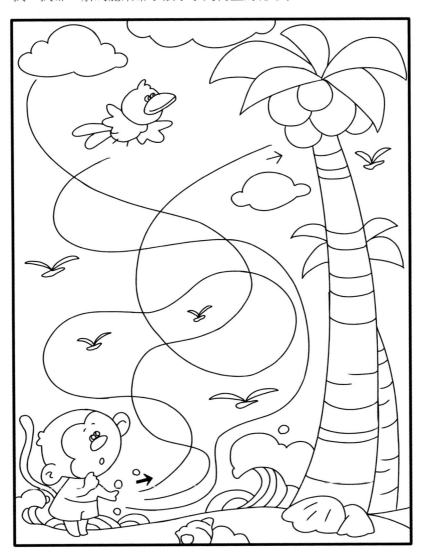

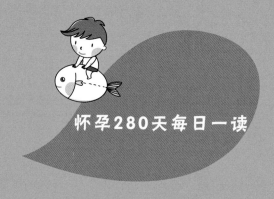

怀孕280天每日一读

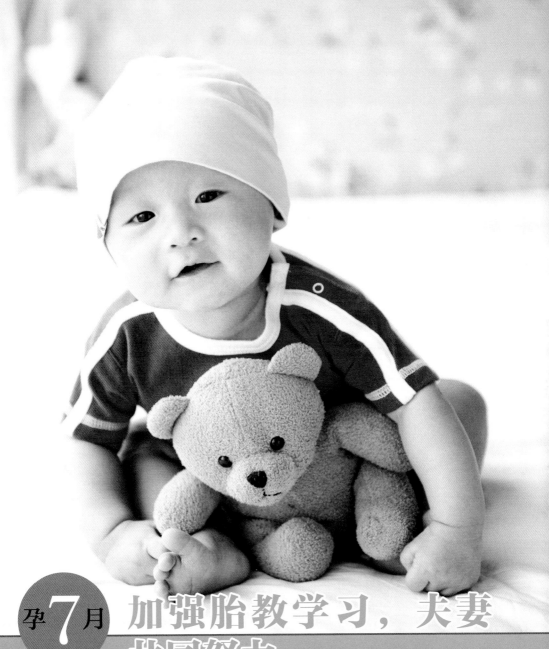

孕**7**月 加强胎教学习，夫妻共同努力

第 25 周
胎儿越来越强壮

到了这一周，多数准妈妈会发现自己的腹部、胸部、大腿根等部位出现了妊娠纹，并且颜色不断地加深。准妈妈不必为此烦恼，只要注意饮食和适当运动，产后会有所好转的。

身体变化

由于胎儿越来越大，准妈妈会觉得更加疲倦，腰腿痛也会更明显，肚子上、乳房上会出现一些暗红色的妊娠纹，脸上也有妊娠斑。有的准妈妈还会觉得眼睛发干、发涩、怕光，这些都是正常现象，准妈妈不必过于担心。有的准妈妈妇因血压升高或贫血加重会引发头痛和头晕，精神因素也会造成头痛，所以要注意保持心情愉快。

由于体内男性激素的增加，你身上的体毛会更粗、更黑了。你会感觉头发增多了，浓密并且有光泽。

本周重要事项

产检内容：在孕25～28周，准妈妈要做乙型肝炎抗原、梅毒血清试验和德国麻疹的检查。

子宫中的胎儿

25周的胎儿现在身长大约30厘米，体重约700克。胎儿开始占据整个子宫。胎儿在此时身体的比例开始匀称，这时候的胎儿皮肤薄而且有很多的小皱纹，几乎没有皮下脂肪，全身覆盖着一层细细的绒毛。25周的胎儿舌头上的味蕾正在形成。胎儿大脑的发育已经进入一个高峰期，胎儿的大脑在这时候大脑细胞迅速增殖分化，体积增大，准妈妈在此时可以多吃些健脑的食品如核桃、芝麻、花生等。

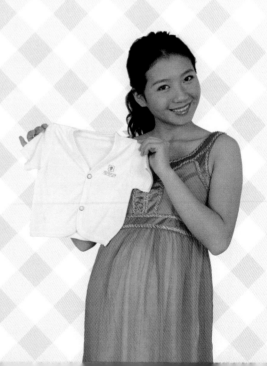

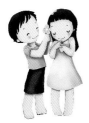

小腿抽筋，不一定缺钙

"腿抽筋"在医学上被称为腿痛性痉挛，表现为腿部一组或几组肌肉突然、剧烈、不自主地收缩，并且腿部肌肉变得很硬，疼痛难忍。抽筋虽然仅持续几分钟，但是发作过后肌肉的不适感或触痛可以持续几小时。腿抽筋了，要根据不同的原因采取不同的对策，这样才能很快解除痉挛而止痛。

❋ 小腿抽筋怎么办

小腿抽筋时，立即伸展小腿肌肉，伸直腿，从脚后跟开始，然后慢慢向胫骨（小腿内侧的长骨）的方向勾脚趾。虽然开始的时候可能会疼，但是坚持这样做可以减轻痉挛，疼痛也会逐渐消失。

1.可以试着按摩肌肉，或者用装着热水的瓶子热敷，来放松痉挛的肌肉。

2.来回走几分钟，对缓解小腿抽筋也有帮助。

3.如果是经常性的肌肉疼痛、腿部肿胀或触痛，应该去医院检查，这可能是出现了下肢静脉血栓的征兆，需要立即治疗。虽然血栓很罕见，但是怀孕期间发生的危险会稍高些。绝不能以小腿是否抽筋作为需要补钙的指标，因为个体对缺钙的耐受值有所差异，有些孕妇在缺钙时，并没有小腿抽筋的症状。

❋ 怎样预防小腿抽筋

1.避免长时间站着或双腿交叉坐着。

2.白天经常伸展小腿肚肌肉，晚上上床前也做几次。

3.坐着、吃饭或看电视时，转转脚踝，动动脚趾。

4.每天散步，除非医生建议你不要做运动。

5.避免过度疲劳。采取左侧卧位，以改善你腿部的血液循环。

6.白天经常喝水，保持体内水分充足。

7.临睡前洗个温水澡，放松肌肉。

❋ 泡脚和热敷也有效

睡前把生姜切片加水煮开，待温度降到可以承受时用来泡脚。生姜水泡脚不但能缓解疲劳，而且还能促进血液循环、安神促睡眠。有条件的可以使用木桶，水量没到小腿肚以上，这对预防和缓解抽筋特别有效。

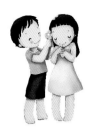

孕期水肿怎么办

孕期水肿，主要是由于准妈妈的内分泌发生改变，致使体内组织中的水分及盐类滞留；另外，如果取仰卧位，增大的子宫压迫盆腔及下肢的静脉，阻碍血液回流，使静脉压增高，因此水肿经常发生在四肢远端，以足部及小腿为主，特别是从事站立工作的准妈妈，症状更为明显。另外，营养不良性低蛋白血症、贫血和妊娠高血压综合征也是产生水肿的原因。严重时全身水肿，伴有疲劳、沉重感、气短、喘气、尿量减少等症状。若孕晚期仅见足部水肿，且无其他不适者，为孕晚期常见现象，不必做特殊治疗，产后便会自行恢复正常。

❋预防孕期水肿的饮食原则

摄入足量的蛋白质： 水肿的孕妇，特别是由营养不良引起水肿的孕妇，每天一定要保证摄入畜、禽、鱼、虾等动物性食物和蛋、奶及豆类食物。这类食物都含有丰富的优质蛋白质。

摄入足量的蔬菜水果： 蔬菜和水果中含有人体必需的多种维生素和微量元素，可以提高机体的抵抗力，加快新陈代谢，还具有解毒利尿等作用。

不吃过咸的食物： 水肿时要吃清淡的食物，特别是不要多吃咸菜，以防止水肿加重。

控制水分的摄入： 对于水肿较严重的孕妇，应适当控制水分的摄入量。

❋轻松应对小腿水肿

很多准妈妈在准中晚期都会出现小腿水肿现象，可采用以下措施进行缓解：

1.可以在办公室放一张小凳或一个木箱，用以搁脚，促进足部的体液回流，减少水肿的发生。

2.每工作1～2小时后，可稍做伸展，并按摩小腿部位，沿淋巴回流的方向由下向上按摩，减少水肿。

3.准妈妈最好穿柔软宽大的平跟鞋，不要穿袜口过紧的袜子，以减轻水肿带来的沉重感。

4.如果小腿水肿出现在早晨，或者水肿越来越严重，甚至蔓延到膝盖以上或脸部，一定要找医生咨询，千万不可掉以轻心。

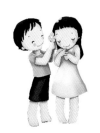

第171天
保湿、按摩告别妊娠纹

因怀孕而出现的皮肤皱纹，医学上称为"妊娠纹"。最常见的部位是腹部和大腿的皮肤，也有人发生在臀部和乳房的皮肤上。造成妊娠纹的原因可能是子宫胀大将皮肤的组织撑裂，也可能是激素（雄激素和肾上腺皮质素）分泌增加的缘故。

✻腹部妊娠纹形成的原因

人体的腹部从外到内有很多层，它们是皮肤、浅筋膜（包括皮下脂肪）、深筋膜、肌肉和腹膜。当女性怀孕超过3个月时，增大的子宫突出于盆腔，向腹腔发展，腹部开始膨隆，受增大的子宫影响，皮肤弹性纤维与腹部肌肉开始伸长。尤其是怀孕7个月（28周）后更加明显。

当超过一定限度时，皮肤弹性纤维发生断裂，腹直肌腱也发生了不同程度的分离。于是，在腹部的皮肤上出现了粉红色或紫红色的不规则纵形裂纹。产后虽然断裂的弹性纤维逐渐得以修复，但难以恢复到以前的状态，而皮肤上的裂纹也会渐渐褪色，最后变成银白色，即妊娠纹。

✻提前预防策略

控制体重：如果准妈妈孕期体重增长过快，皮下组织会被过分撑开，皮肤中的胶原蛋白弹性纤维断裂，就容易产生妊娠纹。因此，准妈妈适当控制体重，可以有效预防止妊娠纹的发生和减轻妊娠纹的症状。

坚持按摩：适度按摩肌肤，尤其是那些容易堆积脂肪而产生妊娠纹的部位，如腹部、臀部下侧、腰臀之际、大腿内外侧、乳房、腋下等，可以有效地增加皮肤和肌肉的弹性、保持血流通畅，避免多度撕拉皮肤中的胶原蛋白弹性纤维，减轻或阻止妊娠纹的产生。

保持滋润：如为干燥的肌肤，皮肤被拉扯的感觉会格外强烈。孕早期，准妈妈就可以选用适合体质的乳液，再做重点部位按摩。做肌肤的保湿护理，可增加肌肤的柔软度和弹性，使得皮肤组织在脂肪堆积扩张时，能够更加适应。另外，在使用乳液滋润肌肤的同时，还可以缓解妊娠纹处皮肤变薄时产生的瘙痒感。

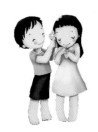

第 172~173 天
预防妊娠纹的饮食管理

✼注意均衡摄取营养

对于准妈妈来说，以内养外非常重要。所以，平时要注意合理安排饮食，以帮助身体减轻水肿，有效阻断脂肪的囤积，减少橘皮组织，淡化妊娠纹，促进皮肤弹性纤维的恢复。

营养均衡的膳食可增强皮肤弹性。准妈妈应尽量遵守适量、均衡的原则，避免过多摄入碳水化合物和热量而导致体重增长过多过快。如糖类和淀粉类是热量的来源，一旦准妈妈摄取过量，就会转变为油脂和脂肪囤积在体内，并可能在短时间内长出妊娠纹来。

✼注意补充能制造骨胶纤维的食物

准妈妈要让肌肤保持一定的弹性，肌肤的胶质纤维愈多，产生妊娠纹的机会就愈少。但是，妊娠时激素的变化会降低肌肤纤维的胶原含量，让肌肤纤维变得脆弱而容易断裂。因此，孕期要注意补充维生素C和蛋白质等。它们能制造更多的骨胶纤维，使胶原纤维不容易断裂，能够预防因怀孕而产生的骨胶纤维的流失，避免

使肌肤变得缺乏弹性。

✼远离妊娠纹的"明星"食物

西蓝花： 西蓝花中含有丰富的维生素C、维生素A和胡萝卜素，能够增强皮肤的抗损伤能力，有助于保持皮肤弹性，使准妈妈远离妊娠纹的困扰。准妈妈每周宜吃3次西蓝花。

番茄： 番茄具有保养皮肤的功效，可以有效预防妊娠纹的产生。番茄对抗妊娠纹的主要成分是其中所含的丰富茄红素，它可以说是抗氧化、预防妊娠纹的最强武器。

猕猴桃： 猕猴桃被称为"水果金矿"，其中所含的维生素C能有效地抑制和干扰黑色素的形成，预防色素沉淀，有效对抗妊娠纹的形成。

三文鱼： 三文鱼肉及其鱼皮中富含的胶原蛋白是皮肤最好的营养品，常食可使准妈妈皮肤丰润饱满、富有弹性，从而远离妊娠纹的困扰。

猪蹄： 猪蹄中含有较多的蛋白质、脂肪，各种维生素及无机盐，丰富的胶原蛋白可以帮助准妈妈有效预防妊娠纹，对增强皮肤弹性和韧性及延缓衰老具有特殊意义。

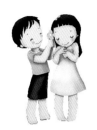

亲子时光：好玩的折纸
（七星瓢虫）

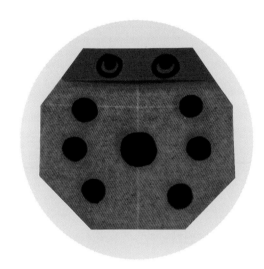

1 正方形分别对折，打开，留折痕。

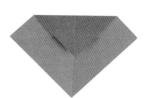
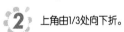

2 上角由1/3处向下折。

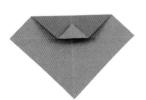

3 上层由2/3处向上折。

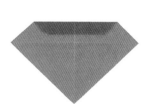

4 上层的下边向内折。

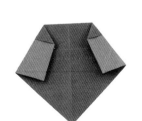

5 翻转，左右两斜边向里折。

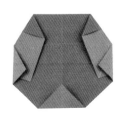

6 左、右、下角分别向后折。

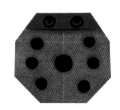

7 翻转，装饰眼睛、背部斑点，完成。

第 **26** 周
准妈妈放轻松，保持好心态

胎儿的力气越来越大，你不时能感到他的"拳打脚踢"。这是一种最幸福的体验，因为，你能真真切切地感觉到有一个小人儿和你在一起，这种感觉对于没有当过妈妈的人来说是无法体会的。

身体变化

准妈妈这个时候能感受到自身心脏的变化，随着子宫的增大而使膈上升，心脏被推向上方，靠近胸部并略向左移；心脏的工作量增加，这是由于心率加速和心搏量加大所致。准妈妈可以感觉到子宫底大约在肚脐以上6厘米的地方。如果怀孕期间准妈妈坚持均衡饮食的话，体重增加标准请参考身体质量指数（BMI）。

本周重要事项

多吃含铁及维C食物：一些准妈妈在此时会出现妊娠期糖尿病或贫血症状加重的情况，应该根据医生的建议进行治疗。在饮食上除了应该注意多吃一些含铁丰富的食物外，还应注意多吃一些含维生素C较多的食物，以帮助身体吸收更多的铁质。

子宫中的胎儿

第26周的胎儿身长约31厘米，体重约800克。胎儿的皮下脂肪已经开始出现，但这时候的胎儿依然很瘦，全身覆盖着细细的绒毛。胎儿的肺已经发育到了一定的程度，胎儿会在羊水中练习呼吸，只不过呼吸的不是空气。此外，胎儿在这时候已经可以睁开眼睛了，如果这时候用手电筒照你的腹部，胎儿会自动把头转向光亮的地方，这说明胎儿视觉神经的功能已经开始在起作用了。

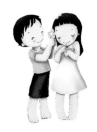

孕期食欲过盛的隐患

很多准妈妈为了给胎宝宝更多地补充营养，往往"胃口大开"，过犹不及会造成不良后果，需要引起注意。

1.食欲过盛很可能会导致准妈妈的孕期体重超重，会给胎宝宝和准妈妈带来很多健康隐患。

2.毫无顾忌想吃啥就吃啥，尤其是甜食摄入过多，会造成血糖升高，有引发妊娠期糖尿病的危险。

3.准妈妈若吃得太多而使肚子太大，还可能会压迫下肢血管，影响血液循环，使下肢水肿较重，易形成静脉曲张。

4.吃得过多，不但体重增长过快，会使妊娠纹过早出现，而且产后不易消失。

5.准妈妈吃得过多，一旦体重超重，就会影响产后身材恢复。相关研究表明，若准妈妈整个孕期体重增长超过16千克，产后继续肥胖的可能性要增加。

6.准妈妈食欲过盛，会把胃撑大，整个孕期都可能小不下来，导致体重过快增长，很可能造成胎宝宝体重过重，给分娩带来困难，易引起新生儿产伤。而且，孩子出生后，患糖尿病的风险也会增加。

✳控制孕期食欲过盛的方法

准妈妈孕期食欲过盛与体内激素的改变密切相关。但科学的饮食可以在保证营养的情况下让准妈妈体重正常增长。当然，这也需要一些饮食调理的方法来控制准妈妈的"馋嘴巴"。

饮食多样化：每顿正餐都要精心准备，保证蛋白质、碳水化合物、脂肪和微量元素的均衡摄入。各种食物吃的量不要多，吃的种类要多些，既可以保证营养全面，同时又可避免对某一种食物的偏爱而造成食用过量。

生活多彩化：孕期不要把注意力都放在饮食上，要坚持适当运动，要多关注胎教，还要学习新生儿的喂养知识等。

进食减速化：进食时要细嚼慢咽。据统计，进食慢的人，比进食快的人总的进食量要小，而且不易发胖，同时更容易吃饱。

加餐灵活化：加餐时间不必拘泥，按需补充，加餐的种类要灵活多变，可以是水果、坚果，也可以是芝麻糊、燕麦粥、饼干、黄瓜、番茄、酸奶、瓜子等。

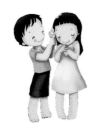

准妈妈自我防护有妙招

❋公共场所如何防撞

避开人群：等车的时候，准妈妈可以站在人少的地方；乘坐地铁或公交车时，应该后上车，如果车上人太多最好再等一趟车；上车后，尽量移步人少的地方。

穿着轻便：准妈妈最好穿着轻便，鞋子应选防滑、减震的球鞋，以保护双脚；不要穿长裙，以免绊倒自己。另外，建议穿防辐射服，使人能注意到孕妇。

掌握正确站立姿势：在车上站着的时候，双脚分开与肩同宽，将重心放在下半身，一手扶着立柱，另一只手挡住后背。注意不要伸手拉吊环。

❋被撞倒时的紧急应对措施

护住肚子：准妈妈不慎被撞时，应立即用手中的包或衣物放在肚子上或用手护住肚子，侧身着地以缓冲被撞的冲击力，保护腹中的胎儿。

别用手撑地或双膝跪地：当准妈妈因重心不稳要摔倒时，不宜用手撑地或双膝跪地，否则会损害关节，甚至造成骨折。

缩成球形：一般状况下，摔倒时着地的面积越大，其所受的伤害会越小。因此，准妈妈如果不慎被撞倒，应尽量将身体蜷缩起来，以缩成球形为最佳。

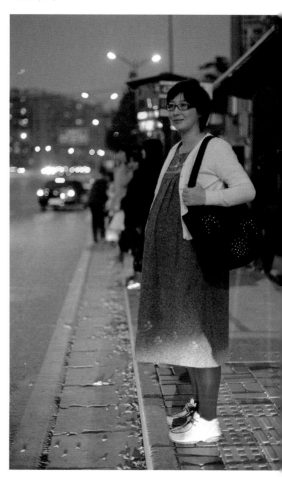

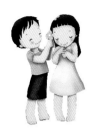

警惕仰卧位综合征

✽什么是仰卧位综合征

有些准妈妈在孕晚期仰卧时会突然出现头晕、恶心、出冷汗、眼前发黑，甚至虚脱等症状，严重时会引起子宫蜕膜小动脉破裂出血，导致胎盘早期剥离。这种现象医学上称为仰卧位综合征。

✽仰卧位综合征的病因

女性从怀孕后10周开始，由于外周血管的扩张，下腔静脉的血流量、回心血量及心脏搏出量均增加，到妊娠28～32周时达到高峰，以后逐渐下降。当准妈妈仰卧时，由于不断增大且沉重的子宫压迫下腔静脉，使回心血量在短时间内突然减少，心脏搏出量减少，导致血压下降，从而出现心悸、出冷汗、面色苍白等症状。

此时只要转向左侧卧位，子宫对下腔静脉的压迫会立即解除，上述症状也将随之缓解或消失。

✽左侧卧位的益处

准妈妈休息或睡觉时采取左侧卧位，可以避免妊娠子宫对下腔静脉的压迫，从而防止仰卧位综合征的发生，还能增加胎儿的血液供应，减少子宫对下腔静脉回流的阻力，从而减轻妊娠水肿现象。

此外，由于盆腔左侧有结肠，而女性怀孕后肠蠕动减弱，使得经常有大便积存在肠腔内。因此，大约有80%的准妈妈子宫会向右旋转，使右侧输尿管受到骨盆、子宫及胎儿先露的三重挤压，准妈妈易患右侧肾盂肾炎。左侧卧位时，右旋的子宫得到一定程度的纠正，从而减轻了子宫对右侧输尿管的挤压，就可减少妊娠期泌尿系统感染的发生。

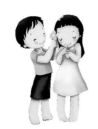

第 179 天

妊娠期抑郁症的判断

对大多数女性来说，怀孕期间是一生中感觉最幸福的时期之一，然而事实上也有将近10%的女性，在孕期会感觉到不同程度的抑郁。也许正是因为人们都理所当然地认为，怀孕对女人来说是一种幸福，所以甚至很多妇科医生都忽视了对妊娠抑郁症的诊断和治疗，而简单地把孕妇的沮丧抑郁，归结为一时的情绪失调。

❈ 孕期抑郁症的症状

如果在一段时间（至少两周）内有以下4种或4种以上的症状，则表明你可能已患有妊娠期抑郁症。如果其中的一或两种情况近期特别困扰你，则应该引起你的高度重视。

1. 不能集中注意力。
2. 焦虑。
3. 极端易怒。
4. 睡眠不好。
5. 非常容易疲劳或有持续的疲劳感。
6. 不停地想吃东西或者毫无食欲。
7. 对什么都不感兴趣，总是提不起精神。
8. 持续的情绪低落，想哭。
9. 情绪起伏很大，喜怒无常。

❈ 导致妊娠期抑郁症的原因

怀孕期间体内激素水平的显著变化，可以影响大脑中调节情绪的神经传递素的变化。你很可能在怀孕6～10周时初次经历这些变化，然后当你的身体开始为分娩做准备时，会再次体验到这些变化。

激素的变化将使你比以往更容易感觉焦虑，因此，当你开始感觉比以往更易焦虑和抑郁时，应注意提醒自己，这些都是怀孕期间的正常反应，以免为此陷入痛苦和失望的情绪中不能自拔。

容易导致妊娠期抑郁症的诱因有：家族或个人的抑郁史。如果你的家族或你本人曾有过抑郁史，那么当你怀孕时，就更容易患上妊娠期抑郁症。

小贴士

人际关系出现问题，也是女性在孕期和产后患抑郁症的主要原因之一。比如你与你的配偶关系紧张，并且已无法自行解决问题，那么最好立即找心理医生进行咨询。

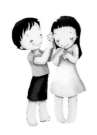

远离妊娠期抑郁症

妊娠期抑郁症如果不及时予以治疗，不仅会增加流产、死产、早产、胎儿宫内发育不良和新生儿体重过轻的可能性，而且高血压和心脏病的平均发病率也会高于常人。更为严重的是，孕妇抑郁症并不能随着婴儿的出生而结束。如果妊娠期抑郁症在孕期不予治疗，则症状将会延续到产后，情况会变得更加严重。产后抑郁症还会严重损害其照看新生婴儿和哺乳能力，甚至有的患者还可能会伤害婴儿。

✳ 尽量使自己放松

放弃那种想要在宝宝出生以前把一切都打点周全的想法。准妈妈也许觉得应抓紧时间找好产后护理人员，给房间来个大扫除，或在休产假以前把手头的工作都结束了，其实准妈妈忘了最重要的一条，那就是善待自己。

可以试着看看小说，看看以前没有时间看的电影、电视剧，从容地吃个可口早餐，去公园散步，或约上闺密小聚，尽量多做一些让自己愉快的事情。

✳ 和准爸爸多交流

保证每天有足够的时间和准爸爸在一起，并保持亲密的交流，如果身体允许，可以考虑一起外出度假，尽你所能使你们的关系更加牢不可破，当孩子降生时，你会有坚强的后盾，可以放心依赖。

✳ 正确发泄情绪

向准爸爸和家人、朋友说出你对于未来的恐惧和担忧。在妊娠期，你需要准爸爸和家人的精神支持，只有当他们理解你的感受时，他们才能给予你想要的安慰。遇到什么烦心事，不能憋在心里或者发脾气让别人来猜测你的心思，而应该把你的想法说出来，只有这样才能得到家人和朋友的理解与支持。

✳ 和压力做斗争

不要让你的生活充满挫败感。时时注意调整你的情绪。感到压力时做一做深呼吸，保证充足的睡眠，多做运动，注意营养。如果你仍然时时感觉焦虑不安，可以考虑参加孕期瑜伽练习班，这种古老而温和的运动，可以帮助准妈妈保持心神安定。

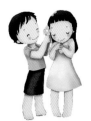

第 181 天

拍孕妇照，留下孕期美好回忆

✻ 留心细节，充分准备

拍照最好是提前预约，并且跟影楼协商好，在自己拍摄的阶段没有其他的顾客，不然要等很久，体力上支撑不住。注意拍摄时间不宜太长，也不宜设计"高难度动作"，最主要的就是要突出准妈妈幸福的感觉。最好照几张温馨全家福。

最好选择专门给孕妇拍摄的影楼，这种影楼专业性较强，工作人员都有与孕妇沟通、合作的工作经验，而且还会提供很多适合你身材、气质的孕妇服装供你选择。

拍摄环境可以选择在自己家里或附近行人较少、拍摄环境条件很好的公园，避免出远门。外出拍摄时最好带上自己的安全化妆用品，避免使用影楼的化妆用品。

有些影楼还会在准妈妈肚子上画一些可爱的图案，一定要注意使用的颜料是否含铅，拍完后要立即洗掉。

✻ 拍摄时的注意事项

与化妆师沟通，尽量少用化妆品，更不要化浓妆，最好拍出自己的"本色"，以免将来宝宝不认识照片中的你哦。既然是拍大肚照，一定要有一组露出肚子的照片，不要害羞、遮遮掩掩的，大方地把骄傲的大肚子露出来，还可以涂些橄榄油，这样照出来的效果会非常好。

露肚子的时间不要太长，要注意腹部的保暖。在拍照的过程中要注意休息，喝点儿水，休息的时候最好把腿部垫高，缓解下肢的压力。

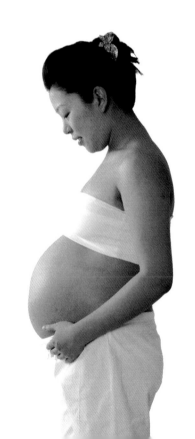

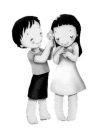

亲子时光：和大宝一起玩气球

✤气球相斥

1.给气球打气不要太足，让宝宝两手各拿一只气球。

2.紧挨着轻轻摩擦一会儿，然后停下来细心观察会有什么现象发生。

3.两只气球不能黏在一起了，一靠近就向两边跑，中间好像有一股力量把它们分别向两边推。

4.妈妈要告诉宝宝，这是因为"摩擦产生的静电相互排斥引起的"。

✤吸住气球

1.找一只开口大、杯口边缘薄的空杯子。

2.向杯子里倒开水，过一会儿，把水倒掉，迅速将一只气球按住杯口，不能有缝隙。

3.过一会儿，把杯子倒过来口朝下拿着，按气球的手松开，观察气球会不会掉下来。

4.告诉宝宝气球被牢牢地吸住的原因是"热胀冷缩"的原理。

✤气球下沉吗

1.准备好一盆水，把气球放进去，气球理所当然会漂浮在水面上。

2.让宝宝想想有什么办法能让气球沉下去。

3.妈妈可以在气球下面绑一块磁铁之类的重物。

✤气球飞走了

1.给两个气球内充氢气，一个气球内充空气，先让宝宝的一只手拿着一个氢气球，另一只手拿着空气气球。

2.在户外宽阔的场所让宝宝松手，并专心观察，宝宝会发现氢气球越飞越高。妈妈告诉宝宝氢气球飞走的原因是"氢气比空气轻"。

3.在另一只氢气球下面挂些小东西（如小挂件、小娃娃等），让宝宝观察气球会怎么样。

第27周
胎儿更加强壮

准妈妈的肚子已经很大，行动笨拙，走路也很吃力。这时的胎儿比之前强壮多了，运动越来越有力，这会让准妈妈有一种真实感和充实感，每当胎儿"拳打脚踢"的时候，准妈妈就知道，胎宝宝又开始运动了。

身体变化

子宫底位于肚脐上方2～3横指，逐渐增大的子宫会压迫到肠胃等器官，也会影响血液循环，所以准妈妈会出现一些不舒适的症状，如便秘、脚部肿胀等。此阶段准妈妈的子宫接近了肋缘，因此有时候会感觉气短，这是正常的现象，不必担心。

本周重要事项

呼吸困难：由于日渐长大的子宫压迫膈，准妈妈的肺难以完全吸入并呼出空气，准妈妈有的时候会感觉喘不上气来，这是孕中晚期常见的反应，准妈妈不必惊慌，多去空气良好、环境优美的地方散散步，会逐渐适应现在的呼吸状况的。

子宫中的胎儿

第27周的胎儿现在身长大约34厘米，体重950多克。你的胎宝宝现在正以平稳的速度每周增加身长和体重。

此时，胎头上已经长出了短短的胎发，眼睛一会儿睁开、一会儿闭上，他的睡眠周期非常有规律。如果你怀的是女宝宝，她的小阴唇已开始发育。而男宝宝的睾丸现在还没有完全降下来。

胎儿的大脑活动在第27周时已非常活跃。大脑皮层表面开始出现特有的沟回，脑组织快速增长。胎儿有时也会将自己的大拇指放到嘴里吸吮。你可能感觉到胎儿的一些有节奏的运动，这是因为胎儿会经常打嗝，每一次通常只持续几分钟，不用担心他会因为打嗝而不舒服哦！

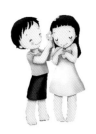

警惕孕晚期阴道出血

妊娠晚期出血，常见的原因有前置胎盘和胎盘早期剥离，当然也可能是宫颈息肉或糜烂面出血等引起的出血。当发生产前出血时，应立即到医院查明出血的原因，然后根据病因，采取有效的治疗。

❋ 早产

现象： 若在妊娠28～36周出血少量阴道流血及子宫收缩等临产征象，可能为早产。

应对措施： 一旦出现早产先兆，就应该立即去医院治疗，尽量避免早产的发生。

❋ 前置胎盘

现象： 其最大的特点就是无明显诱因的反复、无痛性阴道流血。因为不伴随疼痛，有的准妈妈在最开始少量出血时可能会忽视。有些准妈妈则可发生大出血。

应对措施： 在孕晚期一旦发现无痛性阴道流血，即使是少量也要尽量去医院就诊。因为前置胎盘是一种高度危险的产科疾病，稍有疏忽或迟疑，都将直接危及母子安全。

❋ 胎盘早期剥离

现象： 阴道出血，剥离面积小的，症状不明显，剥离面积大的，有剧烈腹痛，子宫强制性收缩、压痛，往往伴有严重并发症，如休克、凝血功能障碍及急性肾功能衰竭。需要注意的是：由于出血多蓄积在胎盘与子宫壁之间，故阴道流血的多少与症状的严重程度不成正比。

应对措施： 尽快就医。

❋ 见红

现象： 这是指怀孕37周后白带呈黏性并带有血丝，通常是子宫颈黏液栓塞脱落的征兆，这是子宫颈为了分娩而开始变软或扩张。

应对措施： 准妈妈应该将少量出血的情况告知医生，尽快就医。

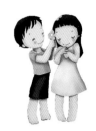

什么是妊娠高血压综合征

妊娠高血压综合征是准妈妈可能产生的疾病中最可怕的一种，有5%～6%的准妈妈会患上此症。在怀孕20周以后，如果有血压升高（超过140/90毫米汞柱或比基础血压升高30/15毫米汞柱）、水肿、小便化验发现尿蛋白，就基本可诊断为妊娠高血压综合征。

✽妊娠高血压综合征发病原因

妊娠高血压综合征的病因目前尚未确定，一般认为与下列因素有关。子宫胎盘缺血、多胎妊娠、羊水过多、初产妇、子宫膨大过度、腹壁紧张等，都会使宫腔压力增大，子宫胎盘血流量减少或减慢，引起缺血、缺氧，血管痉挛而致血压升高；患妊娠高血压综合征的人较多，有人认为与准妈妈隐性基因或隐性免疫反应基因有关。此外，前列腺素缺乏和膳食不平衡也是原因之一。

✽妊娠高血压综合征的危害

准妈妈患有妊娠高血压综合征，血液流通不畅，母体不能顺利向胎盘供给营养，从而导致胎盘功能低下。其结果是胎儿所需的营养物质供给不足，胎儿发育不良，甚至出现死胎。严重时还会引起准妈妈的脑水肿和肝血肿，致使准妈妈全身痉挛，危及母子的生命安全。

✽如何预防妊娠高血压综合征

避免过劳：避免过度劳累，保障休息时间，每天的睡眠时间应达到8小时左右；不要有精神压力，保持平和的心态很重要。

保证营养：适量摄取优质蛋白质、钙和植物性脂肪，一天应摄取80克～90克的蛋白质，蛋白质不足时会加重病情。同时注意摄取有利于蛋白质吸收的维生素和矿物质。

减少胆固醇：动物性脂肪会增加血液中胆固醇的数量，从而导致血压升高，应限制摄取。但是鱼类的脂肪中含有降低血压、减少血液中胆固醇数量的成分，可适量摄取。

减少盐分：盐分摄入过多会导致血压升高，影响心脏功能，引发蛋白尿和水肿，因此要严格限制食盐的摄取，每天不超过5克。

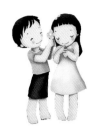

第185天

妊娠高血压综合征的饮食疗法

妊娠期高血压疾病的发生与饮食方式有很大的关系。调查表明，在妊娠期高血压疾病发生前，都会存在水分和盐摄入过量的情况，从而使水肿加重。

✿ 调整脂肪摄入量

患有妊娠高血压疾病的准妈妈应减少脂肪的摄入量，并且少吃动物性脂肪，尽量以植物性油脂代替。植物性油脂不仅可提供胎儿生长发育所必需的脂肪酸，还具有辅助清除体内多余脂肪的作用等。

✿ 补充足量优质蛋白质

患有妊娠高血压疾病的准妈妈必须补充足够的优质蛋白质。在患病期间大量蛋白质由尿中排出，血清蛋白质低下，如不能及时补充会加速体内蛋白质水平的降低，影响胎儿的正常发育。禽肉、鱼类是优质蛋白质的良好来源，增加这类食物的摄入不仅能补充优质蛋白质，其中含有的多种不饱和脂肪酸和必需脂肪酸对脂质代谢也很有益处。

1. 多吃新鲜蔬菜，如芹菜、番茄、黄瓜等，多吃凉拌菜、沙拉，这样既可保证食品的新鲜与营养成分不被破坏，还能有效增加准妈妈的食欲。

2. 准妈妈尽量不要吃腌制食品，如咸肉、咸菜、咸鱼等。调味品应尽量少用，尤其是辣椒面、芥末等刺激性较强的调料。

3. 油脂过重的食品也会加重病情，应少吃油炸食品和奶油制品，以免引起腹胀及消化不良。

4. 各种碳酸饮料、果汁饮料中多含添加剂，最好不要饮用。

5. 钙的补充不仅可以保证胎儿的健康成长，还具有预防妊娠高血压疾病的作用。准妈妈要多吃含钙较高的鱼、牛奶、鸡蛋、豆类、海带等食物。

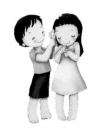

及早发现胎位不正

胎位不正多出现在孕18～22周，一般在孕28周时的产前检查，除了常规检查外，还会增加胎儿位置的检查。检查包括以下内容：

胎产式：胎儿身体长轴与母亲身体长轴的关系，两轴平行者称为直产式，两轴垂直者称为横产式。

胎先露：最先进入骨盆入口的胎儿部分称为胎先露，直产式有头先露及臀先露，横产式有肩先露。

胎方位：胎儿先露部的指示点与母体骨盆的关系称为胎方位，简称胎位。

胎产式以直产式多见，横位少见。胎先露以头先露多见，臀先露少见。这是因为胎儿头重脚轻，子宫腔上宽下窄的缘故。胎位以枕左前多见。

在各种胎位中，枕前位是正常胎位，其他都属于异常胎位。胎位异常是造成难产的重要原因之一。

只要按规定做产前检查，胎位不正可以及时发现。发现胎儿胎位不正后，医生会详细检查胎儿与准妈妈的身体状况，进行必要的治疗。

❋ 如何发现胎位不正

胎位不正的情形，仅能通过产检发现。如果胎宝宝很大，准妈妈在腹部上部摸得到硬硬的部分，就有可能是胎儿的头在上面，如果怀疑有此情形，可通过超声波观察。

❋ 胎位不正的原因

胎位不正的原因，与胎儿妊娠周数、骨盆腔大小和形状、子宫内胎盘大小与着床的位置、多胎次经产妇松弛的腹肌、多胞胎妊娠、羊水不正常、脐带太短、子宫内肿瘤（如子宫肌瘤等）或子宫先天性发育异常（如双角子宫或子宫内纵隔）等因素有关。但在大多数情况下，胎位不正的原因并不十分明确，也就是所谓的不明原因。

❋ 纠正胎位的最佳时机

胎位不正最合适的纠正时间为孕30～32周。孕28周以前，由于羊水相对较多，胎儿又比较小，在子宫内活动范围较大，所以位置不容易固定。

孕32周以后，羊水相对减少，此时胎儿的姿势和位置相对固定，一般来说难以纠正。

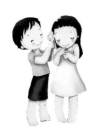

胎位不正的纠正方法

发现胎位不正后不必惊慌，一般采取以下措施解决：

膝胸卧位操：在妊娠28周前，准妈妈可以通过膝胸卧位操来纠正。方法是：准妈妈在床上，采跪伏姿势，两手贴住床面，脸侧贴床面，双腿分开与肩同宽。胸与肩尽量贴近床面。双膝弯曲，大腿与地面垂直。保持此姿势约2分钟，慢慢适应后可逐渐增加至5分钟、10分钟，可每日2～3次，5～7天为一疗程，一周后复查。这是一种借胎儿重心的改变，增加胎儿转为头位机会的方法。优点是不需要任何辅助器械，只要在家坚持练习就行，缺点是练习时准妈妈可能出现腰酸、头晕、恶心等现象，常不能坚持。

艾灸至阴穴：这是一种中医纠正胎位的方法。准妈妈平卧或采取正坐的姿势，松解裤带。同时由医生灸双侧至阴穴（足小趾端外侧），每日1～2次，每次15分钟，5次为一疗程，一周后复查。这一方法操作简便、无痛苦、经济。

外倒转术：用以上方法纠正胎位无效者，一般可在妊娠30周以后，到医院由医生通过手推等动作倒转胎儿，此法需要专业技术，准妈妈不可在家自行操作。

如果胎儿的臀、足已经伸入小骨盆，倒转困难，或者在倒转时胎儿有变化，就不能勉强了。

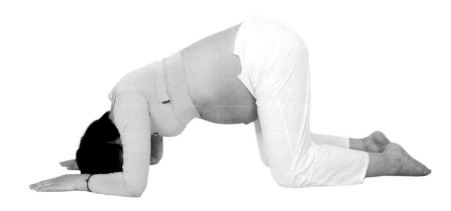

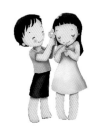

第 188 天
食疗调理孕期气喘

妊娠末期，很多准妈妈做事，甚至讲话时都会感到气短、透不过气来。在临床上，这是一种孕期正常反应，随着孕周的增加，准妈妈的肚子越来越大，隆起的腹部向上顶到肋骨和肺脏，导致有限的呼吸空间变小，妨碍准妈妈自由地呼吸，造成准妈妈时而呼吸短促，甚至有窒息感。母体为了适应这种生理上的改变，会采用浅而短的呼吸，以增加呼入肺脏的氧气量，在这种情况下，准妈妈常会感到呼吸困难。

贫血也会引起气喘。孕晚期的准妈妈已经慢慢适应了怀孕的状态，身体内的激素、循环系统也有所改变，准妈妈食量增大，体重也慢慢增加。怀孕后血液总量及红细胞都会增加，但血液总量的增加比重（主要是血浆量增加）却比红细胞量大，因此造成血液稀释，使得怀孕后的血红蛋白比孕前下降，产生生理性的贫血。准妈妈有贫血症状时体力都不太好，容易有呼吸困难的现象，也是属于心因性的呼吸困难。这种情况一般会在怀孕7~8个月时发生。

妊娠晚期的气喘一般无须治疗，为了减轻症状，需尽可能多休息，减少体力负担，睡觉时多加一个枕头。如果呼吸困难严重到影响正常生活，应去医院就诊。

✳给准妈妈的饮食建议

增加蛋白质的摄取量：如果体重增加过多，会带给准妈妈气喘等多种不适。所以，建议准妈妈减少脂肪、糖分的摄取，增加蛋白质的摄取，这样不会因虚胖而气喘。

一次进食不宜过多：越来越大的腹部使你心慌气喘、胃部胀满，要注意一次进食不宜过多，少食多餐，两餐之间吃些水果、酸奶。

多吃补肺益肾的食物：呼吸困难与肾有密切关系，肾主纳气，呼吸功能虽在肺，而根源则在于肾。当肾气虚弱或肺气不足、气不归肾时，就会呼吸困难，发生喘促。这种情况大都要采用温肾纳气或肺肾两补的方法调理，以滋补肺肾之阴。可用沙参、山药、天冬、麦冬、玉竹、百合、生地黄、熟地黄、女贞子、枸杞子、旱莲草、龟板等药物调理。

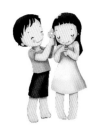

第 189 天

亲子时光：和大宝一起做游戏，学英语

❋镶嵌和拼图（Puzzle play）

1.让宝宝玩镶嵌有效和简单拼图，在镶嵌板上，让宝宝做："Give me the piece of fish. 把鱼的那块给我。"

2."Put it into the hole. 把它放回洞穴内。"

3." Give me the picec of square.把方形的那块给我。"

4."Put it into the hole. 把它放回洞穴内。"

5."Is it a duck？这是一只鸭子吗？"

6."Put it into the hole. 把它放回洞穴内。"

7. 把一幅兔子的图剪成两片："Give me the piece of that rabbit's head. 把那片兔子的头给我。"

8."Put it's head and body together again. 再把它的头和身体拼好。"

❋学用工具（Providing tool）

1.妈妈看见皮球滚到桌子下面了，拿来一根棍子（a stick）.

2.告诉宝宝这是一根棍子："Pull it out with a stick. 用棍子拨它出来。"

3."Don't push it off. 不要把它推跑。"

❋藏和找（Hide and seek）

1.宝宝喜欢同爸爸妈妈捉迷藏，妈妈躲在门背后说："I'm here.come on! 我在这儿，来啊！"让宝宝寻找。

2.过一会儿爸爸又躲起来，妈妈问："Where is daddy？ 爸爸呢？ Go and find him. 去，去找他。"

3.妈妈又把玩具熊藏起来，问："Where is the bear? 熊呢？ Find it out! 把它找出来！"

胎儿有了规律的生活

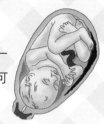

虽然胎儿现在还没有完全发育成熟，但由于肺部在一定程度上已经能够发挥作用，因此即使早产也有存活的可能性。此时离开子宫也可以生存，故称为有生机儿。

身体变化

准妈妈这时不仅腹部鼓了起来，就连胳膊、腿、脚踝等部位也会出现肿胀或水肿，因此特别容易感觉疲劳。同时，轻微的水肿在任何一位准妈妈身上都有可能显现，夜晚降临后，水肿的程度会稍微严重，不过这都是很正常的妊娠反应。

孕第28周的时候，准妈妈会偶尔觉得肚子一阵阵发硬发紧，这是假宫缩，不必紧张。胎儿在每次胎动过程中都会在妈妈的肚子里闹得天翻地覆，有时候还会翻一个身。这时，准妈妈的肚子看上去凹凸不平，很有意思。

本周重要事项

1. 产检频率有所增加： 第28周以后，准妈妈要每两周检查一次，36周以后则每一周检查一次。

2. 减少性生活： 孕晚期（7~10个月）准爸妈们应减少性生活，预产期的前6周应完全停止性生活，以免引起早产。

子宫中的胎儿

本周胎儿将会快速长大，占据子宫内更多的空间。这一时期的最大特征就是胎儿的脑组织更加发达。胎儿的头部明显长大，脑组织的数量也有所增加，大脑特有的褶皱和沟回形成；脑细胞和神经循环系统的连接更加完善；头发渐渐变长，随着皮下脂肪的增加，身体开始变得圆润。胎儿体重已有1100克，坐高约为26厘米，几乎已经快占满整个子宫空间了。胎儿脂肪层在继续积累，他体内的脂肪占2%~3%，为出生后的生活做好准备。

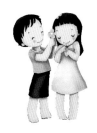

第 190 天

孕晚期，更要注意心理保健

进入孕晚期后，准妈妈的子宫已经极度胀大，各器官、系统的负担也接近顶峰。因而，准妈妈心理上的压力也是比较重的，为了更好地迎接分娩，准妈妈需要做好以下准备：

✳ 了解分娩知识

克服分娩恐惧，最好的办法是让准妈妈自己了解分娩的全过程及可能出现的状况。

许多地方的医院或有关机构开办了"孕妇学校"，在怀孕的早期、中期、晚期对准妈妈和准宝宝进行孕期保健知识的普及，讲解孕产期的医学保健知识及分娩时准妈妈的配合方法。这对有效地减轻准妈妈心理压力、解除思想负担、做好孕期保健、及时发现并诊治孕期各类异常情况等均大有帮助。

✳ 做好分娩准备

分娩的准备包括孕晚期的健康检查、心理上的准备和物质上的准备。一切准备的最终目的都是希望母子平安，所以，准备的过程也是对准妈妈的安慰。如果准妈妈了解到家人及医生为自己付出了多少辛劳，并且对意外情况做了多少周密的准备工作，准妈妈的安全感便油然而生。

孕晚期，特别是临近预产期时，准爸爸应多留在家中，让准妈妈在心理上得到安慰。

✳ 不宜提早入院

有些准妈妈以为临近分娩时提前进入医院待产室是最保险的办法。可事实上提早入院等待太长时间也不一定是好事。

首先，医疗设备的配置是有限的，如果每个准妈妈都提前入院，医院不可能为所有人提供所需的医疗资源。

其次，准妈妈入院后较长时间不临产，会有一种紧迫感，尤其是看到一些后入院者已经分娩，心理上更会焦虑、恐慌。

此外，产科病房内的每一件事都可能影响准妈妈的情绪，而这种影响有时候会影响准妈妈的心理状态。

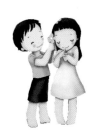

准妈妈出现不正常的乳汁怎么办

❀乳腺肿瘤

成因：主要是因为怀孕造成雌激素急速上升，会促使乳房持续长大，也会刺激已存在的雌激素依赖性肿瘤（乳腺纤维瘤或乳腺癌）的快速生长。

症状：发生的机会并不会因为怀孕而减少，反而容易被忽略，最后也可能因为癌细胞的快速生长而有不正常的液体流出。

❀炎性乳腺癌

炎性乳腺癌，也可能会出现局部的红肿热痛，出现类似乳腺炎的症状，此时可能就需要借助其他的仪器及检查进行鉴别诊断，找出真正的原因。

❀急性乳腺炎

成因：由于乳腺管内本身有乳汁淤积，乳汁本身是细菌繁殖的温床，加上此时若有细菌感染即会造成乳腺炎。

症状：虽然大部分的乳腺炎发生在产后哺乳期，但也有少部分会发生在怀孕期。它通常只发生在单侧的乳房。乳房会有局部肿胀、疼痛、皮肤发红发热，可能会有化脓的液体流出，会有臭味，准妈妈有时会同时出现全身性类似流感的症状，如发热、畏寒、全身无力等。

❀乳头平坦，将来如何哺乳

如果准妈妈的乳头较为平坦或是向内凹陷，这对将来的哺乳会造成不便。如果为此感到担心，必须早些与医生进行沟通，听从医生的指导来解决这个问题。

准妈妈也不必过于担心自己的乳头平坦，因为产后利用吸乳器及宝宝天生吸吮母乳的吸力，自然会将乳头吸出来。

另外，你还可以在孕期进行乳房保养，可以改善平坦或凹陷的乳头状况。

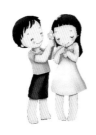

第 192 天
孕晚期遭遇痔疮怎么办

妊娠期间，特别是孕后期，由于孕激素的影响，胃肠道蠕动减少，粪便在结肠停留时间延长，水分被吸收，致使粪便干燥，常有便秘出现；又由于腹内压力的增加，增大的子宫对下腔静脉的压迫，影响下腔静脉血及盆静脉血回流，造成痔疮的发生，或是原有的痔疮症状加重。

准妈妈发生痔疮时，必须根据其症状的严重程度及怀孕的时期选择适当的治疗方法，原则上仍以保守治疗为主。确需进行手术者，也应尽量在怀孕中期以适当的方法给予手术治疗，这样不但手术后的并发症少，也有良好的治疗效果。此外，产后也可以去正规的中医医院进行艾灸治疗。实践证明，艾灸治疗痔疮的效果非常好。

❋ 如何预防和缓解痔疮

1.多喝水。

2.多食用含膳食纤维丰富的蔬菜。

3.芹菜、藕等。

4.要粗细粮搭配，膳食结构合理。

5.养成定时排便的良好习惯，预防便秘，才能预防痔疮的发生。

6.温水坐浴及软膏栓剂治疗为主，使用软膏栓剂时，必须注意用药安全，一些含有类固醇或麝香的药物应尽量避免使用。

7.每天休息时抬高双腿至少1小时。

8.睡觉时双腿抬高，膝盖微屈。

9.洗澡时水温不宜过热，最好洗温水浴。

10.在痔疮部位冰敷或敷上药棉。

11.不要长时间地坐着或站着。

❋ 缓解便秘的营养粥

核桃粥： 取核桃仁50克，大米100克。将核桃仁捣烂同大米一起煮粥。适用于体虚肠燥的孕期便秘患者食用。

芝麻粥： 先取黑芝麻适量，炒热研碎，每次取30克，同大米100克煮粥。适用于身体虚弱、头晕耳鸣的孕期便秘患者食用。

无花果粥： 无花果30克，大米100克。先将大米加水煮沸，再放入切碎的无花果煮成粥。服时加适量蜂蜜。适用于孕期便秘的准妈妈。

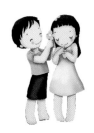

做一做夫妻体操

当准爸爸带着准妈妈一起郊游时，在欣赏大自然、呼吸着新鲜空气的同时，找一块平坦的草地和准妈妈一起做一做夫妻操吧，这样既能增进夫妻间的感情，还有利于母子的身心健康，消除妊娠期的不适症状，是一种不错的运动胎教方式。

❊ 脊柱伸展操

1. 准妈妈和准爸爸背靠背坐在垫子上，可以屈膝，也可以盘腿，以准妈妈的体位舒适为原则。

2. 准爸爸双臂紧紧地勾住准妈妈的手臂。

3. 双方分别轮流地进行前弯和后仰的动作，并进行有规律的呼吸。

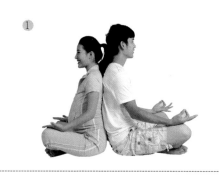

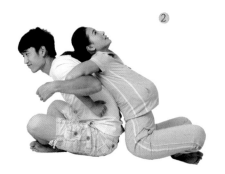

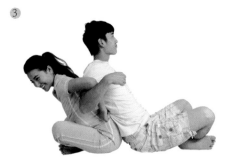

❋肩部伸展操

1.准妈妈和准爸爸取面对面的站位，准妈妈的双手自然地搭在准爸爸的同侧双肩上，为了保证准妈妈的舒适度，准爸爸也可将手搭在准妈妈的手臂上。

2.双方同时向下运动，至双方身体下降到相当水平。

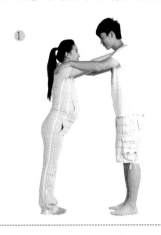

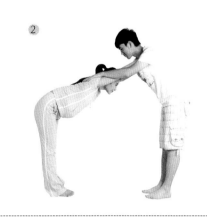

❋前后推手运动

1.准爸爸和准妈妈面对面端坐，双方均伸直右腿，左腿弯曲，面对面而坐，双手掌心相对。

2.准爸爸用左手轻轻地将准妈妈的右手向后推，一直推至准妈妈胸前。

3.准妈妈用右手轻轻地将准爸爸的左手推回至准爸爸的胸前，同时，准爸爸用右手轻轻地推动准妈妈的左手。反复操作数次。

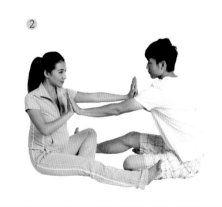

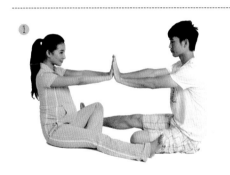

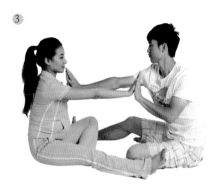

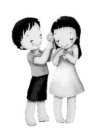

第195天

孕晚期应做的检查

孕7~10月为妊娠晚期，在这期间孕35周前要每两周做一次产前检查，孕36周后每周做一次产前检查。

✳ 一般检查

通过一般检查，了解准妈妈的妊娠时间，有无不适症状，有无慢性疾病史、遗传史、早产、流产、宫外孕、胎盘早剥、前置胎盘、贫血、下肢水肿。通过心电图检查准妈妈的心脏功能。

✳ 超声波检查

超声波检查可以帮助理解胎位，了解胎儿发育是否正常。另外，前置胎盘也需用超声波诊断。

✳ 妇科检查

腹部检查包括测量腹围和宫高、检查胎位和胎心、了解胎头是否入骨盆、估计胎儿大小等。通过骨盆测量，了解骨盆的大小，以便准确估计能否自然分娩，是否需要剖宫产，以便医生和准妈妈都能心中有数。

借助阴道检查了解产道有无异常。通过检查，了解骨盆有无异常，包括坐骨棘、尾骨等。

✳ 实验室检查

实验室检查包括血常规、尿常规、大便常规、肝肾功能、查尿中E3值或E/C比值、血HPL测定、乙肝五项、抗HCV检测、有关凝血功能检查等。

对有遗传病家族史或有过分娩死胎、畸胎史者，应行绒毛先导培养或抽羊水做染色体核型分析，以降低先天缺陷及遗传病儿的出生率。

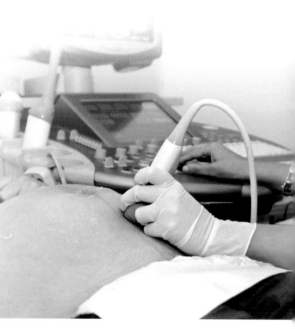

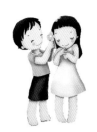

亲子时光：开始准备宝宝出生后的用品

准妈妈开始准备的时间可以根据自己的情况而定，尽量在身体行动还方便的情况下做准备。

❋ 需要准备的物品

喂养用品： 奶瓶、奶嘴、奶嘴刷、奶瓶夹、奶瓶清洗液、奶瓶消毒锅、奶粉盒、软勺、碗等。

洗护用品： 婴儿洗发液、婴儿沐浴露、润肤产品、婴儿爽身粉（选择不含滑石粉成分的，因为若为女婴滑石粉容易引入阴道）、婴儿护臀霜、婴儿护肤湿巾、水温计、浴网、浴盆、大浴巾等。

日常用品： 婴儿指甲刀、棉签、棉球、体温计、婴儿梳刷组、退热贴、鼻喉通爽贴、吸鼻器、小镊子、婴儿喂药器、防滑袜、婴儿便盆、防溢奶哺乳垫、练牙器具、安全门卡、安全台角、乳牙发育安抚奶嘴等。

洗涤用品： 婴儿洗衣液、婴儿衣物柔顺剂等。

服装： 内衣、围兜、帽子、手套、脚套、袜子、学步鞋等。

家居及外出必备用具： 婴儿床、蚊帐、床上用品、床铃、手推车、学步带等。

❋ 选购时的注意事项

衣服的质感要柔软、吸汗，面料以纯棉为宜，不含荧光剂，颜色以浅色为主，穿脱要方便，尽量宽松。用具方面，必须符合国家安全标准，如使用的奶瓶、奶嘴必须绝对无毒，包括其使用的材料、印刷的油墨等。并应选择设计上符合人体工学原理及有品质保证的安全产品。

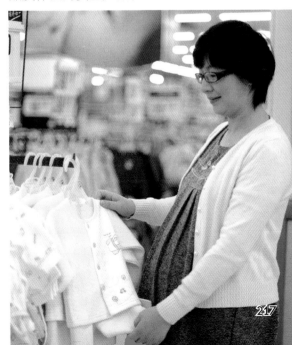

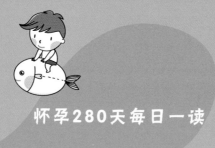

怀孕280天每日一读

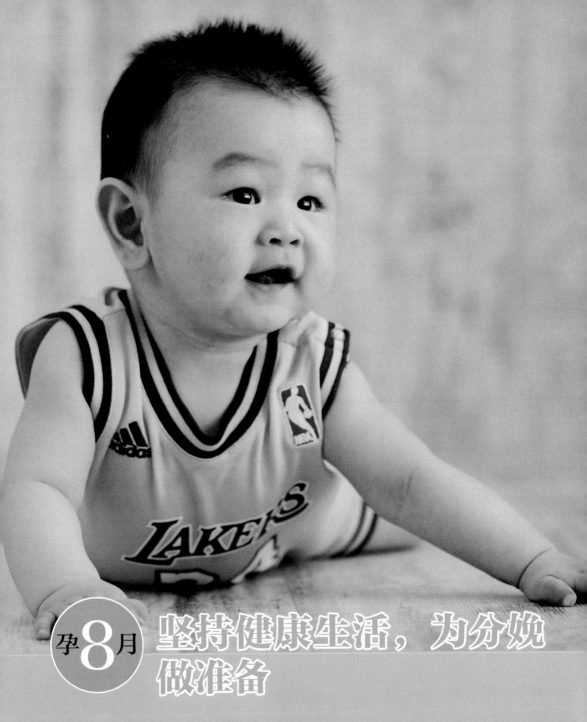

孕**8**月 坚持健康生活，为分娩做准备

第 **29** 周
进入孕晚期

　　从孕29周开始，准妈妈就进入孕晚期。孕29～40周，理论上都称为孕晚期，这个阶段也可能会更长一些，有些准妈妈会延长到42周。这个时候，准妈妈在营养、安胎、日常生活方面还有很多要注意的问题。

身体变化

　　此时，母体已开始为分娩做准备。为了顺利分娩，准妈妈的子宫颈部排出的分泌物开始增多。随着子宫的增大，腹部、肠、胃、膀胱受到轻度压迫，准妈妈因此会感到胃部不适。同时，准妈妈的内脏被增大的子宫挤压，便秘、背部不适、腿肿及呼吸困难等状况可能会更加严重。所以，准妈妈保持正确的姿势及适当的锻炼和休息，有助于改善这些症状。

本周重要事项

　　保证孕晚期的睡眠质量。孕晚期的准妈妈每天一定要保证不低于8小时的睡眠，中午应有1～2小时的午睡。晚间的活动应以散步为主，做轻微的家务，过度劳累也会影响睡眠。晚间要有选择地看影视剧或书刊，尽量不引起情绪上的波动，才能安然入眠。

子宫中的胎儿

　　第29周的胎儿坐高26厘米～28厘米，体重1200克～1300克。

　　胎儿这时大脑发育迅速，头也在增大，听觉系统也发育完成，胎儿此时对外界刺激的反应也更为灵敏。如果在这时候给胎儿放些音乐，胎儿会对不同的音乐做出不同的反应。

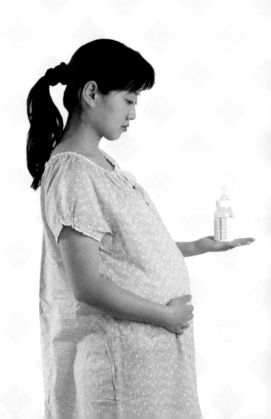

孕晚期遭遇腹部胀痛

孕晚期由于肠蠕动功能减弱，准妈妈容易出现腹胀、腹痛的症状。怀孕8个月后，每小时出现4～5次腹胀是正常的生理现象，是妊娠晚期无须担心的腹胀，当然如果这种阵痛强度不断加剧，阵痛频率逐渐增加，就需立即就医了。

❋腹部胀痛对胎宝宝有影响吗

腹胀时，子宫处于收缩状态，这时提供给胎宝宝的氧气会略微减少。因此，有准妈妈担心这种感觉会使胎宝宝难受。但实际上与准妈妈的担心正相反，正常的生理性腹胀反而会刺激、促进胎宝宝的发育。对于腹中的胎宝宝来说，子宫的收缩就像是妈妈在轻拍着逗他玩一样，他反而会觉得有趣。

❋腹部胀痛时的对策

无论是不是正常的生理性腹胀，准妈妈首先要做的就是休息一下，能躺下休息是最好了，但如果条件不允许，也可以坐下休息一会儿。

准妈妈适度运动，也有利于减

轻胀气。如果没有出血，只是胀痛的话，只要静卧观察就可以。当疼痛加剧或是伴有出血时要去医院。

此外，腹部的胀痛则是很多异常情况的先兆，不能轻视。腹部胀痛是腹内的胎宝宝传递的危险信号，所以即使很轻微也要停下工作和家务，暂时休息观察情况，只是稍微有肿胀疼痛感可不必大惊小怪，要静下心来好好观察。胀痛并有少量出血时，多数医生会建议准妈妈休息。此时要保证充分的休息，尽量卧床。这样，就可以应对腹胀腹痛了。

❋异常情况需警惕

腹痛和腹胀当然有很多都是异常状况的先兆。它们以流产、早产为代表。此外，异位妊娠、卵巢囊肿的蒂扭转、葡萄胎、双胞胎、羊水过多症、常位胎盘早期剥离等情况都以强烈的腹部鼓胀、疼痛为主要症状。此外与妊娠无关的疾病，如膀胱炎、尿路结石、阑尾炎、肠炎、腹泻、重症便秘等也会导致腹部不适。

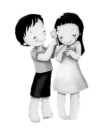

✳ "能量传递" 运动

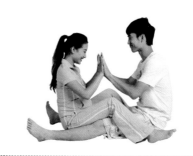

1.预备式： 准爸爸和准妈妈面对面端坐，准爸爸将双腿伸直，并略微分开，准妈妈将双腿放在准爸爸的双腿上，两人双手掌心相对。

2.对掌： 双方面带微笑凝视着对方的双眼，感受着两人能量正通过手掌和双眼进行传递和融合。

3.放松： 端坐一会儿，准妈妈可以躺在准爸爸怀里，好好地放松放松。

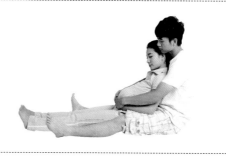

动作要领

夫妻双方一定要注意眼神的交流，否则就失去了这个运动的意义。

练习时准爸爸要有耐心，要全身心地投入进去；准妈妈要注意练习呼吸方式，用力要轻柔。

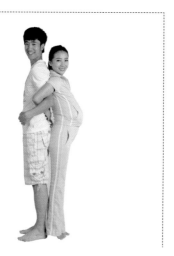

✳立式操

1.预备式： 背靠背站好，双脚略分开，互相挽住胳膊向左右拉，做3次。

2.**推背：** 背对背站立，准妈妈转
身推准爸爸的背部。

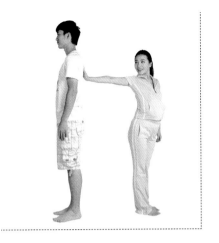

　　准爸爸在和准妈妈互动的时候，用力宜适中，可以边做操边询问准妈妈能否
承受这样的力度，以免用力过度拉伤准妈妈。

❋坐式操

　　1.　**预备式**。准爸爸和准妈妈背靠背坐好，两臂弯曲，挺胸收臂，肘部与肘
部相碰。

　　2.　**背坐拍手：** 准妈妈两臂向上画半圆，挥起拍打准爸爸的手臂。

　　3.　**拉肘：** 准妈妈盘腿坐，双手抱头，准爸爸跪在后边，轻轻向后掰准妈妈
的肘部。

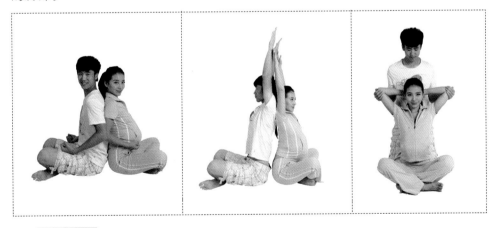

　　准爸爸不能把简单的体操当成儿戏，要和准妈妈一同投入到运动中，才能收
到最好的效果。

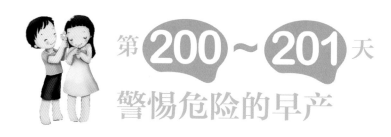

早产是指在满28孕周至37孕周之间（第196～258天）的分娩。据相关资料报道早产占分娩数的5%～15%。早产儿一般体重为1000克～2499克。

早产儿死亡率国内为12.7%～20.8%，胎龄越小、体重越低，死亡率越高。死亡原因主要是围生期窒息、颅内出血、畸形。早产儿即使存活，亦多有智力发育缺陷。因此，预防早产是降低围生儿死亡率和提高新生儿素质的主要措施之一。

❋ 早产发生的原因

约30%的早产无明显原因。常见诱因有：

准妈妈方面

1.并发子宫畸形（如双角子宫、纵隔子宫）、子宫颈松弛、子宫肌瘤。

2.并发急性或慢性疾病，如病毒性肝炎、急性肾炎或肾盂肾炎、急性阑尾炎、病毒性肺炎、高热、风疹等急性疾病；心脏病、糖尿病、严重贫血、甲状腺功能亢进、高血压病、无症状性菌尿等慢性疾病。

3.吸烟、吸毒、酒精中毒、重度营养不良。

4.其他，如长途旅行、气候变化、居住高原地带、家庭迁移、情绪剧烈波动等因素；腹部直接撞击、创伤、性交等。

胎儿胎盘方面

1.前置胎盘和胎盘早期剥离。

2.羊水过多或过少、多胎妊娠。

3.胎儿畸形、胎死宫内、胎位异常。

4.胎膜早破、绒毛膜羊膜炎。

❋ 早产的临床表现

早产与流产相仿，亦有其发展过程，临床可分为两个阶段：

先兆早产： 出现子宫收缩，至少10分钟有一次，每次持续30秒，历时1小时以上。

难免早产： 除有规律性宫收缩、间歇期渐短、持续时间渐长且强度不断增加之外，伴有宫颈容受≥75%，以及子宫颈扩张≥2厘米；或有进行性宫颈容受及子宫颈扩张，且伴阴道血性分泌物或胎膜已破情况与足月妊娠在临床上相仿。

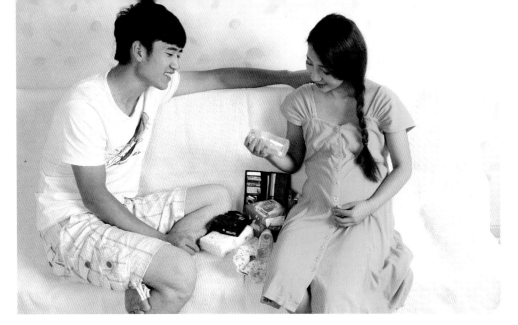

✳ 早产的预防

早产是可预防的，关键是要及早诊断，及时治疗。当出现以下3种情况之一时必须去医院检查。

下腹部变硬： 在妊娠晚期，随着子宫的胀大，可出现不规则的子宫收缩，几乎不伴有疼痛，其特点是常在夜间频繁出现，翌日早晨即消失，称之为生理性宫缩，不会引起早产。如果下腹部反复变软变硬且肌肉也有变硬、发胀的感觉，至少每10分钟有1次宫缩持续30秒以上，伴宫颈管缩短，即为先兆早产，尽早到医院检查。

阴道出血： 少量出血是临产的先兆之一，但有时宫颈炎症、前置胎盘及胎盘早剥时均会出现阴道出血，这时出血量较多，应立即去医院检查。

破水： 温水样的液体流出，就是早期破水，一般情况下是破水后阵痛马上开始，此时可把臀部垫高，最好平卧，马上送医院。

在妊娠28周后准妈妈不应做不利于胎宝宝的事情，避免早产的发生。

1.孕期应加强营养，避免精神创伤，不吸烟，不饮酒，避免被动吸烟。

2.妊娠晚期绝对禁止性生活，因为精液中的前列腺素经阴道吸收后会促进子宫收缩。

3.一旦出现早产迹象，应马上卧床休息，并且取左侧位以增加子宫胎盘供血量；有条件应住院保胎。

4.积极治疗急慢性疾病。

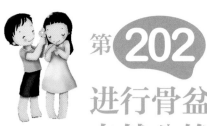

第202天

进行骨盆测量，判断能否自然分娩

胎儿从母体娩出时，必须经过骨盆，除了由子宫、子宫颈、阴道和外阴构成的软产道外，骨盆也是产道的最重要的组成部分。

❋骨盆测量的必要性

胎儿能不能通过骨盆而顺利分娩，这除了和胎儿的大小有关外，也和骨盆的大小有关。骨盆形态正常，但是如果径线小也会造成难产；若骨盆大小正常，而胎儿过大，胎儿与骨盆不相称时，也会发生难产。为了弄清骨盆的大小和形态，了解胎儿和骨盆之间的比例，产前检查时要测量骨盆，为早期诊断难产做好准备。

骨盆测量一般在孕28～34周进行。若过早测量，因为阴道和韧带不够松弛，会影响测量结果；过晚则有引起感染或胎膜早破的危险。

❋骨盆测量的指标

骨盆的大小，是以各骨之间的距离即骨盆径线大小来表示。骨盆的大小与形态，因个人的身体发育状况、营养状况、遗传因素及种族差异而不同。因此，在正常范围内骨盆各径线，其长短也有一定的差别。目前在各种资料中描述的骨盆径线值，是许多正常骨盆的平均数值。

❋骨盆内测量

骨盆测量分内测量和外测量。

内测量前，医生会检查阴道分泌物和子宫颈情况。测量时医生将手指伸入阴道，测量骨盆各个平面的宽度。测量时准妈妈要放松，配合医生得到准确的数据。若有先兆流产或早产史，则可暂不做内测量。

❋骨盆外测量

骨盆外测量是用特制的尺子从体外测量骨盆大小，由于受到骨骼厚度和皮下脂肪、肌肉等软组织的影响，测量结果往往不十分准确。

骨盆形态正常，径线小，仍有难产的可能，骨盆形态虽然异常，但径线长，分娩不一定困难。相反，即使骨盆大小正常，如果胎儿过大，与骨盆不相称，也会造成难产。这些因素医生都要在产前通过测量来综合考量。

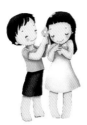

亲子时光：准妈妈做手工，胎宝宝心灵手巧（"腊肠"狗）

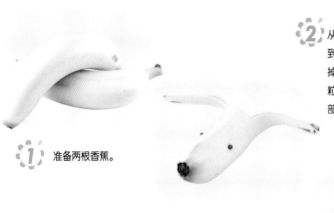

2 从根部剥开一根香蕉，香蕉皮分成四份剥到中段，取出果肉。把前后两片香蕉皮剪掉，留下左右两片做小狗的耳朵。摁上两粒绿豆做小狗的眼睛。这就是小狗的头部。

1 准备两根香蕉。

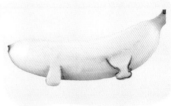

3 在另一根香蕉的皮上用小刀刻出前后腿，这个用来做小狗的身子。

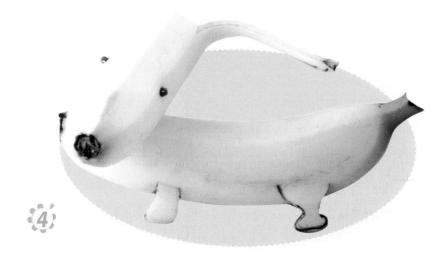

4

第 **30** 周
呼吸有点儿急促了

孕30周，准妈妈这时会感到身体越发沉重，肚子大得看不到脚尖，行动越来越吃力。胎儿在子宫里快速发育，而准妈妈由于子宫压迫的原因，像缺氧一样，因而常感到呼吸急促、胸口发闷，这种现象可能将会持续很长一段时间。

身体变化

30周，准妈妈的子宫约在肚脐上方10厘米处，从耻骨联合处量起，子宫底高约30厘米。因为子宫上升到了膈，准妈妈会感到身体越发沉重，肚子像个大西瓜，行动吃力、呼吸困难并且胃部感到不适。再过几周，随着胎儿头部开始下降，进入骨盆，不适感会逐渐减轻。

孕晚期白带会越来越多，护理不恰当就可能引起外阴炎、阴道炎，导致胎宝宝在出生经过阴道时被感染。因此，日常生活中要注意保持外阴清洁卫生。

本周重要事项

1. 定期进行产检：孕晚期的产检非常必要，次数也相应增多，这是为了保证妈妈和胎儿在生产前都拥有健康的身体，做好临产的充分准备。

2. 身体疲倦：大多数孕晚期的身体疲倦是由于睡眠不足引起的。影响睡眠的原因很多，如分娩焦虑、腿抽筋、小便频繁等。通过一些方法调节睡眠，疲倦感自然就可以减轻很多了。

子宫中的胎儿

30周的胎儿现在身长约37厘米，体重约1500克。胎儿在头围在继续增大，大脑发育也非常迅速。大脑和神经系统已经发达到一定的程度，皮下脂肪继续增长。这周胎儿的眼睛可以睁闭自由，大概能够看到子宫中的景象，还能辨认和跟踪光源。这时的胎儿，如果是男孩，他的睾丸已经从腹中降下来；如果是女孩，可以看到胎儿突起的小阴唇。胎儿在子宫中被羊水所包围，随着胎儿的增长，宫内活动空间有限，胎动逐渐地减少。

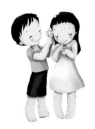
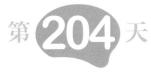

第204天
准妈妈应为母乳喂养做准备

现在就开始着手为母乳喂养做准备，你可能会认为这为时过早，其实不然。宝宝出生以后，前期储备是否充分直接关系到母乳喂养的成败，也决定着宝宝在新生儿期的营养状况。

✱日常营养储备

在整个孕期和哺乳期，准妈妈都需要摄入足够的营养，多吃含丰富蛋白质、维生素和矿物质的食物，特别是豆制品，因为其蛋白质、矿物质和维生素成分含量高，更重要的是异黄酮有调节雌激素的作用，有助母乳分泌，为产后泌乳做准备。此外要多吃水果蔬菜，保证营养并排毒。

✱乳房保健

乳房、乳头的健康与否会直接影响产后的哺乳。在孕晚期，可在清洁乳房后用羊脂油按摩乳头，增加乳头柔韧性；使用宽带、棉质乳罩支撑乳房，防止乳房下垂；乳头扁平或凹陷的孕妇，应在医生指导下，使用乳头纠正工具进行矫治。

由于准妈妈皮脂腺分泌旺盛，乳头上常有积垢和结痂，从孕中期开始，准妈妈应经常用香皂水和清水擦洗乳头，如果结痂难以清除，可以先用植物油（橄榄油最佳）涂乳头，等待结痂软化后再用清水冲洗干净。

孕期按摩乳房也能促使分娩后乳汁产生，并能使乳腺管通畅，有利于产后哺乳。准妈妈在清洗乳晕和乳头后，可用两手拇指和食指自乳房根部向乳头方向按摩，每日2次，每次20下。也可用钝齿的木头梳子，自乳房根部向乳头轻轻梳理。专家认为，准妈妈从怀孕开始就应主动学习有关母乳喂养的基本知识。

✱定期进行产前体检

发现问题及时纠正，保证妊娠期身体健康及顺利分娩，是妈妈产后能够分泌充足乳汁的重要前提。

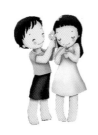

孕晚期运动不宜过于频繁

自孕8月起，准妈妈的子宫过度膨胀，宫腔内压力较高，子宫颈开始变短，准妈妈身体负担加重，会出现水肿、静脉曲张、心慌、气闷等。此时，准妈妈应适当减少运动量，以休息和散步为主，过于频繁的活动会诱发宫缩，导致早产。

但是，有些准妈妈担心活动会伤及胎儿，不敢参加任何劳动或运动，这是不对的。适当的运动能使准妈妈全身肌肉得到活动，促进血液循环，增加母体血液和胎儿血液的交换；能增进食欲，使胎儿得到更多的营养；能促进胃肠蠕动，减少便秘；增强腹肌、腰背肌和骨盆底肌，有效改善盆腔充血状况；能够有助分娩时肌肉放松，减轻产道的阻力，利于顺利分娩。

✳ 散步

散步可以帮助胎儿下降入盆，松弛骨盆韧带，为分娩做预备。散步时准妈妈最好边走动，边按摩，边和胎宝宝交谈。散步可分早晚两次安排，每次30分钟左右，也可早中晚3次，每次20分钟。散步最好选择环境清幽的地方，四周不要有污染物，不要在公路边散步。

✳ 爬楼梯

爬楼梯可以锻炼大腿和臀部的肌肉群，并帮助胎儿入盆，使第一产程尽快到来。平时准妈妈可爬爬单元楼内的楼梯，午后可在家附近走走。假如觉得累的话要及时休息，下楼梯时要留心脚下，注重安全。

✳ 休息时进行放松练习

穿上宽松的衣服，以轻松的姿势躺在床上、地板上或沙发上，用枕头或靠垫将身体垫好。由下往上开始做放松练习：先收紧脚掌上的肌肉几秒钟后放松；接着逐一收紧，放松小腿、大腿、臀部、腹部、手掌、手臂等部位的肌肉。最后是脸部，紧闭双目皱起眉头，再睁开双眼舒展眉头；尽力张开下巴然后放松。再重复做一次以上的练习，只是这一次是从脸部开始向下做。这套练习每天至少做1次。

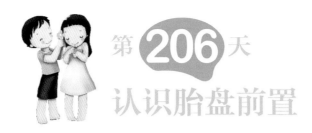

胎盘前置出血大多发生于孕晚期，对胎儿也会有影响，主要是容易引起早产，也可能因产妇休克发生胎儿窘迫、胎儿严重缺氧以致胎死宫内，或可因早产儿生存能力差而死亡，因此如有前置胎盘情况围产儿死亡率较高。准妈妈在孕早期发现胎盘前置不必太惊慌，因为有一部分胎盘前置，并不是真正的胎盘前置，可以随孕周增加，子宫下段形成，胎盘受牵拉上移而得以改善。

❋ 胎盘前置种类及原因

胎盘前置一般可以分为3类：完全性胎盘前置，此时子宫颈内口全部为胎盘组织所覆盖；部分性胎盘前置，子宫颈内口部分为胎盘组织所覆盖；边缘性胎盘前置，胎盘边缘附着于子宫下段，不超越子宫颈内口。造成胎盘前置的原因很多，主要是由于多次人工流产等因素造成的，当受精卵植入受损的了宫内膜后血液供应不足，胚胎为了摄取足够的营养，会逐渐下移，形成前置胎盘。

❋ 警惕胎盘前置

准妈妈需定期观察胎盘的位置变化，注意不要剧烈活动。禁止性生活，如果孕28周后检查仍为前置就要警惕了，一旦出现阴道出血，要立即送医院。此外，如为胎盘边缘性前置不要太担心，如出血少，而胎儿尚未足月，可以卧床休息。性交或性高潮均可刺激宫缩，也会对子宫颈造成损伤，所以必须禁止。

❋ 胎盘前置首选剖宫产

因为胎盘前置到妊娠晚期可引起准妈妈阴道出血，为保证准妈妈生命安全，终止妊娠以剖宫产为首选。但如果是边缘性胎盘前置或低置胎盘，则可经阴道分娩，因为胎头下降可压迫胎盘，能有效止血。

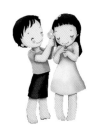

❋手腕放松方法

准妈妈找一个舒服的坐姿，准爸爸在一旁用右手轻轻地握住准妈妈的左手腕，用左手活动准妈妈的手腕，使其上下活动。此项运动能增加腕关节的灵活性，预防及缓解手部麻木。

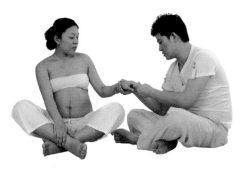

❋头部放松方法

准妈妈躺在床上，全身放松。准爸爸用双手轻轻地托起准妈妈的头部，帮助准妈妈放松颈部。此项运动能有效缓解头颈部疲劳，需要注意的是，准妈妈和准爸爸的用力方向要一致。

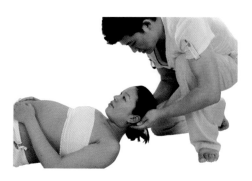

❋膝盖放松的方法

准爸爸用左手握住准妈妈的膝盖，右手握住准妈妈的脚踝，将准妈妈的膝盖反复弯曲、伸直，准爸爸还可以适当按摩准妈妈的小腿。此项运动能改善下肢静脉曲张和水肿带来的不适。

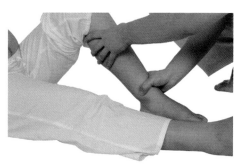

❋脚踝放松的方法

准妈妈采取舒服的坐姿，左脚向前伸。准爸爸用左手轻轻地托住准妈妈的脚踝，用右手推动准妈妈的脚趾使其前后运动。此项运动能疏通下肢经络，缓解脚部压力和水肿。需要注意的是，准爸爸的力度以准妈妈感到舒服为准。

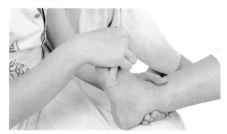

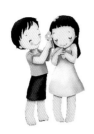

亲子时光：走迷宫（捉蝴蝶）

你能帮助美美找到小蝴蝶吗？

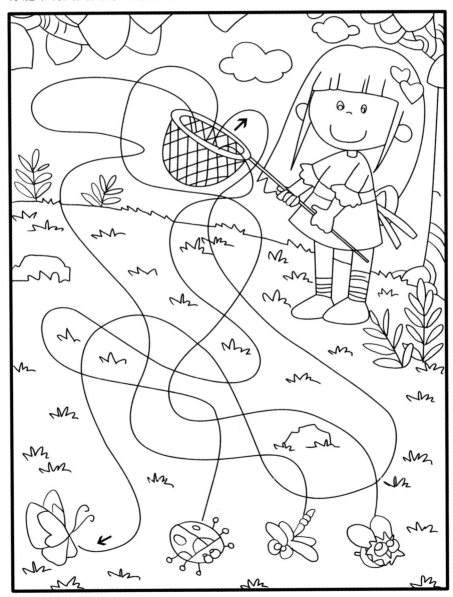

第 ③① 周
坚定地走向"胜利"

进入孕31周，胎儿的肺部和消化系统已经基本发育完成，身长增长趋缓而体重增加迅速。准妈妈这时会感到呼吸越发困难，食欲也受到影响。这时，准妈妈一定要乐观地坚持下去，"曙光"就在面前！

身体变化

进入第31周，准妈妈子宫底已上升到了膈处，会经常感到胃里不舒服，特别是吃完饭后。这种症状大约到34周胎儿头部下降，进入骨盆就可以缓解了。

准妈妈本月体重增加了1300克～1800克，在孕期最后3个月每周增长500克是很正常的，因为宝宝在出生前最后的生长冲刺阶段需要大量的营养。

本周重要事项

小便次数增多：孕晚期，准妈妈的肾脏负担增加，比孕前多过滤30%～50%的血液，尿液多了起来。另外，随着胎儿的生长，准妈妈的子宫变大，对膀胱的压力也会增大。这是正常的生理现象，不用治疗，准妈妈只要注意不要憋尿，有尿意立即去厕所就行了。如果发现小便浑浊，或出现尿痛的感觉，则有可能是有尿路受细菌感染，应及时就医。

子宫中的胎儿

随着胎儿的快速增长，他的活动空间也越来越小，胎动也变少了。每小时他大概会动10次。胎儿能够把头从一侧转向另一侧，眼睛时睁时闭。第31周的胎儿身体和四肢继续生长，直到和头部的比例相当，胎儿现在的身长约为38厘米，体重约为1600克。胎儿的皮下脂肪更加丰富了，皱纹减少，看起来更像一个婴儿了。胎儿这时候各个器官继续发育完善，肺和胃肠接近成熟，具备呼吸能力和能够分泌消化液。胎儿喝进去的羊水，经过膀胱排泄入羊水中，这是在为出生后的小便功能进行锻炼。

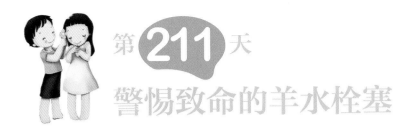

正常情况下，羊水在完整的羊膜腔中，与母体血循环不相通。而羊水栓塞则是指羊水中有形物质进入母体血循环形成血栓，填塞肺血管而引起心肺功能衰竭、出血、休克、弥散性血管内凝血、肾功能衰竭或骤然死亡的一种严重并发症。由于羊水栓塞十分凶险，因此预防其发生十分重要。

✳易发生羊水栓塞症的孕妇

高龄孕妇： 也就是年龄在35岁以上的孕妇，发生的概率比较高，年龄越大，发生的可能性越大。

经产妇： 生产的胎数越多，发生羊水栓塞症的比率越高。

胎盘早期剥离的孕妇： 在生产的过程中，如果发生胎盘早期剥离，羊水里的胎儿细胞、胎脂或胎便经由胎盘静脉进入母体血液的可能性会增加。

胎死宫内的孕妇： 胎儿死在子宫内的时间越久，发生羊水栓塞症的概率越高。有胎儿窘迫的现象时，发生羊水栓塞的概率也比较高。因为胎儿发生窘迫时，羊水内常有胎便，此时产痛通常都很强烈，较易发生羊水栓塞症。

催生痛感非常强烈的孕妇： 使用催生素催生而造成产痛非常强烈的孕妇也较易发生羊水栓塞症。

✳另一种解释

近几年来分子生物学的研究发现，与其说"羊水栓塞"是羊水中的物质堵住了准妈妈的肺脏血管，不如说是羊水或胎儿身上的组织进到准妈妈的循环体内之后引发的一系列免疫反应，最终导致的严重过敏休克现象。

临床上"羊水栓塞"的症状与过敏性休克几乎无异，如低血压、肺水肿、成人呼吸窘迫症、心肺衰竭、发绀、凝血异常、抽筋及支气管收缩等。在准妈妈发生上述症状的同时，几乎100%会发生胎儿窘迫现象。因此，"羊水栓塞"发生时，不只是影响孕妇的安危，同时也会大大危及胎儿的生命。

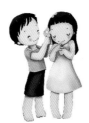

第212天

做一做活动下半身的工间操

今天为职场准妈妈设计了两套有氧健身操，让准妈妈随时随地都可以运动一下，以帮助准妈妈活动筋骨，促进下半身血液循环。

❊臀部运动方案

1.准妈妈双腿站直，然后把重心放在右脚上。

2.收紧臀部，抬起左腿，膝盖绷直，不能弯曲，画圈，做10次后换脚，重复同样的动作。

保健功效：加强臀部及腰部肌肉，改善腰部酸痛，预防臀部下垂。

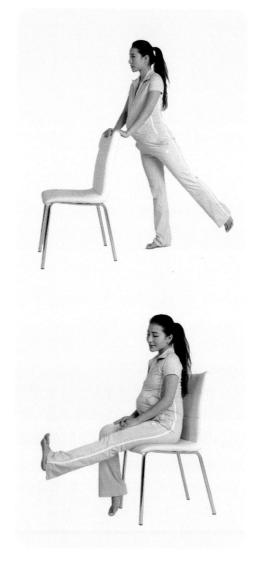

❊腰部运动方案

1.准妈妈坐在椅子上，全身自然放松，腰脊挺直，小腿与地面保持垂直；避免坐得太深而影响下肢的摆动。

2.左脚抬起，脚踝上下摆动30秒。也可以将抬起的脚踝按顺时针或逆时针方向转动，再换脚做相同动作。

保健功效：锻炼踝关节，让准妈妈走路更平稳。

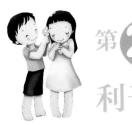

利于自然分娩的放松训练

放松训练是通过肌肉放松训练和腹式呼吸训练来帮助产妇缓解恐惧、紧张、焦虑的情绪，减轻分娩引起的疼痛，使分娩过程更加顺利。

✳ 放松训练

训练目的：避免分娩时用力不当，以平和的心态面对分娩。

训练步骤：

1.仰卧，放松全身肌肉。

2.垫高臀、膝及脚底三处，使全身肌肉放松，自然呼吸，好好体会一下放松的感觉。

3.换侧卧，放松全身肌肉。

✳ 盘坐伸展运动

训练目的：活动股关节，柔软骨盆底肌肉，使产道容易扩张，胎儿顺利通过产道。

训练步骤：

1.盘腿，将身体的重量放于两膝上，一边吐气一边做。

2.把双手放在肩膀上，然后向上举，一只手向上拉伸，高度比另一只手高，然后放松，换另一只手。

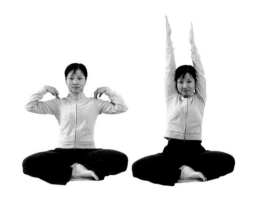

3.扩胸，双手上举，做深呼吸。

✳ 驼峰下垂训练

训练目的：锻炼支撑骨盆与脊柱的肌肉，消除瘀血，加强腹部肌肉的韧性，以利分娩时用力。

训练步骤：

1.双手与双膝触地，伸展腰部与背部。

2.最好是让丈夫也参与进来，两手在靠近你胸部处支撑着。

3.一边吸气，一边收缩肛门。

4.头朝下，在丈夫的协助下，将背部弯成弓状，之后慢慢吐气，放松肛门，脸往前，将重心前移，放松背部。

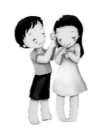

✽脐带绕颈

怀孕晚期出现脐带绕颈的概率大约有20%，一般是脐带绕颈一周，少数两周或两周以上。造成胎儿脐带绕颈的原因很多：有的是因为胎儿比较小，脐带比较长；有的是因为子宫内的羊水太多，胎儿活动的空间太大；脐带不仅有绕颈，还有脐带绕躯干或者其他部位。当胎儿出现了脐带绕颈的状况，准妈妈不必过于担心，脐带比较有弹性，只要不是过分地拉扯而影响血液的流通，是不会危及胎儿生命的。

这个时期准妈妈要注意，如果突然出现胎动次数过多或者过少，都要及时到医院进行检查。通过检查可以判断胎位、羊水的变化和脐带的情况。通过准妈妈调整自己的身体来纠正胎儿脐带绕颈的做法是不可取的。脐带绕颈就是因为胎儿在子宫内的胎动引起的，准妈妈通过锻炼调整的做法有可能会加剧绕颈。正确的做法是睡觉的时候尽量保持左侧卧位，保证血液的供应。

最后，当胎儿出现了脐带绕颈时，是选择剖宫产还是顺产，要根据检查的情况和医生的诊断来进行选择，因为准妈妈的情况和胎儿的情况个体差异较大，所以适合别人的分娩方式未必适合自己。

✽脐带脱垂

胎膜破裂，脐带脱出于子宫颈口外者，称脐带脱垂。胎膜未破，而脐带位于先露旁侧或前方者称隐性脐带脱垂或脐带先露。当骨盆狭窄、头盆不称、胎位异常时，胎先露不能很好地入盆，破膜后由于胎先露周围留有缝隙，脐带可借羊水流出的力量而脱出于胎头前方，进一步经子宫颈进入阴道，甚至脱出阴道而形成脐带脱垂。当胎儿小，胎先露高浮于骨盆上口之上时，加之常伴有胎位异常，比较容易发生脐带脱垂。

另外，多胎妊娠常伴有早产、羊水过多及胎膜早破，易发生脐带脱垂。羊水过多，先露部高浮，一旦胎膜破裂，很容易发生脐带脱垂。当脐带过长（＞75厘米）及胎盘低置而脐带又附着在胎盘边缘时，也容易发生脐带脱垂。当胎头位置较高而又进入人工破膜时，脐带脱垂的发生率也会增加。当胎儿窘迫、宫内缺氧时，脐带张力减退，脐带变松软而容易脱垂。

脐带脱垂对胎儿危害极大，因宫缩时脐带在先露与盆壁之间受挤压，致脐带血液循环受阻而使胎儿缺氧，发生严重的宫内窘迫，如血流完全阻断，胎儿可迅速窒息死亡。

一旦发生脐带脱垂，胎心尚好，表示胎儿存活，应在数分钟内娩出胎儿。宫口开全，胎头已入盆，应立即用产钳术或胎头吸引术协助分娩。臀先露时应行臀牵引，肩先露时可先行内倒转然后用臀牵引术协助分娩。初产妇有困难者，应立即行剖宫产术。

✳胎盘钙化

胎盘钙化是由于准妈妈孕晚期胎盘发生局灶性梗死所致，梗死灶越多，出现钙化点就越多，B超下表现的较强光斑点就越多。

可根据胎盘钙化斑点分布范围的大小及胎盘小叶的分枝情况将胎盘成熟度分为三度，即Ⅰ度、Ⅱ度、Ⅲ度。B超诊断的钙化情况不一定与实际相符，确诊须通过产后检查胎盘钙化面积来断定。

胎盘钙化导致的不良后果是胎盘血流减少和胎盘功能减退。这是妊娠后期不可避免的现象。维护较佳的胎盘功能，从饮食与生活起居上就可以轻松做到。

均衡饮食： 怀孕期间应摄取足够的蛋白质、维生素、矿物质等营养物质，注意饮食平衡。

适度的运动： 散步、慢走，以促进全身血液循环。

不熬夜、勿劳累： 生活作息规律，勿熬夜劳累，常保身心舒适。

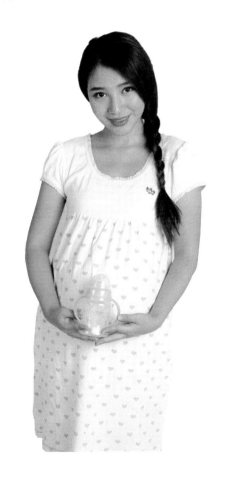

❋胎膜早破

胎膜是胎儿的保护膜，有了胎膜才能发挥羊水保护胎儿的作用，使胎儿在子宫内活动自如，免受挤压，以及保持宫内恒温，避免早产等。正常情况下，胎膜应在临产、宫口近开全时才自行破裂，这时羊水自阴道流出，随后胎儿娩出。若胎膜在临产前破裂，称为胎膜早破，俗称"早破水"。以下为预防胎膜早破的几种方法：

加强生理卫生教育：计划妊娠前的妇科检查也是必要的。可了解有无阴道炎症及生殖道畸形并发症等，积极治疗与预防下生殖道感染如。

定期产前检查：及时发现妊娠并发症及早治疗；胎位不正可于孕28~32周予以纠正。

注意孕期卫生：孕晚期禁盆浴、阴道冲洗、性生活等。

宫颈内口松弛者，于妊娠14~16周行宫颈环扎术并卧床休息。

保持愉快的心情：放慢生活节奏，注意休息，避免劳累、受凉、便秘等，防止突然增加腹压，避免外伤。

注意合理营养：补充足量的维生素、钙、锌、铜等营养素，以增加羊膜弹性和韧性。

❋胎盘早期剥离

胎盘早剥，是指胎儿尚未娩出，已在内部呈现出血状态，而一般正常的生产，是胎儿娩出后不久才产出胎盘。胎盘剥离不但切断了胎儿的营养输送带，也会危害准妈妈的健康。

胎盘早期剥离的主要症状为腹部紧绷，阵痛异常，无间歇地持续紧绷，紧接着强烈腹痛、脸色苍白、盗汗等。有时阴道会大量出血，或是外表没有出血状态，但是子宫却出血不止。若内出血时，母体会发生严重急性贫血，有引起休克的危险，需立即就医。发现越早治愈率越高。

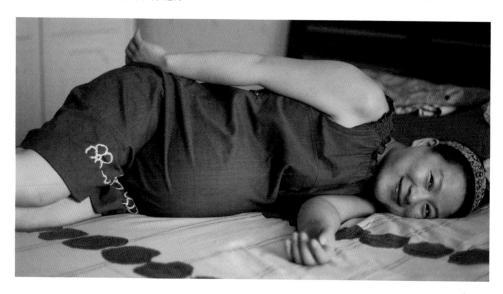

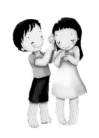

亲子时光：和大宝玩涂色游戏

按相应的数字给画面上色，并找出图形。1=橙　2=粉　3=红　4=黄

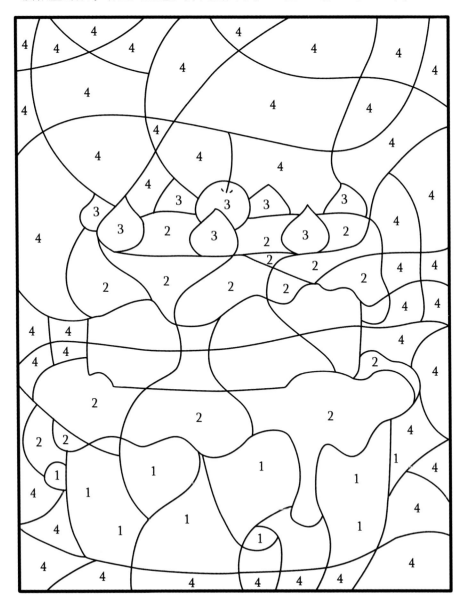

第 32 周
胎儿的迅速成长期

此时，因胎儿的迅速成长，准妈妈的体重约增加10千克。这时，胎儿的体重约为新生儿体重的1/3或1/2。因此，这个时期准妈妈要特别注意饮食，向胎儿提供充足的营养成分。

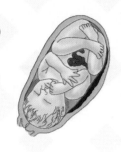

身体变化

随着胎儿的成长，准妈妈腹中几乎没有多余的空间，准妈妈的胸部疼痛会加剧，呼吸更加吃力。

由于子宫底压迫胃部，有的准妈妈开始像早孕反应一样重新感到恶心，当胸部异常难受而无法顺利进食时，建议准妈妈不要一次吃过多的食物，可以分次食用。随着预产期临近，子宫底将自动下滑，胃部的压迫感会随之消失。

本周重要事项

要格外注意安全： 由于腹部越来越大，准妈妈在走路、下楼、骑自行车、坐下、起身时都要小心，动作幅度不要过大，尤其在雨雪天气更要格外小心。最好不要自己开车了，坐车也要注意安全，最好不要坐在副驾驶的位置上，坐在后座位时，也最好系上安全带。

子宫中的胎儿

32周的胎儿身长约40厘米，体重约2000克。如果胎宝宝是男孩，他的睾丸可能已经从腹腔进入阴囊；如果是女孩，她的大阴唇明显地隆起，左右紧贴。这说明胎宝宝的生殖器发育接近成熟。除此之外，胎儿已经长出一头的胎发，胎儿的指甲已经长到了指尖。胎儿四肢和头部大小的比例适中，具备即将出生的婴儿的模样。另外，皮下脂肪继续生长，身体变得胖嘟嘟的；各个器官更加成熟，手指甲和脚指甲都已经长齐，肺部仍在不断地发育；虽然胎儿的骨骼已完全形成，但骨头还是柔软的。

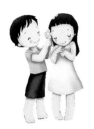

孕期应做好口腔护理工作

温暖和湿润的口腔，是培养致病细菌的温床，如果这些细菌经过牙龈上的伤口进入血液，到达心脏，就很容易引起心脏病。据有关调查，妊娠期为牙病高发期，发病率高达80%以上。所以，保持孕期口腔卫生是安胎的重要措施之一。

✿ 做好口腔清洁

每天至少用软毛牙刷彻底刷牙3次，勤漱口、勤喝水。另外，孕期可使用不含蔗糖的口香糖清洁牙齿，如木糖醇口香糖。

✿ 定期进行口腔检查

在怀孕期间检查一下牙齿是非常必要的。孕期口腔疾病会发展较快，定期检查能保证早发现、早治疗，使病灶限于小范围内。对于较严重的口腔疾病，应尽量避免在孕初期和末期做牙齿治疗。

✿ 孕期如何预防口腔疾病

每天多喝水，饭后一定要漱口，早晚刷牙。避免食用辛辣、生冷的食物。

不要经常吃某些固定食物，要常换花样，改变色香味和食物形态，以提高食欲，补充更全面营养。

清洁舌苔有助于消除口腔异味，并恢复味蕾的敏感性。

✿ 孕晚期不宜治疗牙病

孕晚期胎儿发育进入关键时期，许多药物和麻醉剂不能使用，最好等到分娩后再进行治疗。

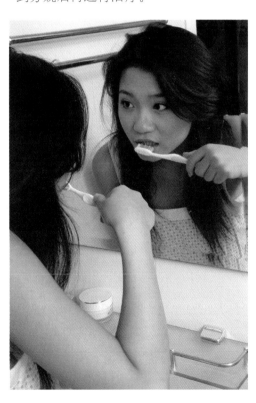

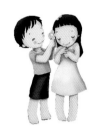

第 **219** 天

孕晚期腹痛怎么办

＊生理性腹痛

从孕早期开始，一直到孕晚期，大部分准妈妈都会有肚皮硬起来的感觉。这是子宫的一种不规则收缩，间隔时间、子宫收缩时间都有长有短。一般来说不会感到疼痛，但也有一部分准妈妈能明显感觉到疼痛。孕中期以后，子宫迅速增大，子宫四周的韧带由原来松弛状态变为紧张状态，尤其是位于子宫前侧的一对圆韧带被牵拉，由此也可引起牵引胀痛。

孕育的过程是逐渐变化的，所以尽管孕晚期非常艰辛，但是大多数准妈妈都是可以承受的，并且由于对新生宝宝的渴望马上就要变为现实，再辛苦也是幸福的。

＊生理性腹痛，无须担心

子宫增大压迫肋骨： 随着胎宝宝长大，准妈妈的子宫也在逐渐增大。增大的子宫不断刺激肋骨下缘，可引起准妈妈肋骨钝痛。一般来讲这属于生理性的，不需要特殊治疗，准妈妈可采取左侧卧位以有利于疼痛缓解。

假临产宫缩： 到了妊娠晚期，可因假宫缩而引起下腹轻微胀痛，常在夜间发作。宫缩频率不一致，持续时间不恒定，间歇时间长且不规律，宫缩强度不会逐渐增强，不伴下坠感，白天症状缓解。假宫缩预示不久将临产，应做好准备，如保持充分的休息，多吃些能量高的食物如巧克力，养精蓄锐。

＊病理性腹痛，需及时就医

胎盘早剥： 下腹部撕裂样疼痛是典型症状，多伴有阴道流血。这种情形多发生在孕晚期，准妈妈可能有妊娠高血压综合征、慢性高血压病、腹部外伤。

先兆子宫破裂： 子宫破裂是指在妊娠晚期或分娩过程中子宫体或子宫下段发生的破裂，是直接威胁产妇及胎儿生命的产科并发症。子宫有先天畸形的孕妇，在使用过量催生药物或产道有阻碍的情况下，子宫有可能会发生破裂。另外，侵蚀黏生性胎盘也有可能于怀孕中期引起子宫自然破裂。

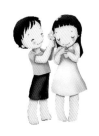

警惕胎儿宫内发育迟缓

胎儿宫内发育迟缓也称为胎盘功能不良综合征，或胎儿营养不良综合征。

✳胎儿宫内发育迟缓的原因

引起胎儿宫内发育迟缓的原因有母体的原因，也有胎儿自身的原因。

母体因素：母体因素最常见，占50%～60%。主要包括遗传因素，如胎儿体重的遗传差异，胎儿遗传疾病等；营养因素，如准妈妈偏食、妊娠剧吐、摄入蛋白质和维生素不足等；妊娠病理，如过期妊娠、胎盘感染、胎盘早剥和严重前置胎盘等；妊娠并发症，如慢性高血压、严重贫血等；其他原因，如环境、准妈妈年龄、胎产次数等；胎盘及脐带因素，如胎盘囊肿，水泡样变性，脐带过长、过细、扭曲、打结等。

胎儿因素：胎儿本身发育缺陷；胎儿代谢紊乱，胎儿宫内感染，如风疹病毒、单纯疱疹病毒、巨细胞病毒、弓形虫等；孕期受放射线照射，胎儿生长因此受限等。

✳如何预防胎儿宫内发育迟缓

寻找其生长迟缓的原因，在排除胎儿畸形后，积极治疗妊娠高血压综合征、肾炎、原发性高血压等引起生长迟缓的产科并发症，避免影响子宫胎盘供血。

另外，加强准妈妈的饮食营养，保证热量的摄入，必要时进行高营养治疗，给准妈妈静脉输注葡萄糖、维生素C、能量合剂、复方氨基酸及扩张血管的药物，疏通微循环，以改善胎儿的营养状态，纠正其营养障碍。

宫内发育迟缓的胎宝宝出生后，生长和发育通常较同龄婴儿差，但经过科学而精心的喂养，基本能赶上同龄婴儿。

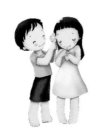

✱ 孕晚期不宜久站

妊娠晚期由于胎儿已逐渐发育成熟，子宫逐渐膨大。站立时，腹部向前突出，身体的重心随之前移，为保持身体平衡，准妈妈上身代偿性后仰，使背部肌肉紧张，长时间站立可使背部肌肉负担过重，造成腰肌疲劳而发生腰背痛。在站立时应尽量纠正过度代偿姿势，可适当活动腰背部，增加脊柱的柔韧性，以减轻腰背痛。

另外，妊娠晚期由于增大的子宫压迫腔内静脉，阻碍下肢静脉的血液回流，常易发生下肢静脉曲张，若久站久坐因重力的影响，可使身体低垂部位的静脉扩张、血容量增加、血液回流缓慢，造成较多的静脉血潴留于下肢，致下肢静脉曲张。常表现为下肢酸痛、小腿隐痛、踝及足背部水肿，行动不便。

✱ 警惕眩晕、昏厥

眩晕是一种运动性幻觉，准妈妈感到自身或周围景物发生旋转。昏厥是急促而短暂的意识丧失，准妈妈突然全身无力，不能随意活动而跌倒于地。主要发生在变换体位和长久站立之后。妊娠期，体内激素的变化和自主神经功能的改变使血管神经调节功能不稳定，在长久站立或体位改变时，不能迅速调节血管阻力，致使回心血量不足，心脏排血量减少，血压骤降，引起脑缺血，表现为眩晕或昏厥。如果出现眩晕或昏厥需立即就地休息。频繁出现眩晕或昏厥应及时入院检查。

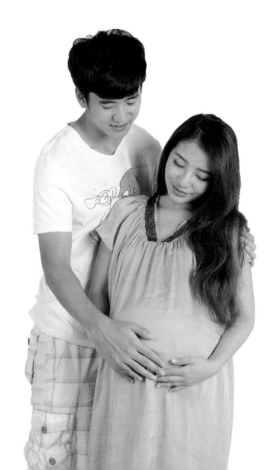

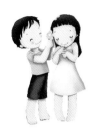

准妈妈何时停止工作

现代准妈妈大多在职场上拥有自己的天地，可以怀孕工作两不耽误。但是终有需要临产的那一刻。那么何时停止工作是最合适的呢?

✱工作性质不同，停止工作时间有异

环境安静清洁：工作环境相对比较安静清洁，也没什么危险性的；长期坐办公室工作的，且身体状况比较良好的话，可以在预产期的前一周或两周时回家待产。

环境阴暗嘈杂：孕妇工作地点是工厂的操作间或暗室等环境比较阴暗嘈杂的，建议还是尽量调动工作或暂时离开休养。

需长时间走动：孕妇是饭店服务人员、销售人员或每天至少会有4小时以上是在行走的，建议在预产期的前三周就要停止工作，回家休养。

工作量大：孕妇的工作运动量大，建议提前一个月就停止工作，以免发生意外。

✱了解《劳动法》

《劳动法》第六十二条规定，女职工生育享受不少于90天的产假。从女性保健的观点来说，这90天的产假实际上有两周是为产前准备的。因此，怀孕满38周的上班族准妈妈，就可以在家中休息，一方面调整身体，另一方面为临产做一些准备。

如果准妈妈在孕晚期出现早产、妊娠高血压疾病等异常情况，医生会建议休息或住院监护，上班族准妈妈应绝对听从医嘱，马上停止工作。

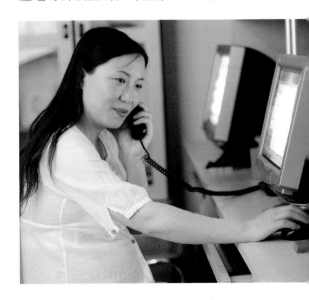

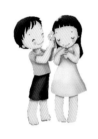

第 **223** 天

吃好睡好，准妈妈失眠的饮食调理

随着胎宝宝不断长大及产期的临近，准妈妈难免会遇到失眠的困扰，真是苦不堪言。

✳ 准妈妈失眠的负面影响

体力不支，无法应对生产。对于准妈妈这个特殊人群，睡眠尤为重要。怀孕是对女性身心的重大挑战，睡眠是消除准妈妈身体疲倦的最有效途径之一。十月怀胎已经是个漫长的过程，如果没有良好的睡眠，长时间的劳累难以得到恢复、修整，体力透支，不但无法顺利分娩，而且也没有精力照顾新生儿。

生长激素下降，影响胎宝宝发育。睡眠可以促使准妈妈大脑中产生更多的生长激素，这种激素恰恰是胎宝宝生长发育不可或缺的，它可以帮助胎宝宝在子宫里长得更快。而准妈妈睡眠的缺乏和质量的下降，则会影响胎宝宝的发育。

✳ 给准妈妈的饮食建议

1.准妈妈可以在医生指导下服用补钙制剂，日常生活中应多吃富含钙质的食物，如牛奶和奶制品、鱼类、虾类、海藻类、豆类食品等，多食绿叶蔬菜以保证钙的吸收。

2.少吃精淀粉类食物，如白面包、白米饭等，这些食物易造成血液酸碱度不平衡，影响睡眠。

3.准妈妈在日常饮食中还要控制盐分的摄入，晚饭后不要过多饮水。

4.晚间不要喝太多的汤，每天早饭和午饭多吃点儿，也可少食多餐，不能不吃晚饭，否则不利于睡眠。

5.睡前可以喝一杯热牛奶或燕麦粥，有利于促进睡眠。

6.建议准妈妈每天晚上10点前就寝，睡前2小时内不要吃零食。

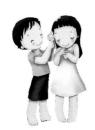

第 224 天

亲子时光：和大宝一起学
画简笔画（"小黄人"）

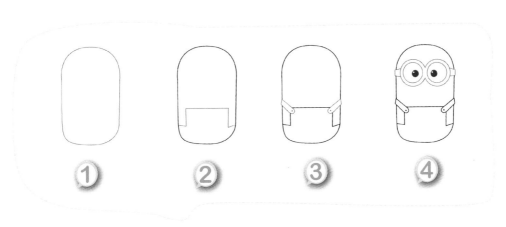

① ② ③ ④

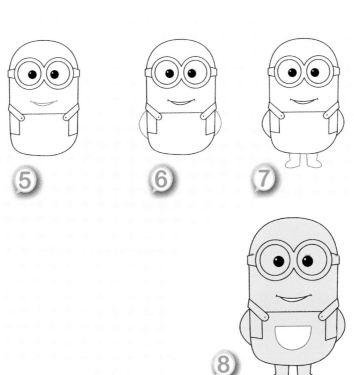

249

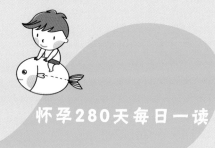

怀孕280天每日一读

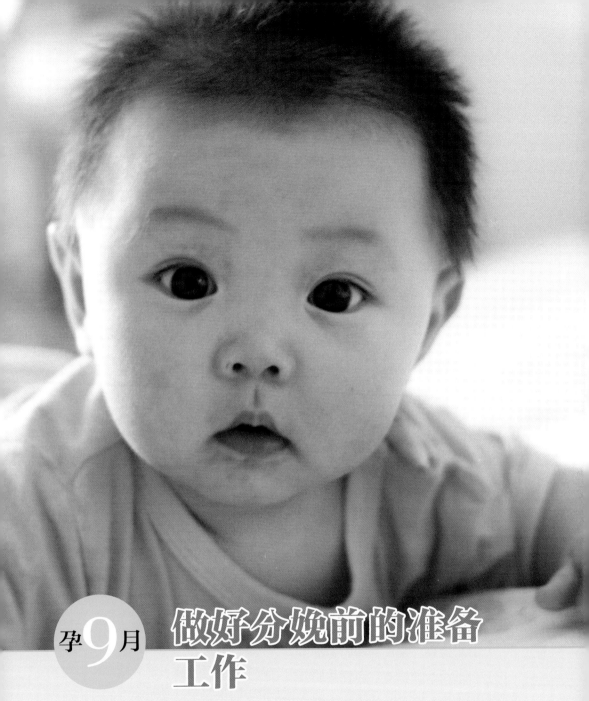

孕**9**月　做好分娩前的准备工作

第 33 周

为分娩储备能量

进入怀孕第33周，准妈妈和准爸爸也就进入孕育中最艰辛的时期了。这段时期，准妈妈要适当调整自己的活动和工作时间，尽量待在家中或在离家稍近的地方活动，避免长途旅行。

身体变化

准妈妈这时的体重大约增长12千克，主要是因为胎儿在出生前的最后7~8周内体重猛增。准妈妈现在会感到尿意频繁，这是由于胎头下降，压迫膀胱引起的。准妈妈还会感到骨盆和耻骨联合处酸痛不适，这些都标志着胎儿在逐渐下降。准妈妈的胃和心脏受压迫感更为明显，会感觉到心慌、气喘或胃胀，没有食欲。同时，沉重的腹部使准妈妈更加懒于行动，更易疲惫。

本周重要事项

1. B超检查：建议准妈妈本周做一次详细的超声波检查，以评估胎儿此时的体重及发育状况（例如：罹患子痫前症的胎儿，看起来都会较为娇小），并预估胎儿至足月出生时的重量。

2. 警惕胎膜早破：在正常情况下，胎膜在临产期破裂，羊水流出，胎儿也在数小时内娩出。如果胎膜在临产之前（有规律宫缩前）突然破裂，有部分羊水流出，就称为胎膜早破。发生这种情况，要立即送准妈妈去医院急诊，最好采用平卧并稍稍垫高臀部的姿势移动准妈妈。

子宫中的胎儿

33周的胎儿身长约40厘米，体重约2200克。胎儿的呼吸系统和消化系统发育已经接近成熟。33周的胎儿应当注意头的位置，胎位正常与否直接关系到准妈妈是否能够正常的分娩。胎儿头骨还相当软，没有完全闭合，头骨之间有空隙，这种结构可以使胎宝宝的头在经过相对狭窄的产道时有伸缩性。但是宝宝身体其他部位的骨骼已经变得很结实，胎儿的皮肤也不再又红又皱了。

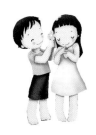

第 225 天

安排好住院期间的看护工作

无论是顺产还是剖宫产，产妇的身体一般都比较虚弱。在住院期间，产妇需要有人精心照料。全家人可以做好分工，只有事先分配好了，才能保证到时候不会手忙脚乱。

✳ 安排好月子期间谁来照顾孩子

宝宝的降生会给全家带来欢笑，但是烦琐的护理工作、夜间的哭闹、完全被打乱的生活也会引发许多家庭矛盾，所以在孩子出生前就开个家庭会议，把孩子出生后照顾的工作分配一下，让所有家庭成员都明确自己的分工与责任，尽力为新生宝宝创造一个和谐的家庭环境。

首先，月子在哪里坐，自己家、公婆家，还是父母家？宝宝晚上跟谁睡？月子中的三餐谁来做？宝宝的尿布谁来洗？无数琐碎的问题，都要安排好。新爸爸、新妈妈总会有些手忙脚乱，是不是要请老人帮忙，还是请一个专职的保姆？这一切千万不要等问题出现了以后再去解决。

✳ 是否请月嫂来帮忙

老人体力有限，可以分担一下新妈妈的营养餐制作，丈夫负责每天看护产妇。国家规定男方也享有一定时间的产假，可以合理利用假期，陪伴爱妻和刚出生的宝宝。

现在各大医院和一些相关机构也针对产妇推出了月子看护等服务，这些护工是受过专业培训并有一定的产妇、新生儿护理知识和经验的，对于新手爸妈来说，她们的帮助能减轻不少压力。这类护工既可以在住院期间提供服务，也可以根据需要请回家里做全天候服务，这类服务可以根据自己家庭的实际情况来选择。

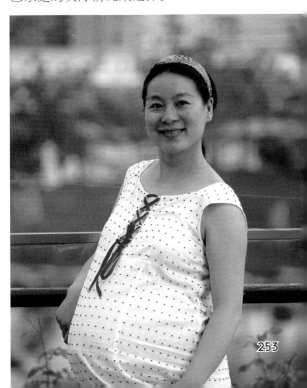

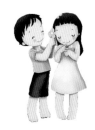

练习腹式呼吸法

腹式呼吸是让膈上下移动。由于吸气时膈会下降，把脏器挤到下方，因此肚子会膨胀，而非胸部膨胀。为此，吐气时膈将会比平常上升，因而可以进行深度呼吸，吐出较多易停滞在肺底部的二氧化碳。

✳腹式呼吸的益处

孕晚期，胎儿的生长发育最快，需要的氧气更多了，准妈妈的耗氧量也明显增加，这就使得准妈妈会出现喘气困难或胸闷的感觉。

练习腹式呼吸不仅能给胎儿输送新鲜的氧气，而且可以镇静准妈妈的神经，消除紧张与不适。

腹式呼吸还可以应用在分娩阵痛时，能缓解疼痛，减轻准妈妈的心理压力。

腹式呼吸法的练习最好请专业人士指导后再进行，以免做法不得当。

✳如何进行腹式呼吸

1. 取舒适的冥想坐姿，放松全身，自然呼吸一段时间。

2. 右手放在腹部肚脐，左手放在胸部。在脑海里想象胎儿此时正舒服地居住在一间宽敞的大房间里。

3. 吸气时，最大限度地向外扩张腹部，胸部保持不动。

4. 呼气时，最大限度地向内收缩腹部，胸部保持不动。

5. 用鼻呼吸，要深长而缓慢。

6. 一呼一吸掌握在15秒钟左右。即深吸气3～5秒，屏息1秒，然后慢呼气3～5秒，屏息1秒。

7. 循环往复，保持每一次呼吸的节奏一致。细心体会腹部的一起一落。呼吸过程中如有口津溢出，可徐徐下咽。

8. 经过一段时间的练习之后，就可以将手拿开，仅用意识关注呼吸过程即可。

9. 身体好的人，屏息时间可延长，呼吸节奏尽量放慢加深。身体差的人，可以不屏息，但气要吸足。

10. 每天练习不少于3次。

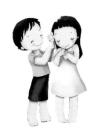

补锌助力准妈妈顺利分娩

锌是参与人体生长发育、生殖遗传、免疫、内分泌等重要生理活动的必不可少的物质。锌对生殖腺功能也有着重要的影响，如果准妈妈在怀孕期间摄取足量的锌，分娩时就会很顺利，新生儿也会非常健康。

✲ 锌对准妈妈的意义

在正常情况下，准妈妈对锌的需要量比一般人多，分娩时主要靠子宫收缩，而子宫肌肉细胞内ATP（三磷酸腺苷）酶的活性取决于产妇的血锌水平。准妈妈发生缺锌的概率高达30%。如果在怀孕期间尤其是产前注意补锌，就会使体内有一定量的锌储备，既有利于分娩，又有助于产后康复。

锌对准妈妈分娩的影响主要是可增强子宫有关酶的活性，促进子宫肌收缩，把胎儿"驱逐出"宫腔。锌在核酸、蛋白质的生物合成中起到重要作用。锌是合成胰岛素的成分之一，参与碳水化合物和维生素A的代谢过程。维持胰腺、性腺、脑下垂体、消化系统和皮肤正常功能。

✲ 准妈妈缺锌的危害

当准妈妈缺锌时，子宫肌收缩乏力，无法自行驱出胎儿，因而需要助产钳等，严重缺锌则需剖宫产。妊娠早期缺锌会干扰胎儿中枢神经系统的发育，严重的可造成中枢神经系统畸形；妊娠晚期缺锌，可使神经系统的发育异常。妊娠期间，锌摄取不足会造成胎儿生长发育迟缓。准妈妈缺锌还会影响胎儿大脑的发育、体重减轻，甚至导致先天畸形。临床显示，早产儿羊水中含锌量低，重度妊娠高血压综合征准妈妈血清锌低于正常水平。

✲ 补锌的食物来源

准妈妈宜多补充动物性食物中的锌。植物酸和食物纤维可抑制锌的吸收，大量铁与叶酸皆可妨碍锌的吸收。另外，研究发现，能够使菜肴鲜美、提高人们食欲的味精，竟是引起缺锌的祸首之一，所以怀孕和哺乳期间应尽量减少味精的摄入量。

一般说来，动物性食物含锌量比植物性食物更多。含锌量高的食物有牡蛎、蛏子、扇贝、海螺、海蚌、动物肝、瘦肉、蛋黄、蘑菇、黄豆、小麦芽、干酪、海带、坚果等。

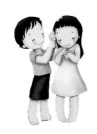

教你如何选个靠谱月嫂

✱选择月嫂的条件

身心健康：健康状况良好才能做一个称职的月嫂。正规的月嫂一般需进行全面的身体检查，包括乙肝两对半、肝功能、胸部X射线检查、妇科检查等体检项目，合格者才有资格做月嫂。

具备一定的资格：具备护理专业知识和基本医学知识，或接受过专业的月子护理培训。此外，有过生育或养育经验也很重要。

✱月嫂的工作内容

一般来讲，月嫂的服务内容主要如下：

产妇方面

生活护理：保持室内空气清新，观察产妇身体情况（主要是乳房、恶露、大小便），清洗、消毒产妇衣物，在产妇不能自理时帮助产妇擦洗身体，照顾产妇饮食。

乳房护理：帮助产妇清洗、热敷、按摩乳房，减轻乳房胀痛，预防乳腺炎，指导产妇正确的哺乳姿势。

产后恢复：为恢复产妇体形，指导产妇做好产后恢复操。

营养配餐：合理安排产妇饮食，为产妇制作营养餐。

心理指导：多与产妇沟通，交流育婴心得。

新生儿方面

生活护理：保持室内空气清新，料理新生儿的饮食起居，给婴儿喂水、喂奶、洗澡，换洗尿布和其他衣物。

专业护理：为婴儿测量体温，对婴儿脐带进行消毒，对尿布、毛巾、奶瓶等婴儿生活用品进行清洗、消毒，注意二便三浴，观察婴儿黄疸消退情况。

常见病护理：观察婴儿大小便是否正常，身体有无异常，预防尿布疹、鹅口疮等常见病的发生，发现异常及时提醒并协助护理。

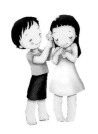

轻松解决失眠困扰

❋ 应对失眠的原则

营造良好的睡眠环境： 睡眠环境对睡眠质量有很大影响。

保持良好的睡眠习惯： 睡前不大声讲话、不谈论令人兴奋的话题，早睡早起，好的睡眠习惯也会缓解失眠症状。

保持良好的心态： 入睡前不要想太多令人担心的事，平复好自己的心情，保持良好的心态。

❋ 其他值得提倡的小妙招

音乐疗法

聆听平淡而有节律的纯音乐，例如：火车匀速运行声、滴水声及春雨淅淅沥沥的声音，或音乐催眠音带，有助睡眠，还可借此建立诱导睡眠的条件反射。

饮食疗法

实践证明，食疗是天然安全的疗方，而且没有副作用。下面介绍一些治疗失眠的饮食妙招：

1.睡前喝一杯热牛奶，具有镇定安神作用，能使人安稳入睡。

2.睡前在凉开水中加入一茶匙醋，有催眠的作用。

3.用莲子、桂圆、百合配粟米熬粥，可以摆脱经常失眠的困扰。

4.睡前吃一个苹果，可镇静中枢神经，帮助入睡。

5.血虚失眠者可以常吃藕粉（可加蜂蜜）。

6.由高血压所致的失眠者可用芭蕉、瘦肉同煮服用。

7.小米具有安神助眠的功效，晚上可以吃一些用小米做的粥、饭，帮助入睡。

按摩疗法

睡前做"鸣天鼓法"，睡前坐在床上，两手放于脑后，左掌掩左耳，右掌掩右耳，用指头弹击后脑勺，使自己听到呼呼的响声。弹击的次数到自觉微累为止。停止弹击后，头慢慢靠近睡枕，两手自然安放于身体两侧，便会很快入睡。

小贴士

合适的服装有助冥想。应该穿着宽松舒适的衣裤，任何有束紧感的服饰都可能令你在冥想过程中产生不适。

第 34 周

胎头朝下，为出生做好准备

孕育的过程是逐渐变化的，尽管孕晚期非常艰辛，但是大多数准妈妈都是可以承受的，并且由于对新生宝宝的渴望马上就要成为现实，再辛苦也是值得的。

身体变化

准妈妈的腹部高高隆起，宫底从胸下2横指处上升到心窝下面一点儿。宫底高度为27厘米～33.5厘米，挤压胃肠现象严重，且使膈肌上移，心脏向左上方移位。心脏和双肺受到挤压，加之血容量增加到最高峰，故心脏负荷加大，心跳呼吸增快，常有气喘、胃胀、食欲不振、便秘现象。之后胎头开始逐渐下降入盆腔，挤压膀胱，会引起准妈妈尿频。

本周重要事项

避免自行矫正胎位不正：孕34周后，臀位转为头位的机会大大减少，采取膝胸卧位法慢慢调转胎位，对胎儿没有什么影响。但如果有脐带绕颈的情况，对转胎位会有些不利，可能会使脐带绕颈圈数增加，也可能会使脐带绕颈消失。因此，如果这个时期胎位还是不正，不要自行矫正，应在

医生指导下进行。

子宫中的胎儿

第34周的胎儿坐高约30厘米，体重2300克左右。此时大多数胎儿已为出生做好准备，转为头位，即头朝下的姿势，头部已进入骨盆。他在本阶段会经常睡觉，这是因为他的大脑部正在飞速地发育。现在胎儿的脑部已经包含了上亿个神经细胞，完成了更复杂的将神经细胞和神经细胞的突触连在一起的任务。

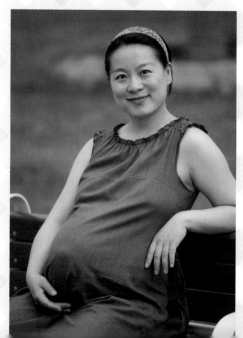

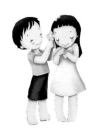

第 **232** 天

孕晚期尿频现象如何应对

进入孕晚期，随着孕程的深入，你身体的不适症状又增加了尿频一项。

*尿频有原因

孕期超过6个月后，胎宝宝的体重已经超过1.5千克，子宫受到的压力也会越来越大。准妈妈日渐膨胀的子宫开始压迫邻近的膀胱，造成膀胱储尿量的下降，这时候就会发现自己原来只需要每天去三五次卫生间，现在增加到了7次，甚至更多。

*不要因尿频就少喝水

准妈妈为了减少上卫生间的次数而有意少喝水，甚至口渴才饮水，这是非常错误的做法。口渴说明体内水分已经失衡，脑细胞脱水已经到了一定的程度。这对于准妈妈及胎儿来说都是非常不利的。准妈妈应每隔2小时饮水一次，每日8次，每次200毫升，共1600毫升左右。

*几种应对尿频的小方法

随时排净小便：出门前、参加会议或活动前及自由活动期间应及时排净小便，学会"忙里偷闲"。使用护垫，以防来不及去卫生间尿湿裤子。

不要因此而憋尿：有了尿意应及时排尿，切不可憋尿，因为有的人会因为憋尿时间太长，而影响膀胱的功能，以至于最后不能自行排尿，造成尿潴留，需要到医院行导尿术。

加强肌肉力量的锻炼：可做会阴肌肉收缩运动，如此不仅可收缩骨盆肌肉，控制排尿，还可以减少生产时产道的撕裂伤。

*特殊情形如何处理

细心分辨尿频症状：尿频正常的尿频只是小便频繁，身体不会出现其他症状和不适。如果尿频同时伴有尿痛、尿不尽，或有发热、腰痛等症状时，则有可能患泌尿系统感染，必须到医院找医生治疗。

谨防泌尿系统感染：潴留的尿液不仅对泌尿道的黏膜有刺激，而且还容易使细菌滋生。妊娠后尿液中的葡萄糖、氨基酸等营养物质增多，这又是细菌繁殖的有利条件。这些原因，使孕妇很容易发生泌尿系统感染。

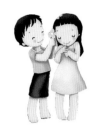

第 233 天
请月嫂时需要注意的事项

❋要明确自己的要求

有的准妈妈比较随意，有的则很讲究，对此首先可以和家政公司进行沟通，讲明需求，以便家政公司推荐合适的月嫂。

❋选择正规家政公司

选择家政中心要验看其营业资格，并查看其人员的从业资格。签订合同要写清服务的具体内容，收费标准，违约或者事故责任等；付费时索取正式发票。正规家政公司有一套严格审查的程序，每一位月嫂都有自己的档案，其中包括身份证、健康证、从业经验、上岗资格证、照片、体检证明等证件，用户必须验看这些证件。

❋月嫂面试技巧

怎么才知道这个月嫂够不够专业？提问不妨多从实际工作出发，比如您带过多少宝宝；容易发生哪些紧急情况及如何处理；宝宝吃奶开始吃多少，一周后吃多少；给宝宝洗澡的细节是什么样的等。看月嫂是否好，除了技术，还要看人品，这点很重要。

❋一定要签订合同

建议请月嫂时，要先预定月嫂，再签订合同。有的雇主为了图方便，请月嫂时没有与家政公司签订合同，没有约定工作范围和工作时间，在月嫂服务过程中，出现了纠纷，雇主有理也说不清。另外在签服务合同时，多看看合同条款，没有问题再签。

❋对月嫂进行考核

在月嫂提供服务的过程中，要不断配合家政公司对月嫂的服务进行考核，并认真填写每天的月嫂服务评价表，对服务不太满意的月嫂，可以向公司提出更换要求。

及时与月嫂沟通

产妇在月子期间，心情容易不好，所以产妇与月嫂应及时加强沟通，直接告诉月嫂你的喜好或向月嫂提出你的建议，态度要真诚，对人要和蔼，这样有什么问题都容易解决。

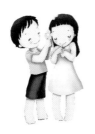

第 234 天

警惕过期妊娠

✳直面过期妊娠

过期妊娠是指平时月经周期规则，妊娠达到或超过42周尚未临产，发生率占妊娠总数的5%～12%。对胎儿和母亲的危害有胎儿窘迫、羊水量减少、分娩困难及损伤等。

如果准妈妈从妊娠39周起，每天用湿热的软布敷乳房，并轻轻按摩，这样会刺激脑垂体分泌催产素，从而使过期妊娠的发生率降低，注意应两侧乳房轮流热敷按摩，每15分钟交替，每天进行3次，每次半小时。

如果预产期超过一周还没有分娩征兆，更应积极去检查，医生会根据胎儿大小、羊水多少、测定胎盘功能、胎儿成熟度或者通过B超来诊断妊娠是否过期。

胎儿的心率为120～160次/分，高于或低于此数值都提示胎儿缺氧，如发现胎心低于120次/分时可能表示胎儿窘迫，须立即到医院处理。

✳过期妊娠对胎儿健康有危害

过期妊娠对子宫环境不好、羊水不足且胎盘功能也不佳，属不适合胎儿继续生长的环境，对胎儿健康有危害。

过期妊娠的胎儿围产病率和死亡率增高的。主要原因是胎盘老化。胎盘是胎儿的生命线，母体的营养、氧气是通过它传送给胎儿的，胎儿的废物，如尿素氮、二氧化碳等，也必须通过它传送给母体，然后由母体排出体外。胎盘功能的最佳时期是在妊娠38周，其后即逐渐衰退，表现为胎盘血管梗死，绒毛细胞坏死，胎盘纤维化、钙化，这样胎盘输送氧气的功能必然下降。胎盘氧供逐渐减少，而胎儿对氧的需求却日益增大，这就使胎儿处于缺氧的危险状态。

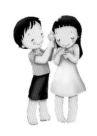

分娩在即，如何预防意外事件的发生

粗心大意型：赶到医院却没床位。有不少人带着全家人拖着大包小包来到医院，却发现没有床位，于是又气呼呼地转往第二家医院……

准妈妈突然肚子痛，如果这时在半夜或其他非正常上班的时间段，就要事先打个电话问问，看是否需要住院，如果需要住院则问是否还有床位，如果没有床位再联系另外的医院。

如果在正常上班的时间赶到医院，如果没有床位就问一下医生能不能加床。如果情况紧急建议选择加床，但最好转往其他有床位的医院。一来由于是临时加床，周围空间难免拥挤，自己住着不舒服，也给其他准妈妈带来不便；二来加重了医护人员的工作量，自己也得不到较好的照顾，影响自己的心情甚至影响胎儿。

毫不在意型：宫缩时仍在做家务。有的准妈妈是第二次生产，相比第一次的慌乱，这次已经有了足够的经验，不那么紧张和在意了，甚至宫缩时还在做家务……

像这种大大咧咧的准妈妈非常多，到了妊娠末期仍不以为意，结果临产前来到医院，身上什么都没带。虽然生活用品在医院都能够买到，但在赶往医院前，至少也要把产妇的各种证件，如就诊卡、孕期保健手册、病历资料、化验单等带在身上。这些资料可以让医生迅速了解产妇的各方面情况，为助产做好准备。

极度紧张型：把整个家搬到医院。由于过度紧张，有的产妇会把能想到的都带来病房，可是左等右等，肚子还是没有动静。

所以产科医生不赞成早住院。一来是由于环境的改变，准妈妈不能很快适应，难免会影响到饮食和睡眠；二来医院里床位紧张，人流量大，容易导致母子感染病菌。

所以，在分娩前应多学习产前知识，了解分娩征兆，做好充分的思想和物质准备，当出现分娩征兆时，及时联系医院，保证顺利分娩。

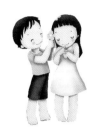

亲子时光：不要忘了跟胎儿多说话

准妈妈要时刻惦记胎宝宝的存在，并经常与他对话，这是一项十分重要的任务。

说些什么呢？可告诉胎儿你一天的生活。从早晨醒来到晚上睡觉，你或你的家人做了什么？想了些什么？有什么感想？这都可以说给胎儿听。

早晨起来，可先向胎儿描述天气情况，是阳光洒满大地，还是和风细雨；是白雪皑皑，还是雾气蒙蒙。甚至温度的高低等都可说给胎儿听。

去洗手间也可描述那里的一切："爸爸为什么刮胡子？妈妈为什么化妆？肥皂为什么起泡沫？吹风机为什么能把头发吹干……"一个小小的洗手间都可以让你每天有讲不完的话题。

换衣服时将今天的衣着打扮告诉胎儿，今天穿的衣服是什么款式，什么颜色的，什么布料做的。接着在镜子里将自己视觉化，把这些信息传递给腹中的胎儿。把头脑中想象的实际情况都用语言表达出来。在把思考转变为语言的过程中，你的思维与印象变得更加清晰，胎儿就会逐渐地接受这些信息。

打扫房间、洗衣服、做饭、买东西、织毛衣、看电视、洗澡，或者去医院、去银行等。总之，生活中的一切都可对胎儿叙述，这是胎教中最重要和最基本的不可忽视的环节，你的这些行为会给胎儿大脑带来有效的刺激。绝不能把给胎儿讲话看作负担而懒得去做，而要通过和胎儿一起感受、思考和记录这一天的生活，使母子间的纽带更牢固，并培养胎儿对母亲的信赖感及对外界的感受力和思考力。

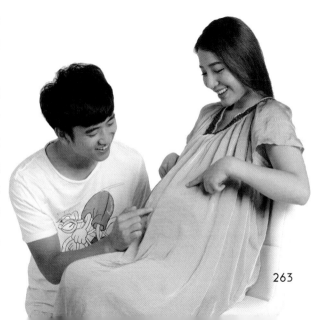

第 35 周

耐心地等待幸福时刻

离预产期还有一个月的时间了。现在每过1小时，你的胎宝宝就为出生做了更充足的准备。如果准妈妈仍旧有时候会情绪低落，那么，一定要想办法使自己尽快快乐起来，因为胎宝宝随时可能出生，你肯定不希望把抑郁情绪带给孩子吧。

身体变化

从肚脐量起，到子宫底部高度约15厘米，从耻骨联合处量起，到子宫底部高度约35厘米。到本周，准妈妈的体重增加了11千克～13千克。因胎儿增大并逐渐下降，很多准妈妈会觉得腹坠腰酸，骨盆后部肌肉和韧带变得麻木，有一种牵拉式的疼痛，使行动变得更为困难。

本周重要事项

腰痛可能是子宫收缩造成的：一阵阵的腰痛可能是子宫收缩造成的，如果感觉与平时的疼痛不一样或突然加重，要去看医生，确定是否有临产的可能。

子宫中的胎儿

第35周的胎儿身长约43厘米，重2300克～2500克。这个时期的胎儿看起来很丰满了，皮下脂肪已形成，将会在胎儿出生后调节体温。胎儿的肾脏已经完全发育，肝脏也能够代谢一些废物了；胎儿的指甲更长了，有的可能会超过指尖。现在，胎儿已经完成了大部分的身体发育，但在接下来的几周内，他的体重还将继续增加。同时胎儿也在为分娩做准备了，大多数胎儿的头转向下方，头部进入骨盆。

准妈妈可以在胎儿活动时看到他的手脚及肘部在腹部突显的样子，这是因为子宫壁和腹壁已经变得很薄。由此可以知道，光亮照进腹部的时候，胎儿会开始活动，到了晚上的时候也会休息，逐渐地建立起每日有规律的活动周期。

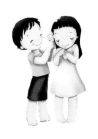

第239天
孕晚期营养摄取应遵循的原则

进入孕晚期后，胎儿会快速成长，如果准妈妈营养不全面，难免会影响胎儿的发育；如果摄入的营养过多，容易造成胎儿营养过剩，体重过重，生产时会增加准妈妈的痛苦。所以，这时期的饮食要合理安排，最好参照以下营养补充原则：

✳少食多餐，营养全面

应控制食物的摄入量（尤其是高脂肪、高蛋白类食物），可以增加每日的进餐次数，这样才不至于吃得过多导致营养过剩，也比较容易消化吸收。食物搭配尽量多样化，荤素搭配好，颜色搭配好，不仅营养全面，而且色香味俱全，充分调动准妈妈的食欲。一般情况下，只要准妈妈不偏食，消化吸收没有问题，食物的搭配合理，就可以做到营养全面。

✳继续补充钙、铁、卵磷脂等营养素

孕晚期准妈妈体内易缺钙，会发生小腿抽筋、腰酸背痛、关节痛、水肿、妊娠高血压等疾病，平时要继续适量吃些鸡蛋、豆制品、海带、紫菜、虾皮、芝麻、牛奶、蔬菜等富含钙质的食物补充钙质；准妈妈还需要每天继续补充铁，每天摄取30毫克为宜，可以食用动物血、肝、木耳、青菜等，以防止缺铁性贫血；卵磷脂可以增强脑力，安定心神，平衡内分泌，提高免疫力和再生力，也可以增加胎儿的脑细胞数量，有利于智力的提高。

✳遵循低盐、低水、低脂肪的饮食原则

准妈妈孕晚期要遵循"三低"的饮食原则，即低盐、低水、低脂肪。因为吃得过咸、喝水过多，可致高血压综合征的发生。

准妈妈日常饮食要注意尽量清淡、荤素结合，还要注意少吃能量高、脂肪多的食物，这些食物往往胆固醇含量过高，如果过多的胆固醇在血液里沉积，会使血液的黏稠度急剧上升，使血压升高，严重的会导致高血压病、高血压脑病（如脑出血）。而且脂肪在身体里堆积过多，容易肥胖，胎儿的体积也会过大，不易顺产。

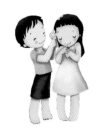

第 240 天
准爸爸帮助准妈妈消除产前焦虑

产前焦虑是大多数准妈妈在妊娠晚期出现的一种情绪障碍，表现为经常对未来有不好的预感，影响理性活动，以致出现认识或判断上的一系列错误。准妈妈的心理状态会直接影响胎儿状况和分娩过程，产后也易发生围产期并发症等。

另外，准妈妈产前焦虑会对母体及胎儿造成直接的影响。据调查，产前严重焦虑的准妈妈行剖宫产的概率比正常准妈妈高1倍。严重焦虑的准妈妈常伴有恶性妊娠呕吐，并可导致早产或流产。因此，作为准爸爸，要充分重视准妈妈的产前焦虑情绪，及时帮助她舒缓压力，调整心态。

❋产前焦虑产生的原因

1.产前身体出现不适，如水肿、腹痛等，易造成产前焦虑。

2.长期不运动，易产生消极心理，加重产前焦虑。

❋消除产前焦虑的方法

准爸爸多抽出时间陪准妈妈参加一些有利于培养她心理积极向上的活

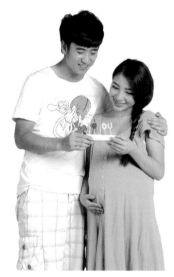

动，转移和分散她的注意力。

1.督促准妈妈多和其他准妈妈或已经做妈妈的朋友交流，向她们请教，多吸取经验，以排解产前焦虑。

2.和准妈妈一起学习分娩的常识，消除准妈妈对自己的生育能力的怀疑，增强顺利生产的信心。

3.准爸爸要尽量谅解准妈妈，尤其是在准妈妈诉说内心的焦虑时，准爸爸要及时安抚她，可以陪她一起听些音乐，帮助她排解焦虑情绪。

4.周末时，准爸爸要尽量多陪准妈妈，可经常带她到离家较近、环境宁静、风景优美的郊外散步，这对缓解焦虑情绪非常有利。

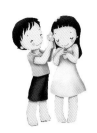

第 241 天
自然分娩好处多

✽自然分娩对产妇的好处

自然分娩是一种正常的生理现象，产妇经历了分娩的痛苦更能体会到做母亲的伟大和崇高，更贴近了母亲与孩子的距离，同时也给了孩子人生第一次锻炼的机会。自然分娩创伤小、出血少，还能避免剖宫产可能带来的麻醉风险、并发症和后遗症。自然分娩产后恢复快，对产后恢复体形有益，同时还能节省经济开支。

✽自然分娩对胎儿的好处

自然分娩是指胎儿通过阴道娩出的过程。它是胎儿过的人生第一关。

随着临产的开始子宫节律性收缩，胎儿胸廓接收到有节律的压迫，胎儿肺部会迅速产生一种肺泡表面活性物质，使新生儿的肺容易扩张，建立自主呼吸。

分娩时，胎儿受到产道的挤压，使其肺里和呼吸道内的羊水及黏液得以流出，相对剖宫产的新生儿，吸入性肺炎发生率低。另外，皮肤神经末梢得到刺激，其神经、感觉系统发育较好，整个身体协调功能的发展也会比较好。

分娩时，胎儿受到挤压，血液运行速度减慢，有利于血液充盈，兴奋呼吸中枢，建立正常的呼吸节律。

据研究显示，在语言和社交行为方面，自然分娩儿要优于剖宫产儿。

✽不要害怕自然分娩

当然，很多准妈妈会害怕自然分娩时的阵阵宫缩疼痛，但是你可以通过很多方法来减轻这种疼痛，如运动、冷热敷、呼吸法、芳香疗法、按摩、吸入式麻醉（一氧化二氮化）等。你也可以选择适合自己的体位分娩，以缩短产程。

所以，如果准妈妈很健康，并且产检时确认骨盆大小正常、胎位正常、胎儿大小适中、没有各种不适宜分娩的并发症，也没有医学上剖宫产的手术指征，都应该选择自然分娩。

小贴士

自然分娩的缺点是生产时间不好安排。经历时间比较长（8~15小时）。还有可能会造成阴道与会阴撕裂，造成子宫脱垂、阴道松弛。

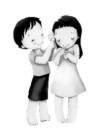

什么情况下选择剖宫产

❋需要选择剖宫产的指征

胎儿窘迫：这是由于胎儿缺乏氧气而陷于危险状态，有可能胎死腹中，倘若心跳少于120次/分钟，情况更为危急。

胎儿过大：胎儿体积过大无法经由骨盆腔生产。

骨盆过小：有些准妈妈由于骨盆过于狭窄，没有足够的空间让胎儿经由骨盆腔生产。

子痫前期：有高血压、蛋白尿、水肿症状的准妈妈，胎儿将无法从胎盘获得足够的营养与氧气，也不能承受生产过程所带来的压力。

自然生产过程无法继续进展：因产妇子宫收缩强度弱，子宫颈扩张不足，胎儿无法娩出。

胎儿未成熟：未成熟的胎儿会较虚弱，通常胎儿小于36周或体重小于2.3千克，可能不能承受自然分娩的压力。

前置胎盘：又称低位胎盘。若是胎盘附着的子宫部位过低，会导致出血及阻挡胎儿出生通道。

胎盘剥离：通常胎盘剥离由高血压或创伤所引起而导致阴道出血的紧急状况。

准妈妈罹患某种病症：糖尿病、肾脏病等，对母体和胎儿都会产生威胁。曾经接受剖宫分娩手术者。

❋剖宫产的弊端

与正常的阴道分娩相比，剖宫产并发症多，手术期间出血量多，手术后易发生感染。

术后不能很快进食，会引起泌乳减少，使婴儿接受哺乳时间推迟。

婴儿患羊水吸入性肺炎和湿肺的可能性极大，严重时可危及新生儿的生命；婴儿抗感染能力比较差。

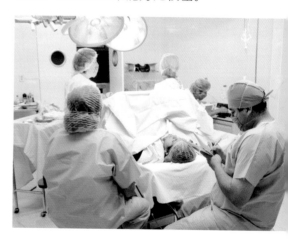

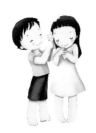

如何应对坐骨神经痛

孕晚期了，有些准妈妈可能在站起来、睡觉翻身时大腿根部的骨头会疼，有时候还感觉大腿内侧酸痛，有时候阴部也有胀痛感。其实，在孕晚期出现这些疼痛和不适，是一种很正常的现象，不用过于担心。

✳引起疼痛的原因

胎宝宝的增大给了背部压力： 到了孕晚期，胎宝宝的重量会给你的背部增加压力，并且挤压坐骨神经，从而在腰部以下到腿的位置产生强烈的刺痛感。

妊娠期的水肿是重要原因： 由于子宫压迫下腔静脉后，使得静脉回流不畅，水分容易潴留在下肢，所以会引起下肢凹陷性的水肿，这就容易压迫坐骨神经，导致疼痛症状的产生。

✳坐骨神经痛怎么办

注意休息，避免劳累
准妈妈应避免劳累、穿平底鞋，注意休息。可以平躺，将脚架高，使静脉回流增加。

严重的话，可进行局部治疗
如果疼痛很严重的话，就要到医院进行局部的镇痛治疗。

✳自我治疗方法

睡觉时左侧卧，并在两腿间夹放个枕头，以增加流向子宫的血液。

白天不要以同一种姿势站着或坐着超过半个小时。

游泳可以帮助准妈妈减轻对坐骨神经的压力。

准妈妈还可尝试做做局部热敷，用热毛巾、热水袋都可以，热敷半小时，可以减轻疼痛。

另外，孕期坚持锻炼瑜伽也是减轻疼痛的好办法。

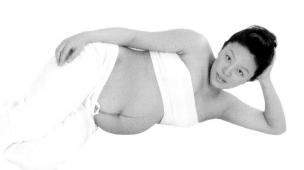

第 **36** 周
分娩将近，积极准备

随着胎儿的继续增长和他对你内脏的挤压，你可能不像以前几周那么容易饿了。这个时候少食多餐会让你感觉舒服些。现在子宫内的羊水比例减少，胎儿所占的体积增加，而母体体重的增长也已达到最高峰，已增重11千克~13千克。有些准妈妈会发现自己的肚脐已变得又大又凸出。

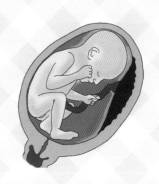

身体变化

36周的时候，孕妇会感到下腹部坠胀，这主要是由于胎儿在准妈妈腹部的位置在逐渐下降。如果胎儿已经下降到骨盆，肋骨和内脏器官可能会感到轻松。你可能会发现自己胃灼热的症状有所好转，呼吸也会变得更容易了。随着体重的增加，准妈妈的行动越来越不方便，有的准妈妈甚至会时时有胎儿要出来的感觉。另外，有的准妈妈还会经常有尿意，这些都是正常现象，不必担心。医生已经可以通过B超或触诊估计出胎儿的体重，但这并不是准确值，最后4周内胎儿体重可能还会增加不少。

本周重要事项

1. 每周做一次产检： 孕期最后4周，准妈妈需要每一周做一次产前检查。

2. 安全问题仍不能忽视： 这时准妈妈肚子已相当沉重，上下楼梯和洗澡时一定要注意安全，防止滑倒。同时做家务时也要注意动作轻缓，不要用力过猛，更不要做有危险的动作。

3. 做好哺乳的准备： 如果你决定要母乳喂养，要准备几件哺乳胸罩和哺乳衣、防溢乳垫、吸奶器、储乳袋等用品。

子宫中的胎儿

36周的胎儿仍在努力生长，本周胎儿身长约45厘米，体重约2800克。胎儿肾脏等器官已经发育完全，覆盖在胎儿皮肤上的胎脂也开始脱落，这时候子宫壁和腹壁已经很薄了，胎儿运动时可以从准妈妈肚子上看到凸起，另外由于更多的光线透过子宫壁照射进子宫，使胎儿每天都有了很规律的活动周期。

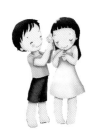

称职准爸爸：为准妈妈准备待产包

❋准妈妈所需物品清单

现金、夫妻双方的身份证、户口本、结婚证、产检证明、生育证，这些可以统一放在一起。

前开襟的内外衣各2件，内衣要棉质的。

病例及产前检查资料。

吸奶器1个。

准妈妈喜爱的小零食、巧克力、果汁饮料（生产过程中用于补充体力）。

2件以上宽大的前开襟棉质睡袍。

几条宽大的棉质长裤，如果在冬季，外裤为厚实的运动裤最佳。

产后最初几天会不断有恶露排出，应准备充足的产妇卫生巾及卫生纸。

棉质毛巾1条，面巾2条。

棉质内裤（或一次性棉内裤）、软质拖鞋（如在冬季应选带后跟的）、厚棉袜。

帽子1顶或头巾1条。

洗漱用具1套，热水瓶及餐具1套。

2～3件配有一次性乳垫的哺乳胸罩。

❋宝宝用品

自己配备的：爽身粉、润肤露、奶瓶一个（多配几个奶嘴）、奶粉一听、纸尿裤1包、婴儿湿纸巾1包、宝宝专用干纸巾、纱布等。

可以在医院统一安排购买的：小帽子2顶、棉质内衣几件、抱被2件、小棉被1件。宝宝出生后在月子里所穿用的衣物无须特殊准备。

❋其他用品

银行卡、摄像机、手机、充电器、笔和记事本一套。

❋待产包随时备用

以上物品准备好打成一个包，因为谁都不知道宝宝什么时候出生了，所以做好准备到时包一提就走了，也不至于手忙脚乱。

双胎妊娠的分娩方式

双胎分娩常伴有许多并发症，包括子宫收缩不良、胎位异常、脐带脱垂、胎盘早剥、产后出血等，需要医生制订专门而谨慎的处理方案。

双胞胎准妈妈不要对分娩怀有恐惧心理，剖宫产不是唯一的分娩方式。如果第一个胎儿不是臀位，可选择阴道分娩。

由于子宫过度扩张，生产时易发生宫缩无力和产程延长，生产后易发生产后出血。因此，双胞胎准妈妈有必要到医疗条件较好的大医院分娩。

✳准备抢救新生儿

双胎妊娠不管是阴道分娩还是剖宫产分娩，都可能发生新生儿窒息。双胎早产儿更需要接受新生儿重症监护室治疗。双胞胎准妈妈需要在有条件抢救新生儿的医院住院分娩。

✳预防产后出血

由于双胎妊娠子宫过度扩张，收缩力减弱，产妇常常在产程中出现宫缩无力，在产后因宫缩继续无力或胎盘异常而发生产后出血。因此，无论是阴道产还是剖宫产，均应做好预防

产后出血的准备，需要在有条件的医院住院分娩。

✳止痛和麻醉

对高血压或出血的准妈妈可应用连续硬膜外麻醉镇痛，这项措施在双胎剖宫产分娩中功效显著。

在自然分娩中，阴部局部麻醉辅以一氧化氮加氧气的吸入麻醉可以减轻准妈妈的疼痛。当必须进行宫腔内操作时，如足位内倒转术，应用异氟烷可使子宫松弛。虽然这些药物在宫腔内操作时可使子宫松弛，但在第三产程时可致出血增多，相关的药物代谢完毕后子宫收缩恢复。

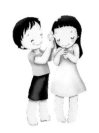

分娩是种怎样的痛

你可以试着问问小区里有小宝宝的妈妈，分娩的痛是什么样的。回答多半是："嗯，挺疼的，但是一见到宝宝就觉得再疼也值得。"可见，分娩是一种幸福的疼。"值得用疼痛来纪念的，只有生命。"分娩痛绝对是可以忍受的，人类几千年繁衍下来，宫缩痛和下坠感是提醒你马上就要和宝宝见面了。

※疼痛是宝宝娩出的动力

分娩的疼痛主要来自子宫的收缩力。分娩的过程就是依靠子宫的收缩力把宝宝从子宫和产道中挤出来的过程，对于不同的准妈妈，这个过程的时间长短各有不同。宝宝在产道中任何一点点的移动，都伴随着准妈妈的疼痛。当然宝宝也并没有干等着，他也铆足了劲儿与妈妈一起努力着，这是到目前为止宝宝遇到的最大挑战。

宝宝在准妈妈体内需要跋涉的路途虽然只有约10厘米，但前进的每一毫米都是靠着准妈妈的疼痛完成的。因此，准妈妈要正确认识分娩时疼痛的意义，为了小宝宝的健康，不能怕疼痛，只有这样才能生出一个聪明健康的宝宝。

※疼痛感受心理的影响

分娩的痛有很大一部分来自准妈妈的恐惧心理。换言之，越害怕疼痛，越会放大疼痛感，在感觉上也就越疼。研究表明，一些心理因素如紧张、焦虑、恐惧感会引起体内一系列神经内分泌反应，使疼痛感加剧。

分娩是一个非常自然的过程，是瓜熟蒂落。你要相信规律，相信自然的力量，相信自己与宝宝，把那份不必要的恐惧消除。

※疼痛对宝宝有益处多

分娩过程中子宫的收缩，能让胎儿肺部得到锻炼，让表面活性剂增加，肺泡易于扩张，出生后发生呼吸系统疾病概率小。

子宫的收缩及产道的挤压作用，使胎儿呼吸道内的羊水和黏液排挤出来，新生儿窒息及新生儿肺炎发生率大大减少。

胎儿经过产道时，头部受到挤压、头部充血、可提高脑部呼吸中枢的兴奋性，有利于新生儿出生后迅速建立正常呼吸。

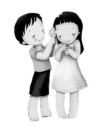

第 249 ~ 250 天
需要向医生了解的问题

*关于产前护理，你应该知道的

◇产前护理有哪些内容呢？

◇哪个医生为我做产前检查？他以后会为我的分娩护理到底吗？

◇我什么时候会被送入产房？

◇医生会同意我在分娩时走动吗？

◇在分娩的整个过程中，是否会有人陪着我呢？

◇分娩时渴了、饿了怎么办？可以喝水吃东西吗？

*关于医疗帮助，你应该知道的

◇分娩诱导有哪些特点？医生会在什么时间做分娩诱导？

◇在做胎心监护时，医院用的是什么设备监护呢？会不会比较麻烦？

◇医院有哪些镇痛的方式？是不是只要要求就可以使用呢？

◇分娩姿势有什么要求吗？

◇医院对剖宫产有什么特殊的规定吗？

◇脐带什么时候剪断？是一生下来就剪吗？可以让我的丈夫来剪断吗？

◇胎盘娩出前需要注射激素吗？

◇医院是不是有特殊护理的病房来照顾我的宝宝？

◇医院倾向于间断地使用胎儿监护仪还是持续使用？

◇分娩时，医护人员会人工刺破羊膜吗？

◇医院的实习生会参与接生吗？

◇医院的引产率或剖宫率是多少？与其他医院比较怎么样？

*关于住院，你应该知道的

◇一般自然分娩需要住院多少天？如果是剖宫产呢？

◇婴儿和我一起睡还是在另外专门的地方睡？

◇在我休息的时候，有没有专门的护理人员照顾我的宝宝？

◇探视是怎样规定的？

◇医院里有没有单人病房？

◇有没有专门的医务人员负责培训如何进行母乳喂养？

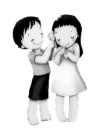

分娩前准妈妈的医学评估

当你准备分娩时，在去医院的路上，最好先打个电话通知医院，好让他们提前做好准备，以便到达医院时医生及时开展医学评估。

✲医学评估的大致内容

询问你的感受，并为你做体检。通过体检来了解宫缩的大致强度，推测出羊水的量及胎儿的大小和位置。还会测量脉搏、血压和体温等，并与病历记录簿上的资料进行比较。

✲阴道检查

通过阴道检查，来了解你的子宫颈是否已经开始扩张。医生主要检测子宫颈的柔软度、伸展度、长度和扩张度；检测胎头的位置，胎头下降进入骨盆腔的深度，以及母体骨盆的形状，以确保胎儿分娩时能够顺利通过。阴道检查一般在宫缩间歇期做，在此过程中，准妈妈需要保持全身放松、轻轻地呼吸。

✲让医生来对你的分娩计划进行评估

可以将已经做好的分娩计划拿给

医生审核，以便医生能够了解你想要采取的缓解疼痛的方式，并根据你的个人实际状况，给出最佳的建议。

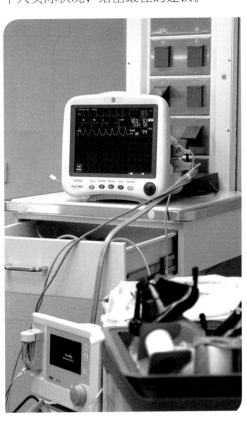

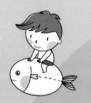

怀孕280天每日一读

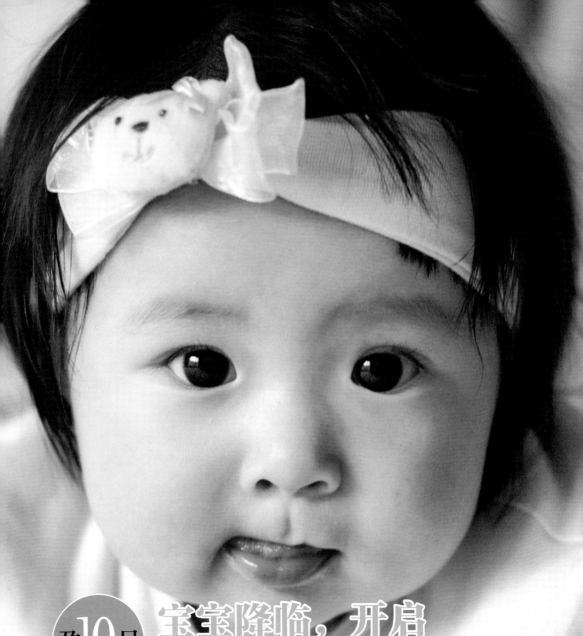

孕**10**月 宝宝降临，开启
新生活

第 **37** 周
做好分娩的准备

离预产期的日子越来越近了，等待分娩的日子会使你感到很焦虑，你也会开始一天天地数日子。其实，只有5％的孕妇在预产期分娩。多数孕妇在预产期前后两周分娩，都是正常的。

身体变化

本周宫缩比上周更加频繁，你可能怀疑自己是不是快生了，其实，这只是正常的宫缩并不是临产宫缩。只有当正常宫缩时断时续一整天或一整晚后才称为临产宫缩。子宫分泌物增多，有些准妈妈的子宫口会提前张开。

准妈妈的体重增加了11.5千克～15千克，在此阶段可能多数孕妇已经不注意体重的增加了。本周过后，准妈妈可能会有"出血"的现象，即子宫颈变软及变薄后，黏液栓塞会和血液混合流出阴道，谓之现血，此种出血是一种正常的现象，是子宫颈为分娩做准备而扩大，表示接近分娩的开始，不需太过担心。羊水体积有所减少，宫缩频率继续增加。

本周重要事项

1. 检查胎儿是否入盆：这个时候医生会在每周一次的产检中检查胎儿是否已经入盆，估计何时入盆，胎位是否正常且是否已经固定等。如果此时胎位尚不正常，那么胎儿自动转为头位的机会就很少了，如果医生也无法纠正，那么很可能会建议你采取剖宫产，以保证你和宝宝的安全。

2. 牢记急用电话：记下出租车公司或急救车的电话号码，以防只有你自己在家面临分娩时用得上。

子宫中的胎儿

37周的胎儿仍然在生长，身长约为46厘米，体重3千克左右。胎儿体内的脂肪增加到约占体重的8%，到出生时约15%。胎宝宝的头现在已经完全入盆。

宝宝现在正在练习呼吸，因为身体逐渐长大、空间太小，他已经无法做运动了。他在子宫的时间越长，就有越多的时间愉快地在安静的子宫里发育他的脑。

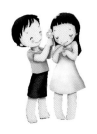

对于你和胎儿来说，分娩医院的选择很重要。在剖宫产较多的今天，能够从有益于母婴的角度考虑问题，在准妈妈身体的各项指标都符合自然产的情况下，坚持自然分娩，甚至不惜与家属发生争执，这样的医院是值得信赖的。

✵ 了解医院

人性化设施： 了解一下医院是否开设孕妇学校。有的医院专门开设孕妇学校，指导怀孕全程。有的医院倡导母乳喂养，并给予相关指导，如教哺乳方法和乳房按摩技巧等。了解一下是否可以提前住院待产。需要的话，还可以了解一下准爸爸是否可以进产房陪产。了解医院是否提供导乐式分娩、产后有无专人护理等。

服务范围： 了解一下在分娩过程中医院是否提供胎心监护，在宝宝出生后，母子是否同室，是否有新生儿游泳和按摩、抚触等服务。此外，还应注意针对新生儿的检查制度是否完善。

✵ 结合自身的情况

选择生产医院，要从考虑自己的身体情况出发：

1.如果有妊娠期高血压疾病、妊娠期糖尿病、胎膜早破等产科并发症，适宜在妇产专科医院分娩。

2.如果并发有如胰腺炎、心脏病等内外科疾病，适宜在综合医院的产科分娩。

3.如果患有妊娠急性脂肪肝、急性重症肝炎等疾病，以及发现有各类肝炎、梅毒、艾滋病、乙型肝炎表面抗原阳性等传染病，应当前往消毒和隔离条件较好的传染病专科医院产科待产。

4.最好从产前检查、分娩直到产后随诊都坚持定期去一家医院。

✵ 医院的位置很重要

分娩时，车辆是否能很方便地抵达医院；住院的有关事宜，也是要考虑的问题。所以，最好根据自己居所的地理位置和自己的身体情况，本着交通快捷、就近的原则选择生产医院。

此外，准爸爸也应提早观察好交通路线，最好将设计好的路线实地走一回，测算一下行程路线和所需时间，注意哪条路不堵车，所选的医院是否处于小巷或白天易堵车，以免临盆时在路上耽误过多时间。

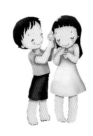

和医生一起制订分娩计划

自己制订分娩计划书后，交给医生审核一下，让医生给予更合理、更全面的指导。

❋什么时候开始制订计划表

为了防止早产，最好在怀孕37周的时候开始制订计划表，而且经过医生的指导，还有可能会有一些修改的地方，提前进行，有备无患！

一份完整的分娩计划书的内容

分娩陪伴人	□丈夫 □父母亲属 □好朋友 □月嫂 □其他允许陪同的人员
引产	□我不喜欢引产 □只有因为医学原因我才考虑引产 □我喜欢引产以控制分娩时间和日期
分娩	□如果可以的话，我希望能够下床和走动 □在分娩的第一阶段，我想休闲地喝饮料、吃东西 □如果可以，我想尽可能少做阴道检查 □我想用镜子观看接生
监测	□除非孩子发生窘迫，我不希望进行持续的胎儿监测
拍照	□我希望分娩时拍照或录像
疼痛处理	□我希望进行硬膜外麻醉越早越好 □我希望在分娩后期进行硬膜外麻醉 □只有当我需要的时候，我才希望使用药物止痛
会阴切开术	□除非为了孩子安全的需要，我不希望进行会阴切开 □我宁愿做会阴切开术也不愿意冒会阴撕裂的危险
剖宫产	□假如我需要进行紧急剖宫产，我希望手术时我的丈夫一直在场 □我希望手术时用硬膜外或脊髓麻醉 □如果必须进行全身麻醉，我希望孩子出生后将其交给××（某人的名字）
分娩后	□分娩后我想立即抱住孩子 □我想等脐带不跳动时再剪断它 □我喜欢让丈夫来剪断脐带 □我计划用母乳来喂养孩子 □孩子出生后，尽量早哺乳

对以上问题，同意的画钩，有疑虑的跟医生探讨后再做决定。

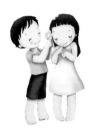

准妈妈在接近预产期时应适时入院。入院太早，时间过长不分娩，就会精神紧张，也容易疲劳，还可能引起滞产；入院太晚，又容易发生意外，危及母子生命安全。

准妈妈出现以下征兆时应入院待产：

临近预产期： 如果平时月经正常的话，基本上是在预产期前后分娩。所以，临近预产期时就要准备入院。

子宫收缩增强： 当子宫收缩间歇时间由较长转为逐渐缩短、阵痛持续的时间逐渐增长、宫缩强度不断增加时，应赶紧入院。

尿频： 准妈妈在临产前出尿频，这说明胎儿头部已入盆，即将临产，应立即入院。

见红： 分娩前24小时内，50%的准妈妈常有一些带血的黏液性分泌物从阴道排出，俗称"见红"。这是分娩即将开始的一个可靠征兆，应立即入院。

高危孕妇： 属于高危孕妇的准妈妈应早些入院，以便医生检查和采取措施。

准妈妈出现以下病理情况时应及早入院：

1.妊娠并发内科疾病，如心脏病、肝肾疾患等。

2.有不良生育史，如流产3次以上、早产、死胎、死产、新生儿死亡或畸形儿史等。

3.本次妊娠出现某些异常现象，如妊娠期高血压疾病、羊水过多、羊水过少、前置胎盘、胎位不正等。

4.存在其他特殊情况，如高龄产妇、骨盆狭窄等。

凡孕期子宫敏感度高，或曾有过流产、早产、习惯性流产史，曾发生过胎膜早破、胎死宫内，有过多次人工流产、引产史，或有子宫颈机能不全的准妈妈，孕期均不宜过多地刺激乳房和乳头，以免引起早产。

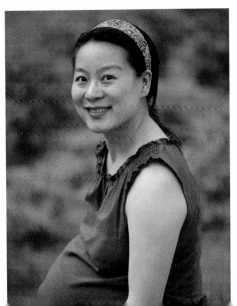

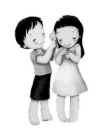

一胎剖宫产，二胎选择何种分娩方式

第一胎剖宫产，第二胎选择自然分娩还是剖宫产，需要根据准妈妈的身体状况和胎儿发育的具体情况而定。

一般说来，第一胎剖宫产，第二胎是有顺产机会的。如果剖宫产妈妈第二胎怀孕的时间间隔有3年以上，第一胎的剖宫产子宫伤口疤痕得到愈合，怀第二胎没有剖宫产的指征，比如骨盆太小、产道狭窄、胎儿胎位不正等情况，那么第二胎是可以顺产的。

不过也有医生认为，如果第一胎是剖宫产，剖宫产后，子宫会产生瘢痕，肌纤维也受到破坏，使子宫耐受张力的程度明显降低，第二胎顺产的风险很高，很可能会导致子宫破裂，或者出现大出血，危及母子生命。所以不建议二胎顺产。

二胎选择顺产发生的子宫破裂情况和第一胎剖宫产的子宫伤口缝合厚薄有关。剖宫产后，一般医生都会在妈妈的子宫伤口处进行两层缝合。缝合的比较厚的伤口在第二次分娩时虽然也被胎儿撑得薄薄的，但是子宫破裂的程度明显低于缝合薄的伤口。

可以肯定的是，如果第一胎剖宫产，无论间隔多长时间，第二胎顺产的话，都有一定的风险。其实不管是哪种分娩方式都是有利有弊的，准妈妈要放平心态，应该根据胎儿的发育情况来确定分娩方式，不要太过紧张。

所以说，第一胎是剖宫产，第二胎还是可以顺产的，但是风险不少，而且第二胎选择顺产时，一定不能进行药物催生，否则很容易造成子宫破裂。

因此，专家提醒，准妈妈在第一次选择分娩方式的时候一定要注意。不要为了避免自然分娩的疼痛和担心身材恢复而选择剖宫产。第一胎尽量选择自然分娩，对于二胎的分娩也是非常有利的。

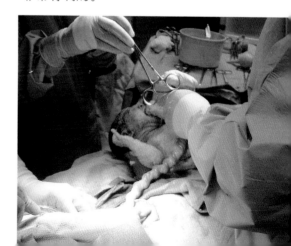

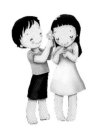

预先了解分娩中的"难言"问题

准备分娩的时刻，每个女人都会感到无比幸福和骄傲，但同时又会有些不安。不要让那些难以启齿的问题再困扰你了。更多科学、全面的了解，才能让你更加胸有成竹。

❋ 常见的分娩手术

剃毛

剃毛与灌肠在国内大部分的产科医院或是诊所，都会施行。生产时的剃毛通常只会在靠近会阴部（肛门口至阴道口）的地方进行，而不是把所有的阴毛都剃掉。剃毛的目的是在生产过程中，若会阴受撕裂伤，在产后处理会阴部伤口时较容易进行。

灌肠

灌肠也只是让靠近直肠部分的宿便先行排掉，以免产妇在生产过程中会玷污会阴伤口，增加感染的机会。生产前的灌肠手术与一般外科手术或是肠胃检查前，须将整个肠道完全净空的程度大不相同。此类的灌肠会不会令产妇有不适的感觉。这个步骤也不是绝对需要。

会阴切开

会阴切开术是使用外科剪刀切开会阴，用来扩大产道以协助分娩的一种手术。进行会阴切开时，一般程序都会先打局部麻醉药剂后再进行。切口可以从会阴后端以直线，或是从会阴中端以斜线方式剪。待胎儿与胎盘完全分娩出来后，再以外科缝合的方式修补。

❋ 产前先做好医患沟通

在生产前先做好医患沟通，让产妇了解其中可能的利弊，并且选择要或不要去施行。如果医院或医师在分娩前没有提出，产妇也可以主动询问，医院或医师应该都会乐意去配合；有些医院也会要求事先签下相关的同意书。

❋ 分娩时尊重专业判断

不过要强调的是，每一个产妇的个别情况都不尽相同，而且有许多产程当中的变化也无法完全事先预知，因此，在分娩过程中，还适应尊重专业人员的判断。

第 **38** 周
准妈妈密切关注身体变化

到了本周，胎儿已经完全发育成熟了，具备了在母体外独立生存的能力，随时都会出生。准妈妈感觉既兴奋又紧张。现在的首要任务是休息，密切关注自己的身体变化，发现临产征兆，随时做好入院准备。

身体变化

现在，准妈妈会感到行动特别不便，腹部越来越膨隆，行动变得迟缓。第38周，准妈妈体重仍然会增加约0.5千克。在这几周内，你的脚可能会肿胀，但在分娩后会消失。胎儿的头已经钻入产道的入口，并继续努力向产道出口移动，这个过程对胎儿来说非常重要。准妈妈可能会感到胎动减少了，有的准妈妈甚至由于担心而在腹壁外故意刺激胎儿，其实这样会干扰胎儿的"工作"。当然，如果胎动次数明显减少，12小时内小于10次，或胎动较以前减少了50%，或准妈妈自己预感到胎儿有异样，就不要犹豫，必须马上去医院。

本周重要事项

严禁性生活：离分娩还有2周，这个时期子宫口容易张开，如果同房很容易引起细菌感染。

子宫中的胎儿

本周的胎儿身长约48厘米，体重3200克左右。胎儿的头已完全入盆，头部在盆内摇摆，被周围的骨盆骨架保护着，这样，胎宝宝就有更多的空间放自己的小胳膊、小腿和小屁股了。胎儿的各个器官发育完全并已各就各位，脑和肺部也开始了工作，并会在出生后继续发育成熟。

胎儿身上覆盖的一层细细的绒毛，大部分白色的胎脂逐渐脱落，皮肤开始变得光滑。脱落的物质和分泌物会随着羊水吞入胎儿的肚子里，存储在肠道中，在出生后会形成黑便（胎便）由体内排出。

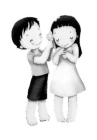

临近分娩，教你一些舒缓焦虑的小妙招

✳分娩前焦虑、不安的危害

临近分娩前，如果准妈妈常常感到焦虑不安，会直接影响到生产过程和胎儿的健康状况：

1.使准妈妈肾上腺激素分泌增加，导致代谢性酸中毒引起胎儿宫内缺氧。

2.焦虑还可引起自主神经紊乱，导致产时宫缩无力造成难产。

3.由于焦虑，得不到充分的休息和营养，生产时会造成滞产。产前严重焦虑的准妈妈剖宫产及阴道助产比正常准妈妈高一倍。

4.严重焦虑的准妈妈常伴有恶性妊娠呕吐，并可导致早产或流产。

5.产后易发生围产期并发症等。

✳舒缓焦虑的小妙招

放松肌肉法

挺直腰背坐在垫子上，全身放松下来。开始想象着自己背部肌肉开始一点点重下来，就像背着一座山那样沉重。这时静开眼睛，抛开大山的压力，体验一把轻松的感觉。想象完背部后，可以用此法再想象肩膀肌肉、臀部肌肉、大腿肌肉、小腿肌肉……这样来回放松肌肉，可以有效地使准妈妈疏通血液循环，缓解心理压力。

深呼吸法

坐在舒服的垫子上，挺直腰背，闭上眼睛，全身放松。慢慢地用鼻子先吸气（吸气时想象自己在森林中漫步，或在白色的沙滩上捡到了漂亮的贝壳……），吸入肺腑后屏住，然后慢慢地呼气。多做几次，可以借调节气息来缓解紧张情绪。

刺激太阳穴和内关穴法

想要缓解不安和焦虑，可刺激太阳穴、内关穴（内关穴位于手腕向上三横指正中线上）。这样做可以缓解紧张的情绪，具有稳定血压、镇静神经的作用。

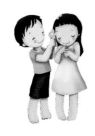

❀ 准爸爸最好陪产

准爸爸陪在身边，可以帮助准妈妈克服紧张情绪。准爸爸可以分担准妈妈的痛苦，也可以分享宝宝平安降生的快乐，这对于增进夫妻感情至关重要。

❀ 掌握基础的孕产知识

带着开放、接受的心态去和准妈妈一起参加产前辅导班，在那里可以了解到有关生产的全面而专业的基础知识。同时，也可以了解其他准爸爸是怎样计划度过这个重要时刻的。

❀ 做好等待的准备

建议分娩的早期最好在家里度过，这样选择的原因一方面是从舒适的角度考虑，另一方面是因为有些产床紧张的医院非到宫缩变得有规律时才准许住院。这时，可以想办法帮助准妈妈放松心情，比如陪她看看电视或陪着她在床上休息一会儿。

不要在意"拒绝"

分娩过程中，准妈妈完全进入了她自己的世界。要知道，那可不是一般的疼，而是疼到了什么都不顾的地步，她可能会因此而情绪变化无常，这种变化会令准爸爸束手无策。告诉自己，她只是对正在经历的疼痛做出反应而已。

❀ 帮她采取措施，放松身心

在妻子需要的时候，帮助她采取各种减痛措施，别忘了利用那些在产前辅导课中或孕产书上所学到的知识。比如，建议她换个姿势，或帮助她寻找一种宫缩时能让她转移注意力的方法，比如和她一起调整呼吸，说些安慰的话，或给她做脚部按摩。当她开始觉得又熬不过去时，你就重复这一套办法鼓励她坚持下去。

❀ 明确自己的任务

产房是个紧张忙碌的地方。如果准爸爸能进入产房陪产，要清楚哪些是自己能做的，哪些是应该让医护人员去处理的。不要大惊小怪，也不要随便乱说乱动，放心让医护人员做他们的工作，你只需要集中精力安抚准妈妈的情绪就好。

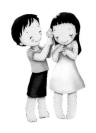
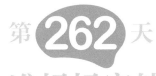

第262天
准妈妈突然分娩的应对措施

当准妈妈在医院以外的地方突然肚子痛，马上要临产了，该怎么办呢？千万不要慌张，按照以下程序操作，保证母子平安！

✻发生急产怎么办

先冷静下来

对于毫无经验的准父母来说，突然要独自面对宝宝即将出生的过程，那紧张的心情可想而知。此时应努力告诉自己及家人不要慌张，只有先保持冷静，才能想到合适的应对办法。

找宽敞空间

在家中找一块平坦宽敞的空间，铺上干净的大浴巾，请产妇保持一个最舒适的姿势，如斜躺、蹲坐等，以准备把孩子生下来。接下来产妇要用力让孩子慢慢娩出，协助者以干净的双手或毛巾接住孩子。

剪断脐带

接着用橡皮筋或者干净的绳子在距离新生儿肚子5厘米以上的地方将脐带绑紧，再用干净的剪刀剪断脐带，并用酒精将断端消毒。

让新生儿哭出来

娩出后，要尽快以干净的毛巾擦拭新生儿脸部和身体，并察看是否有哭声。如果没有哭声的话，可以马上把新生儿倒提起来，轻轻拍打臀部使他哭出声音，然后再把新生儿包裹起来。

胎盘的处理

在新生儿出生后不久，胎盘通常会跟着娩出。此时找容器把胎盘装起来，稍后带到医院请医师确认一下，看胎盘是否完全娩出。如果胎盘没有娩出也不要紧，等到医院之后请医师处理即可。

包好婴儿

为了防止体温下降过快，新生儿出生后要立即用干净的大毛巾小心包好。此时可以把他放在妈妈身边，让他立刻开始吸乳。

平平安安去医院

当产妇和新生儿身体状况大致处理完毕之后，请尽快前往医院，让专业医师接手下面的护理工作。

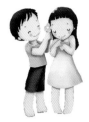

第 263~264 天
随时做好住院准备

❋每天洗澡

尽可能每天洗澡，保持身体清洁。淋浴最好，特别要注意保持外阴的清洁。头发最好剪个适合打理的发式。绝对不要做对母体不利的动作，避免向高处伸手或压迫腹部。

❋吃好睡好

充分摄取营养，保证充足的睡眠、休息，以积蓄体力。初产妇从宫缩加剧到分娩结束需要十几个小时，特别要做好体能的储备。

❋严禁性生活

到了孕晚期，性生活一定要禁止，此时性生活可能造成胎膜早破，危及胎儿健康。

❋不要走远了

宫缩随时可能出现，因此要避免一个人在外走得太远，即便是在家附近、购物，也要将时间、地点等向家人交代清楚，最好有家人陪伴再出门。

❋再确认一下住院准备的落实情况

生产准备工作：确认住院必需的证件已放在包内；将入院必须带的物品放在包里；把放置包的位置告诉家人；安排好家里的事情；准备好出院时需要的大人和宝宝的用品；确认到医院的最佳路线；有人陪同的情况。

❋入院预约

提前预约好产科医生、保健医生、住院部、月嫂等。特别是月嫂，要提前联系好，如果生产时间赶上春节或其他假期，更要提前做好劳务人员的储备，以防到时候找不到合适的人员。

> **小贴士**
>
> ### 准爸爸做什么？
>
> 准妈妈马上要进入预产期了，准爸爸此时应做好准备，迎接准妈妈分娩时刻的到来。比如，尽量把去外地出差的事推掉，以便随时听候准妈妈的差遣。很多准爸爸在这个时候比准妈妈更心急，既担心宝宝能否顺利出生，也担心准妈妈能否平安渡过分娩难关。此时准爸爸一定不要慌了阵脚，只有调整好心态，保持信心，才能将这份乐观的情绪传递给准妈妈。

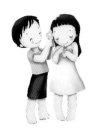

从子宫开始有规律地收缩，一直到胎盘娩出都算是自然分娩的过程。对准妈妈来说，正确识别临产信号，选择恰当的时机，及时到医院分娩，是顺利的保障。

临产的三大信号：见红、阵痛、破水。

见红

见红是分娩的征兆之一，由于子宫收缩，宝宝的头开始入盆，胎膜和子宫壁逐渐分离摩擦引起血管破裂而造成出血。通常是粉红色或是褐色的黏稠液体，或是分泌物中的血丝。一般来说，见红后的24小时内就会开始阵痛，进入分娩阶段。但是实际情况是很多人见红后几天甚至一周后才分娩。个体差异很大，所以关键在于见红后要观察它的性状、颜色、量等再做判断。如果只是淡淡的血丝，量也不多，准妈妈可以留在家里观察，平时注意不要太过操劳，避免剧烈运动就可以了。

阵痛

阵痛指周期性的子宫收缩。起初每30分钟或1小时，有10～20秒的腹部张力，然后间隔时间越来越短，逐渐加强规律性的子宫收缩。到了每10分钟1次规律的阵痛，就意味着分娩即将开始，必须入院了。待产妇早一点入院较安全。

破水

一般先阵痛才破水，是指包裹胎儿的羊膜破裂使羊水流出，羊水稍黏、无色，与尿液相似，有时含胎粪或胎脂。准妈妈感觉到温热的液体从阴道流出，不受意识控制，具有持续性。

如果发现出血量和生理期的出血量相当甚至超出，血呈鲜红色，或者大量涌出，并且伴有腹痛的感觉，就一定要立刻到医院就诊。因为这可能是胎盘剥离引起血管破裂而造成的出血，而非分娩先兆。

第 **39** 周
备感期待与紧张

胎儿现在已经准备好向这个世界报到了，年轻的父母，你们准备好了吗？现在是不是很想知道你们的宝宝是男是女呢？也许你们已经无数次地想象过宝宝的性别，现在，谜底就要揭晓了。

身体变化

本周开始，准妈妈的子宫已经充满骨盆和腹部大部分空间，活动更加不便。与怀孕前相比，准妈妈的子宫体积增大了1000倍，在怀孕的最后这个阶段，子宫并没有停止生长，只不过高度却开始下降了。这是因为胎宝宝的头开始钻进准妈妈的骨盆，当然也会带动子宫的下降。对于准妈妈来说，子宫下降后，气短明显减轻，胃部的饱胀感有所缓解，感觉轻松多了。

本周重要事项

1. 再检查一遍宝宝的用品： 给宝宝准备的用品是否齐全了，你可以再检查一下。如果是关系非常好的亲友，在他们要赠送你婴儿用品前，你不妨给他们派发任务，免得某些物品重复准备造成浪费。

2. 记住电梯间的值班电话： 如果你居住的是高层住宅楼，应该和电梯管理员打好招呼，告诉他们你最近可能夜间需要使用电梯。留下他们的值班电话，以防万一。

子宫中的胎儿

胎儿的身长约50厘米，体重3200克～3400克。现在体重3500克以上的新生儿很常见，甚至4000克以上的宝宝也增多了，这跟人们营养状况的改善有很大关系。胎儿现在还在继续长"肉肉"，这些脂肪储备将会有助于宝宝出生后的体温调节。这时小家伙的身体各个器官都已发育完成，其中，肺部是最后一个成熟的器官，在宝宝出生后几个小时内，他才能建立起正常的呼吸模式。

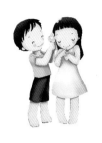
教你如何躲过顺产的"温柔一刀"

✳什么是会阴切开术

当胎儿的头开始露出并准备通过骨盆底肌肉的时候，医生或助产士需要决定是否实施外阴切开术。这是一个很小的切口，但是可以扩大阴道开口以便胎儿顺利地娩出。

✳适用的情况

高龄产妇：指年龄在35岁以上第一次妊娠的产妇，或受孕时34岁以上的产妇高龄产妇，或者合并有心脏病妊娠高血压综合征等高危妊娠时。在这种情况下，医生为了减少产妇的体力消耗，缩短产程，减少分娩对母婴的威胁，当胎头下降到会阴部时，就要做切开术了。

会阴部问题：产妇的会阴弹性差，阴道口狭小或会阴部有炎症、水肿等情况，估计胎儿娩出时难免会发生会阴部严重的撕裂。

胎儿头大：胎儿较大，胎头位置不正，再加上产力不强，胎头被阻于会阴。

胎儿问题：子宫口已开全，胎头较低，但是胎儿有明显的缺氧现象，胎儿的心率发生异常变化，或心跳节律不匀，并且羊水浑浊或混有胎便。

借助产钳助产时：如果出现以上这几种情况，千万不要迟疑，应该尽量配合医生，尽早施行切开术。

✳锻炼括约肌避免做切开术

方法：绷紧阴道和肛门的肌肉，也可以试着在小便的时候收缩肌肉，停一下。

频率：每天做200次左右，每次8～10秒。

益处：当你打喷嚏或是咳嗽的时候，可以不再漏尿。韧性良好的肌肉可以使分娩更轻松，而且会阴还会保持完好无缺，更少的撕裂和采用会阴切开术的概率更小，也会阻止盆腔内器官的脱垂和老化。

✳与医生沟通

在阵痛开始的时候，尽量跟医生谈一谈，告诉她你的想法。例如，如果情况允许，能不能不做侧切；你是否愿意承担会阴撕裂的危险等。通常情况下，医生会在你进产房前，把各种可能出现的问题告诉你或者你的家人，并且让你在手术同意书上签字，以便在发生危险的时候，节省沟通的时间。

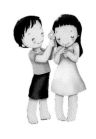

❋分娩时可能会遇到的意外情况

即使在分娩前做足了准备，有时候也难免会出现意外情况，了解这些可能的情况，以便到时候有心理准备。

产程延长

正常的总产程一般不超过24小时。超过24小时为滞产。第一产程中初产妇一般需要11~12小时，经产妇需要6~8小时，超过16小时为第一产程延长；第二产程需1~2小时，超过4小时为第二产程延长；第三产程需5~15分钟，超过30分钟为第三产程延长。

其处理措施如下：如果在第一产程的潜伏期延长，一般采用人工破膜、注射缩宫素加速产程。如果是第一产程的活跃期延长，观察是否为异常先露、头盆不称、胎儿窘迫等情况。如果有这些因素存在，马上进行剖宫产。对于其他阶段可能出现的产程延长，根据具体情况再决定是否坚持顺产还是立即转剖宫产。

产后大出血

产后大出血居我国目前孕产妇死亡原因的首位，是分娩期严重并发症，指胎儿娩出后，经剖宫产的产妇出血超过1000毫升，或者经阴道生产的产妇出血超过500毫升。产后大出血可能在产后立即发生，也可能产后一天甚至出院数天后才发生。

产后大出血的处理措施：如果不在产房，护理人员要镇定，可以一边按摩子宫，一边迅速通知医生。解除产妇的紧张、恐惧感，严密观察产妇出血量、血压、脉搏、呼吸、尿量等变化，做好记录，必要时予以吸氧。

产妇休克恢复后，仍应加强护理、严密观察，防止产褥期感染及再出血的发生，并应加强营养，注意休息。

❋顺产过程中的难产

难产有可预知的难产和不可预知的难产。可预知的难产在产前都会由医生帮助制订安全的分娩计划，对于不可预知的难产，医生会密切观察产程的进展，对胎儿和产妇进行监护。

宫缩乏力

当分娩开始后，子宫收缩推出胎儿的力量很微弱时称为宫缩乏力。当出现宫缩乏力时，医生多会使用促进宫缩增强的药物，如催产素。如果不能使宫缩恢复或有其他情况，医生认为比较严重时，会采用剖宫产。

宫缩过强

宫缩过强会引发剧烈疼痛，产妇一般不能忍受。能够忍受的产妇，并且产道和胎儿没有异常的话，多能急速分娩，但是可能会发生产道裂伤或产后出血，胎儿头部也可能会受到伤害。

软产道坚韧

软产道坚韧大多发生在高龄产妇，医生会使用子宫颈软化药物，使产道变得柔软，易于胎儿娩出。

胎头旋转异常

胎儿在产道中通过时，为了适应产道曲线，会不断转换方向，这些都是自然进行的，一般无须助产士协助。但有时会发生胎头旋转异常，给胎儿的顺利翻面设置障碍。遇到这种情况，医生或助产士会协助改变胎儿不正常的位置。

胎盘早剥

正常情况下，胎盘是在胎儿娩出后才开始剥离娩出的。当胎儿还没有娩出的时候，胎盘就开始剥落，会出现阴道出血现象。在这种情况下医生会立即进行剖宫产术。

软产道裂伤

胎儿过大、宫缩过强、急产或产力比较大时，可能会发生软产道裂伤（子宫颈管裂伤、阴道裂伤等）。软产道裂伤的处理措施：

医生会在产妇娩出胎儿后，对产妇的产道和宫颈进行检查，如果发现有裂伤，会及时缝合。

如果产后宫缩很好，阴道和外阴也没有伤口，却有鲜血流出，这时医生会考虑是否有宫颈裂伤的可能，如果是，马上就会进行缝合术。

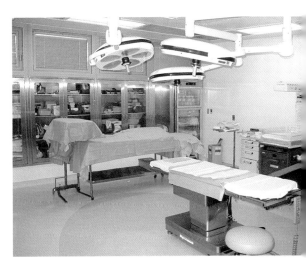

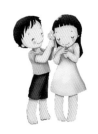

无痛分娩真的无痛吗

　　"无痛分娩"，在医学上叫作"分娩镇痛"，是使用药物使分娩时的疼痛减轻甚至消失。分娩镇痛可以让准妈妈不再经历疼痛的折磨，减少分娩时的恐惧和产后的疲倦，让她们在时间最长的第一产程得到休息，当子宫口开全时，因保持了体力而有足够力量完成分娩。分娩镇痛的方法较多，下面介绍临产使用最多、效果最确切的硬膜外分娩镇痛。

✷硬膜外分娩镇痛的方法

　　麻醉师在准妈妈腰椎间隙穿刺后，在蛛网膜下腔注入镇痛剂和麻醉药，并持续少量地释放，只阻断较粗的感觉神经，不阻断运动神经，从而影响感觉神经对痛觉的传递，最大限度地减轻疼痛。在使用过程中，准妈妈可以根据情况自行按钮给药，基本上感觉不到疼痛，是镇痛效果最好的一种方法。

✷优点与禁忌证

　　一般来说，硬膜外镇痛是比较安全的，效果理想，也不会影响产妇、难产妇的肌肉张力，产妇仍能主动配合，缩短产程，不增加产后出血量。对高血压患者还有降压作用，新生儿阿氏评分也无差异。适用于大多数准妈妈。

　　如果有以下情况之一，不适宜采用：

　　1.凝血功能异常。

　　2.低血容量。

　　3.穿刺部位感染。

　　准妈妈采用无痛分娩之前，要进行相关检查，避免发生意外。

✷关于药物无痛分娩的顾虑

　　一般剂量的药物，对胎儿呼吸和长期的神经行为没有影响，还能减少胎儿缺氧的危险。但大剂量使用时，有可能造成麻醉药在胎儿体内聚积，导致新生儿出生后几天内暂时性活动迟缓。如果脊椎管内镇痛平面过高，会使准妈妈血压降低，影响胎盘血流而有可能导致胎儿在子宫里缺血、缺氧。

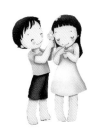

何时去医院待产

一些准妈妈觉得快要临盆了，应早点入院待产才有安全感。其实，对正常的产妇在接近预产期时，即使着急住院，医生也不一定会安排住院。因为：入院太早，时间过长不分娩，就会精神紧张，也容易疲劳，往往引起滞产；入院太晚，一旦发生意外，危及大人和孩子生命。一般来说，出现以下征兆后入院比较合适。

临近预产期：如果平时月经正常的话，基本上是预产期前后分娩。所以，临近预产期时就要做好入院准备。

子宫收缩增强：当宫缩间歇由时间较长逐渐转入缩短，并且持续时间逐渐变长，强度不断增加时，应赶紧入院。

尿频：准妈妈本来就比正常人的小便次数多，间隔时间短，但在临产前会突然感觉到离不开厕所，这说明胎儿头部已经入盆，即将临产，应立即入院。

❋需要提前入院待产的情况

经系的统产前检查，如果发现孕妇有下列情况，就应按医生建议提前入院待产，以防发生意外。

1.存在妊娠并发内科疾病，如心脏病、肺结核、重度贫血、肝肾病患等。

2.有急产史和不良生育史，如多次流产、早产、死胎、死产、新生儿死亡或畸形儿史等。

3.本次妊娠出现某些异常现象，如过期妊娠、妊娠高血压综合征、羊水过多、羊水过少、前置胎盘、胎位不正等。

4.经医生检查确定骨盆及软产道有明显异常者。

5.其他特殊情况，如高龄产妇、身材矮小等。

另外，在怀孕28周以后，如发现阴道出血、经医生检查又无子宫颈糜烂、子宫颈息肉等病症的，很有可能是前置胎盘或胎盘早剥，一旦出现大出血，是很危险的，所以必须提前住院。

总之，对于患有妊娠并发症的准妈妈，医生会根据病情决定其入院时间，准妈妈及其亲属应积极配合，不可自作主张，以防发生意外。

第 40 周
宝宝终于降生了

对于即将到来的分娩时刻，准妈妈不要过于恐惧担忧，特别是初产妇，临产前应保持镇静放松的心态，相信医生护士的判断和处理，冷静处理待产过程中出现的症状。

身体变化

最后一周，准妈妈宫高36厘米～40厘米。此时胎儿所处的羊水环境也有所变化，原来的羊水是清澈透明的，现在由于胎儿身体表面绒毛和胎脂的脱落，以及其他分泌物的产生，羊水变得有些混浊，呈乳白色。胎盘的功能也逐渐退化，直到胎儿娩出即完成使命。

本周重要事项

1.产前最后一次检查： 在未生产前，仍应让医生进行胎心监护、B超检查，了解羊水及胎儿在子宫内的状况。如果超过41周还未有分娩迹象，准妈妈就应该住院催产了，因为逾期过久，胎儿在宫内将面临缺氧的危险。

2.适当运动催生： 如果到了预产期还没有动静，准妈妈要加强运动。直立运动能促使胎儿入盆，同时还能锻炼盆底肌肉，增加产力。不过，一定要让准爸爸陪在身边，以免有意外情况。

子宫中的胎儿

大部分宝宝都是在怀孕的第40周出生的，当然也有些胎儿会提前或者推后两周，都是正常现象。这周胎儿身长约51厘米，体重3200克～3400克，根据胎儿个体发育的不同会有差异。

这时胎儿所处的羊水环境会有所变化，原来的羊水是清澈透明的，现在由于胎儿身体表面绒毛和胎脂的脱落及其他分泌物的产生，羊水变得有些浑浊，呈乳白色。胎盘的功能也从此逐渐退化，到胎儿娩出即完成它的使命。

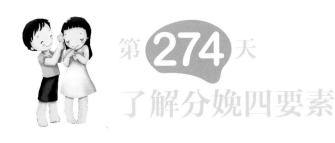

第274天
了解分娩四要素

✳ 产道

产道由软产道和骨产道组成，是胎儿娩出的通道。软产道指子宫下段、子宫颈、阴道、会阴；骨产道指骨盆。骨盆大小与体形有一定关系，但不是绝对的，应通过骨盆测量了解骨盆情况。

✳ 胎儿

胎儿大小、胎位对于分娩十分重要。胎儿过大会给分娩增加困难。胎位是指胎儿在母体内所处的位置。头位是正常胎位，臀位及横位是异常胎位。需要及时发现异常胎位，并根据具体情况给予积极纠正。

✳ 精神状态

产妇在分娩过程中的不良精神状态，如过于紧张、害怕、担心等，都有可能对产程造成影响。

✳ 产力

产力主要是指宫缩力，还包括腹部肌肉的收缩力。产力在分娩过程中起着重要的作用，依靠宫缩力可以使子宫口逐渐扩张，胎头下降。宫口开全后，由于胎头压迫，产生向下用力、屏气的感觉，使腹部肌肉收缩用力。腹部肌肉的收缩力是可以控制的。

产道、胎儿、精神状态、产力、四大要素互相联系、互相影响。十月怀胎非常不容易，想要顺利地生下健康可爱的宝宝，准妈妈一定要用足够的信心、勇气和乐观的心态来面对，积极与医生配合。

小贴士

如何缓解分娩疼痛

宫缩痛主要集中在下腹部，有时也发生在两股内侧或脊柱上。多数女性感觉到的宫缩痛与月经期痛性痉挛相似，只是更加强烈。

在胎儿即将出世时，由于会阴和外阴部的扩展，产妇还会感到这些部位有烧灼感和强烈的疼痛。

产妇寻找一个舒适的体位，在放松的状态下进行深呼吸，可以缓解分娩疼痛。

产妇要对分娩疼痛有充分的思想准备。分娩痛是生理性疼痛，一般人都可以忍受。

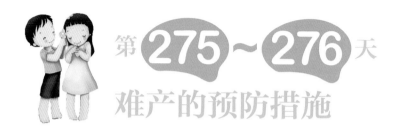

✲ 及早发现不良因素

难产的原因一般比较明确，如较明显的骨盆异常和胎儿异常等，在产前检查或临产时即可发现，可以得到及时处理。

在整个妊娠期间，准妈妈一般要进行8～10次产前检查。通过仔细的产前检查，医生能够及时发现准妈妈自身是否存在可能造成难产的因素，一旦发现准妈妈存在异常的情况，医生就可以采取有效的措施进行纠正。

✲ 孕期营养要适当

现代营养学认为，营养过剩也是一种营养不良。因此，要摒弃一个错误的观念，那就是怀孕期间吃得越多越好，胎儿长得越胖越好。如果准妈妈营养摄入过多，造成胎儿体重过高，那么在分娩时难产的危险性就会大大增加。

难产只是妇产科医师处理的众多急症中的一种，依靠正规的产前检查和专业的及时处理，难产并不可怕。

✲ 身材矮小的准妈妈一定会难产吗

不少身材矮小的准妈妈怀孕后总是担心自己难产。其实这种担心是多余的。一个人身材的高矮与骨盆的大小不一定成正比，况且胎儿能否顺利娩出还与骨盆的形态有关。有些身高1.70米的女性，盆腔呈漏斗状，骨质厚，内径小而深，胎儿不易通过。而许多身高不足1.60米的女性，臀部宽，呈典型的女性骨盆，盆腔呈桶状，宽而浅，骨质薄，内径大，胎儿很容易通过。

此外，胎儿的大小与骨盆是否相称也是衡量可否顺产的因素。因此，身材矮小的准妈妈大可不必担心。骨盆的形态是否正常，通过骨盆外测量可以得出初步估计。现代化的超声检查手段可以准确测量出胎儿的大小，因此临产时医生完全可以预测生产过程是顺产还是难产。即使难产，也可以采取剖宫产。身材矮小的准妈妈，尽可放心，安心孕育自己的胎宝宝。

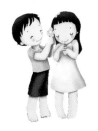

分娩过程对于每位产妇都是一个严峻的考验，在这重要的时刻怎样安然度过？最好多了解一些与分娩有关的知识，这样可以帮助自己做好身心准备，以迎接新生命的到来。

＊产程的三个阶段

第一产程：这个产程为子宫颈扩张期，从规则阵痛到宫口开全（10厘米）。这期间，初产妈妈往往要经历12～14小时的阵痛；经产妈妈因子宫颈较松，容易扩张，需要6～8小时。其中从规律宫缩开始至宫口扩张至3厘米为潜伏期，约需8小时，超过16小时为异常；从宫口扩张3厘米至开全为活跃期，约需4小时，超过8小时为异常。在整个分娩过程中，第一产程历时最长，腹部阵痛越来越频繁，是产妇最艰难的一个阶段。

注意：准妈妈要保持安静，尽量忍住疼痛，不要大喊大叫白白消耗体力。

如果把体力提前消耗掉，反而会减缓产程，疼痛也会变本加厉。

第二产程：从子宫颈开全到胎儿娩出。初产新妈妈这个过程持续1～2小时，经产妈妈可在1小时内完成。产妇是在产床上度过这一阶段的，虽然比第一产程的时间短，但却是整个产程中最关键的一个阶段。

注意：这期间宫缩疼痛会减轻。在胎头即将娩出的那一刹那，准妈妈不可用尽全力，以免造成会阴撕裂或损伤。

第三产程：从胎儿娩出到胎盘娩出。需要5～15分钟，一般不会超过30分钟。

注意：在胎盘尚未娩出之前，产妇应该尽量避免用手去触摸下腹，因为这种刺激容易引起子宫颈口反射性地收缩，阻碍胎盘顺利娩出。

＊分娩宫缩规律

临产时，起初是不规则的子宫收缩，然后才渐渐变得规律。而其间隔由60分钟缩至30分钟，渐渐变为20分钟或15分钟，而张力也逐渐增强。等到出现5分钟间隔的规律收缩时，真正的分娩也就开始了。不过，每一位产妇的状况不同，如经产妇就可能不是逐渐缩短间歇时间，而会立刻由不规律状态进入5分钟的短暂间歇，在极短时间内进入分娩状态，这是必须注意的地方。

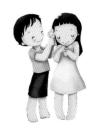

现在，宝宝即将到来的喜悦之情和临产的紧张心情交织在一起，你要调整好心态，多练习分娩技巧，增强对自己与宝宝的信心，缓解紧张焦虑的情绪。

✲第一产程，不宜用力

心理放松，精神愉快。紧张情绪会使食欲减退，引起疲劳乏力，影响子宫收缩和产程进展。

注意休息，适当活动：利用宫缩间隙休息，节省体力，切忌烦躁不安，消耗精力。如果胎膜未破，可以下床活动，适当的活动能促进宫缩，有利于胎头下降。

采取最佳的体位：除非是医生认为有必要，不要采取特定的体位。只要能使你感觉阵痛减轻，就是最佳的体位。

补充营养和水分：尽量吃些高热量的食物，如粥、牛奶、鸡蛋等，多饮汤水，以保证有足够的精力来承担分娩重任。

勤排小便：膨胀的膀胱有碍胎先露下降和子宫收缩。应在保证充分的水分摄入，每2~4小时主动排尿1次。

在分娩的第一阶段，宫口未开全，产妇用力是徒劳的，过早用力反而会使宫口膨胀、发紧，不易张开。

第二产程，巧用力

宫口开全后，产妇要注意随着宫缩用力。宫缩间隙要休息、放松，喝点水，准备下次用力。当胎头即将娩出时，产妇要密切配合接生人员，不要用力，避免造成会阴严重裂伤。

✲第三产程，保持情绪平稳

第三产程是指从胎儿诞生到胎盘娩出的过程，大概需要5~15分钟。产妇要保持情绪平稳。

✲应该避免的用力方法

大声呻吟或大喊大叫，这样做不仅不能减轻疼痛，反而可能引起过度换气，致使母体缺氧，影响宝宝的血液循环，还会过多地消耗体力，当真正需要用力时已无力可用。

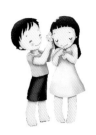

新生儿的特点

✱新生儿的标准体重

新生儿的正常体重一般在2500克～4000克，男孩比女孩略重一些。

出生后1小时内体重等于或大于4000克的新生儿被称为巨大儿，如属于病理性体重，则容易发生产后低血糖等多种并发症。

新生儿头3个月体重增加值为500克/月～900克/月。

✱新生儿的能力展示

觅食反射：新生儿已经具有维持生存的神经反射，他有敏锐的嗅觉和感知能力，如果用手指或物体轻轻碰触他的脸颊或嘴角，他会马上将头转向被碰触的一侧，并张口寻找，这种表现就是"觅食反射"。

吸吮反射：当新生儿的口唇触及乳头时，便会出现口唇、舌的吸吮"吸吮反射"，这表示他有支配自己行为的能力。

有听觉和视觉：突然有声响时，闭着眼睛的新生儿会立即睁眼或眨眼；当哭泣时，如果听到你叫他的声音，他会安静下来。新生儿在觉醒状态能注视人或物，眼睛会追随移动的物体。

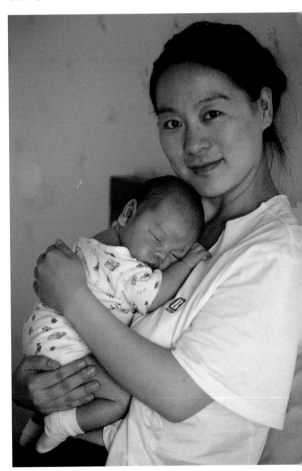

附录 新妈妈产后保健须知

产后一周是新妈妈恢复的关键期。在这7天中，新妈妈要在饮食、睡眠、卫生等各方面都特别注意。

首要任务是休息，尽早哺乳

产后怎样卧床休息

中医十分重视产后卧床休息的姿势及养神方法。历代著名妇产科医师主张：分娩完毕，不能立即上床睡卧，应先闭目养神，稍坐片刻，再上床背靠被褥，竖足屈膝，呈半坐卧状态，不可骤然睡倒平卧。闭目养神，目的在于消除分娩时的紧张情绪，安定神志，解除疲劳。

半坐卧者，目的在于使气血下行，气机下达，有利于排除恶露，使膈肌下降，子宫及脏器恢复到原来位置。在半坐的同时，还需用手轻轻揉按腹部，方法是以两手掌从心向脐部按揉，在脐部停留做旋转式揉按片刻，再下按至小腹，又做旋转式揉按，揉按时间应比脐部稍长。如此反复下按，揉按10余次，每日2～3遍，有利于恶露、瘀血下行，还可避免或减轻产后腹痛、产后子宫出血，帮助子宫尽快恢复。

尽早哺乳

一般来说，宝宝生下来以后，妈妈当天会分泌出少量黏稠、略带黄色的乳汁，这就是初乳。初乳含有大量抗体，可保护宝宝免受病菌的侵害，所以应尽可能地给新生儿喂初乳，以减少新生儿疾病的发生，这是所有奶粉无法替代的。

无论自然分娩后或剖宫产术后，都要保证新生儿能尽早开始吸吮乳汁，对母婴健康都有益。母乳是新生儿出生后0～6个月最好的食物。

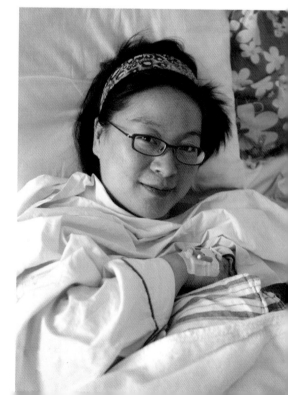

定时量体温，避免产褥感染

产妇发热是大事，不要以为只是小小的头疼脑热就等闲视之。新妈妈在产后一定要养成定时量体温的好习惯，如果发现体温超过38℃就一定要引起警惕。产后发热最常见的原因是产褥感染，也就是俗称的"产褥热"。

引起产褥感染的原因

产褥感染是由于致病细菌侵入产道而引发的感染，这是产妇在产褥期易患的比较严重的疾病。

正常妇女的阴道、宫颈内存在着大量的细菌，但多数不致病。产后由于机体抵抗力下降，而且子宫腔内胎盘附着部位遗留下一个很大的创伤面，子宫颈、阴道和外阴筋膜可能遭到不同程度的损伤，这些创伤都给致病细菌提供了侵入的机会。

细菌侵入后，轻者会阴、阴道、宫颈伤口感染，局部出现红肿、化脓，压痛明显，重者引起子宫内膜炎、子宫肌炎、盆腔炎、腹膜炎、败血症等。患产褥期感染的产妇在产后48小时会出现寒战、发热，伴有下腹痛，恶露有臭味、量多，腹部压痛、反跳痛。

产妇体温大多正常，如果产程延长，产妇过度疲劳，可出现低热，大都在24小时后恢复正常。产后3～4天，由于乳房血管淋巴充盈、乳房胀痛，亦可引起低热，但也不会超过38℃，乳汁分泌畅通后即恢复正常。如果产后体温超过38℃或持续升高，多由感染引起。

及时辨别产褥感染的症状

轻微的产褥感染，常常在会阴、阴道伤口处发生感染，局部出现红肿、化脓、压痛明显等症状。如果感染发生在子宫，则可形成子宫内膜炎、子宫肌炎、脓肿。发热、腹痛、体温升高是产褥感染的一个重要症状。如果已经发生产褥感染，应加强营养，及时补充足够的热量，尽快纠正贫血等。取半卧位，这样有利于恶露排出，将炎症局限于盆腔，减少炎症扩散。由医生根据情况使用消炎药。如果盆腔脓肿形成，需手术切开引流。

尽早下床活动

受传统观念影响，很多妇女认为产褥期必须静养，过早下床活动就会伤身体。其实，产后进行适当的活动，身体才能较快恢复。只要产妇身体条件尚可，产后24小时应下地活动。如觉体力较差，下床前先在床上坐一会儿，让身体有一个适应的过程。若不觉得头晕、眼花，可由护士或家属协助下床活动，以后逐渐增加活动量，在走廊、病房中慢慢行走，循序渐进地做几节产后保健操，活动活动身体，这样有利于加速血液循环、组织代谢和体力恢复。

尽早下床活动的好处

及早下床活动可以使产妇的体力和精神得到较快恢复，并且随着活动量的加大，产妇可以增进食欲，有助于乳汁分泌，促进肠道蠕动，使大小便通畅，有利于防止便秘、尿潴留和肠粘连的发生，这对剖宫产的产妇是很重要的。

及早下地活动还可以促进心搏和加快血液循环，有利于子宫复位和恶露的排出。

产后血流缓慢，容易形成血栓，如果新妈妈产后活动不及时，易导致恶露排出不畅，子宫复位不良，长时间卧床还会造成产妇下肢静脉血栓。及早下地活动可以促进血液循环与组织代谢，防止血栓形成，这对有心脏病及经历剖宫产的产妇尤为重要。

产妇及早进行活动，可以加强腹壁肌肉的收缩力，使分娩后腹壁松弛的情况得到及时改善，有助于产妇早日恢复苗条的身材，防止发生生育性肥胖。

产妇多久可下床活动

如果是自然分娩，可在6～12小时起床稍活动；会阴侧切的产妇可稍晚些下床；剖宫产的产妇，应绝对卧床24小时，第2天可在床上活动，第3天在床边或房内走走，第4天后可逐渐加大活动范围和延长活动时间，拆线后（手术后7天拆线）可做产后操、缩肛运动等。

学会观察恶露

恶露是在新妈妈生产后出现的，由子宫内膜脱落而成，其成分以血液为主，也包括蜕膜组织、宫腔渗出物等。恶露的排出属于正常现象，带有浓重的血腥味，大约产后4周时可以全部排净。恶露的排出多少与子宫内的出血量有关，其颜色、气味和排量都将随着子宫出血量的减少而明显呈现

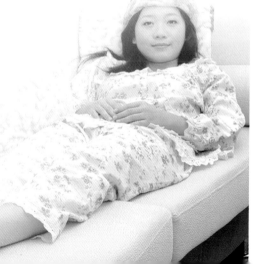

出不同的特点，它扮演着显示产后复原情况的重要角色。

恶露的颜色变化

恶露在产后的第1天为鲜红色，含大量血液，有时有小血块、少量胎膜及坏死蜕膜组织；经过2～3天，子宫出血量逐渐减少，浆液增加，转变为浆液恶露，颜色逐渐变为暗红色，此阶段排出量较多且散发淡淡的血腥味；经过1～2周，恶露逐渐呈现粉红色或棕红色，且量少无味；大约2周后，恶露变为乳黄色或棕黄色，无味量少，之后浆液逐渐减少，白细胞增多，变为白色恶露，这种恶露质地黏稠、色泽较白、含大量白细胞、坏死组织的蜕膜、表皮细胞及细菌等。另外，恶露的排出和子宫收缩有很大的关系，因此，恶露量及子宫收缩便是新妈妈复原情况良好与否的指标。

什么是子宫复旧

正常未孕子宫体积为7厘米×5厘米×3厘米，重量约500克，足月子宫体积35厘米×22厘米×25厘米，重量约1000克，产后子宫由足月妊娠大小恢复到将近正常大小，叫作子宫复旧。

产妇产后往往在腹部可以摸到球形硬块，这个硬块就是子宫。子宫收缩引起阵阵腹痛，疼痛持续2～3天自然消失。经产妇较初产妇疼痛剧烈。哺乳刺激子宫收缩也可出现疼痛。

产后痛是正常现象，伴随疼痛子宫逐渐收缩，宫高平均每天下降1厘米，产后10天，在腹部就摸不到子宫了，产后6～8周，子宫就恢复到将近未孕时大小。

产后子宫颈呈松弛状态，表现为充血和水肿。产后7～10天子宫颈内口闭合，产后4周恢复到孕前状态。因此产后10天内不要坐浴或洗盆浴，以免细菌可以上行，易造成宫腔感染。

新妈妈产后应及时排尿，否则充盈的膀胱会影响子宫收缩。顺产后第二天就可下地活动，尽早做产后健身操，促进子宫复旧、恶露排出和体形健美。

如何进行产后会阴护理

产妇在生产过程中会阴部位会受到伸拉、瘀伤或整体性损伤，在产后要注意对会阴的护理，预防感染。

经阴道分娩的产妇都会出现会阴疼痛，如果会阴有撕裂伤或侧切，疼痛会更剧烈。疼痛并非表示发生感染。住院期间，医生每天都会检查产妇会阴有无发炎或其他感染情形，指导产妇进行产后会阴护理。

产后会阴护理方法如下：

1.更换卫生巾时，由前向后拿除，以防肛门附近的细菌进入阴道。

2.大小便后用温水冲洗或喷洗会阴，再用纱布由前往后擦拭。

3.不要用手去碰触会阴部位。

4.采用侧睡姿势，避免长时间站立或久坐，以减轻会阴部位的紧张。

5.分娩后，尽可能多做阴道骨盆收缩运动，以刺激会阴部位的循环，加速痊愈，并且可以改善肌肉状态。

产后42天做妇科检查

产妇的生理、心理在妊娠期皆发生了重大变化，产后都要逐渐恢复到孕前水平。为了了解产后身体变化的恢复状况，保证产妇身心健康和劳动能力，必须认真观察产褥期的各种变化，以便进行保健指导。因此，要求产后6～8周时到医院进行一次全面检查，以发现产妇全身器官有无异常。如有特殊不适，应提前到医院检查。检查内容包括测量血压、子宫复旧及两侧附件情况，腹部及会阴部伤口愈合状况、盆底托力、乳房等。凡属异常妊娠者，除上述检查外，还要根据具体情况，进行必要的检查，包括：妊娠高血压综合征要查尿蛋白；贫血要查血红蛋白和红细胞计数；泌尿系统感染者需做尿常规检查，必要时做尿培养；糖尿病患者要做尿糖、血糖检查，必要时做糖耐量试验，以保证产妇的康复。